Carl-Auer

Unseren Kindern
Julia, Rémy, Margot

Jürg Liechti
Monique Liechti-Darbellay

Im Konflikt und doch verbunden

Der systemtherapeutische
Einbezug von Angehörigen –
Ressource und Herausforderung

Unter Mitarbeit von Katja Stauffacher

2011

Mitglieder des wissenschaftlichen Beirats des Carl-Auer Verlags:

Prof. Dr. Rolf Arnold (Kaiserslautern)
Prof. Dr. Dirk Baecker (Friedrichshafen)
Prof. Dr. Bernhard Blanke (Hannover)
Prof. Dr. Ulrich Clement (Heidelberg)
Prof. Dr. Jörg Fengler (Alfter bei Bonn)
Dr. Barbara Heitger (Wien)
Prof. Dr. Johannes Herwig-Lempp (Merseburg)
Prof. Dr. Bruno Hildenbrand (Jena)
Prof. Dr. Karl L. Holtz (Heidelberg)
Prof. Dr. Heiko Kleve (Potsdam)
Dr. Roswita Königswieser (Wien)
Prof. Dr. Jürgen Kriz (Osnabrück)
Prof. Dr. Friedebert Kröger (Heidelberg/
 Schwäbisch Hall)
Tom Levold (Köln)
Dr. Kurt Ludewig (Münster)
Dr. Burkhard Peter (München)
Prof. Dr. Bernhard Pörksen (Tübingen)

Prof. Dr. Kersten Reich (Köln)
Prof. Dr. Wolf Ritscher (Esslingen)
Dr. Wilhelm Rotthaus (Bergheim bei Köln)
Prof. Dr. Arist von Schlippe (Witten/Herdecke)
Dr. Gunther Schmidt (Heidelberg)
Prof. Dr. Siegfried J. Schmidt (Münster)
Jakob R. Schneider (München)
Prof. Dr. Jochen Schweitzer (Heidelberg)
Prof. Dr. Fritz B. Simon (Witten/Herdecke)
Dr. Therese Steiner (Embrach)
Prof. Dr. Dr. Helm Stierlin (Heidelberg)
Karsten Trebesch (Berlin)
Bernhard Trenkle (Rottweil)
Prof. Dr. Sigrid Tschöpe-Scheffler (Köln)
Prof. Dr. Reinhard Voß (Koblenz)
Dr. Gunthard Weber (Wiesloch)
Prof. Dr. Rudolf Wimmer (Wien)
Prof. Dr. Michael Wirsching (Freiburg)

Umschlaggestaltung: Uwe Göbel
Umschlagfoto: © Digipic – Fotolia
Satz u. Grafik: Drißner-Design u. DTP, Meßstetten
Printed in Germany
Druck und Bindung: Freiburger Graphische Betriebe, www.fgb.de

Erste Auflage, 2011
ISBN 978-3-89670-771-0
© 2011 Carl-Auer-Systeme Verlag
und Verlagsbuchhandlung GmbH, Heidelberg
Alle Rechte vorbehalten

Bibliografische Information der Deutschen Nationalbibliothek:
Die Deutsche Nationalbibliothek verzeichnet diese Publikation
in der Deutschen Nationalbibliografie; detaillierte bibliografische
Daten sind im Internet über http://dnb.d-nb.de abrufbar.

Informationen zu unserem gesamten Programm, unseren Autoren
und zum Verlag finden Sie unter: www.carl-auer.de.

Wenn Sie Interesse an unseren monatlichen Nachrichten aus der Häusserstraße haben,
können Sie unter http://www.carl-auer.de/newsletter den Newsletter abonnieren.

Carl-Auer Verlag GmbH
Häusserstraße 14
69115 Heidelberg
Tel. 0 62 21-64 38 0
Fax 0 62 21-64 38 22
info@carl-auer.de

Inhalt

Vorwort ... 7
Einleitung ... 9
Prolog ... 9
Eine Überlebenslogik ... 10
Kombination der Perspektiven ... 11
    Eine Sache der Beschreibungen ... 12
Was will das Buch? ... 17

Angehörigenarbeit und Systemtherapie ... 20
Eine einfache Frage ... 20
Zwischen Selbstverständlichkeit und Ratlosigkeit ... 21
Eine besondere Form der Lebenserfahrung ... 22
Angehörigenarbeit ist nicht gleich systemische Therapie ... 23
Die Ängste der Hilfesuchenden selbst ... 26

Ökologische Perspektive und Kommunikation ... 29
Theorie und Praxis ... 29
Eine ökologische Perspektive ... 30
    System/Umwelt ... 31
    Die Außensicht ... 32
    Die Innensicht ... 37
    Therapeutische Feinfühligkeit ... 39
    Die Bedeutung des triadischen Beziehungskontextes ... 40
    Kommunikation schafft Wirklichkeit ... 42
    Die Lösung ist das Problem ... 43
    Therapieempfehlungen ... 53
    Handlungswissen – Faktenwissen ... 58
    Sinnlich-korrektive Erfahrungen im Lebenskontext ... 59

Bindung und Zirkularität ... 62
Konzepte der Bindungstheorie ... 62
    Was ist Bindung? ... 65
Zirkularität und therapeutische Konsequenzen ... 74
    Erworbene Sicherheit durch Psychotherapie (= earned secures) ... 82

Systemischer Wegweiser ... 84
Pamela – und wie sie die Welt sieht ... 84

Klientenorientierte Indikation ... 100
Expertendefinierte versus klientenorientierte Indikation ... 100
    Unterschiede herausarbeiten ... 106
Fährten aufnehmen ... 107

Die Kunst des Laufenlassens **116**
Einstieg in eine unbekannte Welt 116
   Die Außenperspektive 119
   Hypothesenbildung 130
   Fragen 135

Settings und Aufträge **137**
Ein Einzelgespräch mit Wunsch nach Paartherapie 137
   Wie konsequent soll das (Paar-)Setting sein? 137

Die Optik der Dreiecksprozesse **154**
Die Geschichte beginnt mit einer Triangulation 154

Mehrpersonensetting und störungsspezifische Therapie **201**
Einleitende Bemerkungen 201
Essstörungen – Ein multifaktorielles Rätsel 202
Krankheitsauslösende und -aufrechterhaltende Faktoren 203
Prognostische Faktoren 206
Ein frühzeitiger Therapiebeginn ist wichtig 206
Ein Hexagon der Therapiemaßnahmen 207
   Psychopharmakotherapie 208
   Unser Therapiemodell 208
   Phase I (Diagnose, Differentialdiagnose und Indikation) 209
   Phase II (Gestaltung eines therapeutischen »Teams« ...) 210
   Phase III (Durchführung der störungsspezifischen Therapie) 213
   Phase IV (Stabilisierung der Autonomie, Management
   der eigenen Lebenssituation) 229
Störungsspezifische Therapien 230

EPILOG: Die Sicht der Betroffenen **232**
Die EAST-A Studie 232
   Durchführung der Interviews 235
Ergebnisse: Therapeutische Beziehung 236
   Sicherheit und Kompetenz 236
   Emotionale Wertschätzung 237
Systemeinbezug 239
   Vermittlung 239
   Zusammenhalt 240
   Selbstbestimmung 241
Mögliche Gründe für einen Therapieabbruch 242
Interpretation der Ergebnisse 244
   Motivationale Aspekte 244
   Aspekte der therapeutischen Beziehung 246
   Aspekte des Systemeinbezugs 248
Hypothesen 250

Literatur **251**
Über die Autoren **262**

Vorwort

Der Gedanke an ein gemeinsames Buch war für uns nichts Neues. Seit bald dreißig Jahren bieten wir in unseren Psychiatriepraxen im Zentrum von Bern systemische Psychotherapie an. In all diesen Jahren haben wir uns intensiv mit unserer Arbeit auseinandergesetzt. Wir haben unzählige Therapiesituationen analysiert und dabei versucht, hilfreiche Veränderungswege zu entwickeln und sie, in Abstimmung mit den betroffenen Menschen, respektvoll umzusetzen.

Vor diesem Hintergrund wuchs der Wunsch, unsere Erfahrungen und unseren therapeutischen Zugang weiterzugeben, namentlich an angehende Therapeutinnen und Therapeuten, die sich von der systemischen Arbeit begeistern ließen.

Anlass zu diesem Buch gab indessen eine ganz spezielle Erfahrung. So war es für uns einigermaßen erstaunlich, dass in der Supervision mit jungen Therapeuten ausgerechnet ein zentrales Anliegen des systemischen Zugangs immer wieder zur Entmutigung führte: der Einbezug von Angehörigen bzw. die Arbeit im Mehrpersonen-Setting. Wir fragten uns, woran es liegt, dass sich unsere motivierten und engagierten Supervisanden plötzlich entmutigen ließen, nachdem sie sich voller Elan dazu entschlossen hatten, nun doch die »dominante« Mutter, den »skeptischen« Vater oder die »sich verweigernde« Jugendliche einzuladen. Was während der Supervision so nahe liegend und selbstverständlich erschien, nämlich die Kontaktaufnahme mit diesen Menschen, entpuppte sich in der Umsetzung als demoralisierendes Erlebnis.

Gewiss gibt es viele Gründe dafür, nicht zuletzt auch paradigmatische. So sind viele junge Kolleginnen und Kollegen, die den Weg in die Praxis suchen, von ihrem Studium her auf das *expertendefinierte* Modell eingestellt. Sie verstehen sich als Experten für psychische Störungen. In der Tat steht uns Fachleuten mittlerweile viel evidentes Wissen zu den einzelnen Störungsbildern als wichtige Voraussetzung für eine verantwortbare professionelle Hilfe zur Verfügung. Auf der andern Seite birgt die ausschließliche Störungsorientierung die Gefahr, im professionellen Blickfeld nur die Defizite der Hilfesuchenden zu erkennen bzw. auszublenden, dass es sich dabei nur um eine (unter andern) Perspektiven handelt. Eine so missverstandene Störungssicht kann dem systemischen Vorgehen, das auf einem *klientendefinierten*

Modell basiert, in die Quere kommen. Denn die systemische Perspektive definiert die Hilfesuchenden selbst als Experten ihrer (Leidens-)Situation. Die Anregung in der Supervision, zwischen diesen Perspektiven zu switchen, kann verwirren.

Ein anderer Grund liegt vielleicht darin, dass nahe Beziehungen von einer Aura des Selbstverständlichen umgeben sind. Man denkt, ein Gespräch mit einem Vater, mit einer besorgten Tante, mit einem Geschwister oder mit Eltern sollte doch zu bewerkstelligen sein. Ungeachtet dessen sieht man sich als Fachperson unversehens, trotz aufrichtigem Bemühen, in Teufels Küche gestellt. Von der einen Seite wird man gelobt, von der andern getadelt, man verliert in den Wogen heftiger Gefühle die Übersicht und erhält abends, zum verdienten Feierabend, böse Mails. Wem ist es zu verübeln, wenn er oder sie sich unter diesen Umständen zurückzieht ins leichter handhabbare Einzel-Setting.

Wir meinen indes, das ist der falsche Reflex. Erkenntnisse aus verschiedenen Wissenschaften wie der Ökologie, der Kommunikationstheorie oder in den letzten Jahrzehnten besonders der Bindungstheorie bestärken uns stattdessen darin, den Ressourcen in den relevanten (Bindungs-)Beziehungen große Aufmerksamkeit zu schenken.

In diesem Text haben wir versucht darzulegen, was wir uns im Vorfeld des Einbezugs relevanter Dritter überlegen, um Missverständnissen, Enttäuschungen und Überforderungen zuvorzukommen und stattdessen das Selbstheilungspotenzial zu mobilisieren. Wir plädieren dafür, genügend Zeit und Sorgfalt aufzubringen, um die vorhandenen (aber oft »verschütteten«) Ressourcen in einem (Problem-)System zu organisieren. Und wir verweilen bei den Fallen und Schwierigkeiten, die mit der scheinbar »banalen« Empfehlung einhergehen, problemrelevante Menschen einzubeziehen. Ehrlich gesagt, beim Schreiben wurden wir selbst davon überrascht, wie kompliziert es ist, diesem einfachen Grundpfeiler der systemischen Therapie gerecht zu werden.

Wir verstehen das Buch auch als ein Plädoyer für einen kooperativen Systemansatz. Dieser schließt die Störungssicht nicht aus, ganz im Gegenteil, in gleichwertiger Kombination mit andern Ansätzen hat er erwiesenermaßen ein (unterschätztes) Potenzial, die Wirksamkeit von Psychotherapie zu verbessern und deren Kosten zu mindern.

Monique und Jürg Liechti-Darbellay
Frauenkappelen, den 26. Januar 2011

Einleitung

»*Die Bedeutung der Einbeziehung des Zwischenmenschlichen kann kaum überschätzt werden.*«
Watzlawick et al. (1980, S. 49)

»*Diese ernüchternde Feststellung verweist auf den vielleicht destruktivsten Einfluss, den Dritte auf die menschliche Entwicklung ausüben können: auf die Schädigungen, die durch ihre Abwesenheit entstehen ...*«
Bronfenbrenner (1981, S. 93)

Prolog

Bestimmte Gedanken begleiten einen wie Fixsterne durchs Leben. In einem Interview zu seinem 80. Geburtstag wurde der Physiker, Philosoph, Denker, Lebens- und Friedensforscher Carl Friedrich von Weizsäcker (1912–2007) zu seinen Erkenntnissen aus einem langen Gelehrtenleben befragt (von Weizsäcker 1992):

ZEIT: Es gibt ein paar Grundgedanken und Grundsätze, die sich durch Ihre jüngsten Schriften ziehen. So sagen Sie, die Lösung der Probleme liege in der gemeinsam angewandten Vernunft.
VON WEIZSÄCKER: Ich sage: Ich kenne kein Problem, das nicht im Prinzip durch gemeinsam angewandte Vernunft gelöst werden könnte.
ZEIT: Wie organisiert man die gemeinsam angewandte Vernunft?
VON WEIZSÄCKER: Ich sage keineswegs, dass automatisch gemeinsam angewandte Vernunft stattfinden wird. Ich sage nur, dort, wo man es zuwege bringt, kenne ich keine Probleme.

Es muss gute Gründe geben, wenn einer der klügsten Menschen des 20. Jahrhunderts am Ende eines gedankenreichen – und von Brüchen gezeichneten – Lebens zur Überzeugung gelangt, die Probleme der (Welt-)Politik lägen in der zwischenmenschlichen Kommunikation und nicht in einem irgendwie unzureichend angelegten Vernunftpotenzial des Menschen. Eigentlich sei genügend Vernunft vorhanden, sagt der Denker, doch sie werde in der Gemeinschaft nicht oder nicht wirksam genug organisiert. Bei allen Problemen der Menschheit misst er der Frage, wie gemeinsam angewandte Vernunft organisiert wird, den allerhöchsten Stellenwert zu. Antworten dazu sind für ihn auch die Voraussetzung für eine neue politische Moral, denn »Moral ist ja

Einleitung

immer die Forderung, die Mitmenschen mit einzubeziehen« (ebd., S. 9).

Eine Überlebenslogik

Psychotherapie geht von einem individuellen Leiden aus und orientiert sich an einem damit verbundenen Hilfeauftrag. Die Forderung, bei der Problemlösung die Mitmenschen mit einzubeziehen, bedeutet für die systemische (Familien-)Therapie, dass die Fachperson die von einem Problem betroffenen Menschen

- als potenzielle Ressourcen in Betracht zieht,
- als Experten für ihre eigene Situation anerkennt,
- aktiv kontaktiert und mit den Mitteln einer respektvollen, kooperativen und lösungsorientierten Kommunikation in den Therapieprozess einbezieht.

Dabei werden Störungsprozesse und pathologisches Geschehen komplexitätsgerecht sowohl auf der biologischen und psychologischen Ebene des Personensystems wie auch in den sozialen Interaktions- und Kommunikationssystemen untersucht. Im Rahmen des Therapiesystems werden erwünschte, zumutbare und leidmindernde Veränderungen im Einklang mit ethischen Prinzipien umgesetzt.

Das ist die Theorie. Doch in der Praxis lehnen es Hilfe suchende Personen gar nicht so selten ab, ihre Angehörigen oder andere wichtige Bezugspersonen einzubeziehen. Oder sie geben an, die Bezugspersonen selber lehnten es ab oder hätten gar nichts mit dem Problem zu tun. In der Tat kommt es vor, dass Angehörige eine Einladung ablehnen (weil sie sich nicht zuständig fühlen, keine Zeit finden, sich nicht einlassen wollen oder schlechte Therapieerfahrungen gemacht haben). Häufiger ist indes, dass Angehörige selbst Hilfe suchen, weil sie an ihre Grenzen kommen, da ein erkranktes Familienmitglied jede Hilfe ablehnt.

Andererseits bedeutet die Anwesenheit der Angehörigen noch lange nicht, dass sie auch wirklich einbezogen sind. Wird etwa ein Paar oder eine Familie von einer Fachstelle (Kriseninterventionsstelle, Hausärztin, Gericht etc.) zugewiesen, so mögen Leute physisch in die Therapie einbezogen sein, während sie sich psychisch vielleicht auf unterschiedlichen Kontinenten befinden. Auch ist es gang und gäbe, dass im Verlaufe einer Therapie im Mehrpersonensetting die einen oder andern Angehörigen wieder aussteigen, ehe die Probleme gelöst sind.

Mit einem Wort: Die berechtigte Forderung, Mitmenschen in die Problemlösung mit einzubeziehen, stößt in der Therapiepraxis nicht immer auf erwartete Gegenliebe. Im Gegenteil, »homöostatische« Kräfte stellen sich dagegen und verhindern damit eine Veränderung. In der klassischen Sicht der Psychotherapie wird in diesem Zusammenhang von »Widerstand« gesprochen, einer »Kraft im Patienten, die sich der Behandlung entgegenstellt« (Greenson 1975, S. 25). Freuds Entdeckung der Phänomene des Widerstands und der Übertragung bildet ohne Zweifel einen Meilenstein in der Geschichte der Psychotherapie. Insofern bleibt Freuds Verständnis von Widerstand indes »expertozentrisch«, als es sich nur auf die Perspektive des Therapeuten bezieht. Die Perspektive des Patienten, der den Einbezug der Angehörigen ablehnt, geht dabei unter.

Der Urheber der *General system theory* (1968), der theoretische Biologe Ludwig von Bertalanffy (1901–1972), führte eine über die klassische Sichtweise hinausgehende »perspektivistische« Betrachtung ein. Dieser zufolge vermitteln unterschiedliche Perspektiven verschiedene »Wahrheiten«. In einer systemisch-lösungsorientierten Optik hat eine Hilfe suchende Person, die sich einer Veränderung »widersetzt«, aus der eigenen Perspektive stets gute Gründe dafür. Meist geht es darum, Stabilität zu erhalten bzw. »unerträgliche« Veränderungsängste auszubalancieren. So gesehen, ist die Ablehnung nicht Widerstand, sondern letztendlich eine Überlebenslogik.

Kombination der Perspektiven

Die sprachsystemische Perspektive der Psychotherapie gründet in der Vorstellung, dass Menschen sich dadurch, dass sie miteinander reden, aus Schwierigkeiten befreien können. Diese Auffassung ist nicht neu:

> »Ein solches Mittel [das auf das Seelische des Menschen einwirkt] ist vor allem das Wort. Der Laie wird es wohl schwer begreiflich finden, dass krankhafte Störungen des Leibes und der Seele durch ›bloße‹ Worte des Arztes beseitigt werden sollen. Er wird meinen, man mute ihm zu, an Zauberei zu glauben« (Freud 1982a, S. 17).

Die störungsspezifische und die eng damit verbundene neurobiologische Perspektive weisen auf Funktionsstörungen des Gehirns hin

(z. B. Fehlkonditionierungen im limbischen System). Eine aufgeschlossene Psychotherapie bedient sich aller Perspektiven, die dazu beitragen, das Ergebnis der Hilfe zu verbessern.

Eine Sache der Beschreibungen

Als Systemiker in der grundversorgenden psychiatrisch-psychotherapeutischen Praxis orientieren wir uns primär an den von Menschen beklagten Problemen und nicht an Diagnosen. Das folgende *Beispiel* plausibilisiert zum einen die präventive Kraft des systemischen Zugangs, dessen Stärke darin liegt, problembelastete Menschen zur Kooperation zu gewinnen. Zum andern rückt das Beispiel auch die Bedeutung der Kombination unterschiedlicher Hilfeparadigmen ins Zentrum der Beachtung. Dabei wird der Motivationsaspekt gewichtet; ob Pharmakotherapie oder eine auf reflexive Klärung hinzielende Gesprächstherapie, ob eine bewältigungsorientierte Expositionstherapie oder eine das kreative Potenzial mobilisierende Kunsttherapie – die empirisch gut validierten Verfahren entfalten ihre Wirkung vor allem unter den Bedingungen einer guten Eigenmotivation. Diese wird indessen in dem Ausmaß verhindert, in dem ein Störungssymptom – genauer: die Kommunikation darüber – im relevanten Sozialkontext »funktionalisiert« wird; will heißen, das Symptom übernimmt eine Funktion in der Stabilisierung des Problemsystems (so genannter »Störungsgewinn«). Werden die Verfahren mit einem systemischen Fallverständnis kombiniert, das die Bedeutung des Symptoms über die Person hinaus im sozialen Kontext untersucht, erweitert sich der Bereich der Einflussnahme. Es können Problembeschreibungen einfließen, die über einen Bedeutungswandel des Symptoms eine Stärkung der Eigenmotivation mit sich bringen. Dadurch wird die möglichst frühzeitige und nachhaltige Wirkung einer maßgeschneiderten Kombinationstherapie erreicht.

Fallbeispiel 1 – Der Mann in Schwarz

Standortgespräch (Therapieauswertung) mit einem 33-jährigen Mann: Status nach psychotischer Depression in mehreren Schüben; seit zwei Jahren nur noch ambulante Behandlung; Schritt für Schritt Abbau der Medikamente; vor drei Monaten – nach 13 Jahren – Abschluss des Ingenieurstudiums; Auszug aus dem Elternhaus in eine eigene Wohnung. Kurzum: erfreuliche Entwicklung im Rahmen einer schweren Erkrankung. Auf die Frage der Therapeutin, welche Hilfen für ihn in den vergangenen Jahren wichtig gewesen waren, zählt der Patient folgende Faktoren auf: Empathie und Verlässlichkeit der Therapeutin und ihre Verfügbarkeit in Notsituationen, die Möglichkeit, im Rahmen der Therapiegespräche Optionen durchzudenken und dabei auch die Fakten und Fiktionen zu unterscheiden, und, ja, auch Medikamente seien wichtig gewesen.

>   Therapeutin: Zu Beginn der Therapie, Sie erinnern sich? Da waren es ja die Eltern, die Hilfe suchten. Sie machten sich Sorgen, weil ihr Sohn kiffte und die Nacht zum Internettag machte. Wenn ich mich richtig erinnere, so haben Ihre Eltern Sie damals praktisch gezwungen, zu einer Sitzung herzukommen. Wie würden Sie aus heutiger Sicht den Stellenwert der Eltern beurteilen? Anders gefragt: War es für Sie wichtig, dass die Eltern einbezogen waren?
>   Patient: Aha. Die Eltern? Ja, das habe ich fast vergessen. Das war schon wichtig. Es war sogar sehr wichtig, weil, ohne sie wäre ich ja gar nicht in die Therapie gekommen!

Vor lauter Selbstverständlichkeit hat der Patient »verdrängt«, dass es seine Eltern waren, die vor zwei Jahren die Therapie initiiert hatten. Und es war nicht ihr erster Versuch gewesen, ihn einer professionellen Hilfe zuzuführen; denn zu diesem Zeitpunkt hatte sich sein Drama bereits über mehrere Jahre erstreckt. Wenn es ihm schlecht ging, blieb er tagelang mit geschlossenen Jalousien im Bett liegen und weigerte sich, Hilfe anzunehmen. Zeitweise beklagte er sich über diffamierende Stimmen im Kopf. Wenn die Eltern darauf bestanden, dass er einen Psychiater aufsuche, tat er das zwar, aber nur um sie zu besänftigen. Derweil verzweifelten die Fachleute, da die eindeutig indizierte Medikation wegen schlechter Compliance nicht wirken konnte. Ihre redlichen Bemühungen trugen kaum Früchte, und die Medikamente blieben auf dem Nachttisch liegen.

Mit seiner »krankhaften« Eigenwilligkeit unterstrich der meist in Schwarz gekleidete Patient zwar eine erstaunliche »Überlebensfähigkeit«, gleichzeitig aber begab er sich damit in die totale Einsamkeit und Abhängigkeit von seinen Eltern. Diese suchten – durch das »auffällige und besorgniserregende« Verhalten ihres Sohnes alarmiert – immer wieder neue professionelle Stellen auf, um ihr Leid zu klagen und in der Hoffnung auf Hilfe. In schlimmen Momenten wurden Helfer notfallmäßig auch nach Hause gerufen (es gelang dem Patienten jeweils, sie zu beruhigen, sodass sie unverrichteter Dinge wieder abzogen). Man gab den Eltern zu verstehen, dass der erwachsene Sohn für sich selbst entscheiden müsse, zumal er weder sich selbst noch andere gefährde.

Einleitung

Dieser Verlauf hat keinen Seltenheitswert. Die Problem- und Hilfeoptiken sind dabei auf den Patienten eingestellt. Im Fokus der Aufmerksamkeit steht das zweifellos schwere Leiden dieses Patienten. Doch er selbst hatte zu jener Zeit eine andere Idee von seiner Situation. Die Möglichkeit einer psychiatrisch-psychotherapeutischen Hilfe war darin nicht enthalten. Resigniert, aber durchaus realistisch meinte sein Vater anlässlich des Erstgesprächs vor zwei Jahren: »Er ist davon überzeugt, dass er keine Hilfe braucht. In seiner Sicht haben alle andern Probleme, aber nicht er. Unser Sohn sagt, wir Eltern hätten Probleme, aber doch nicht er!«

Dem Common Sense fällt es schwer, dem Patienten zu folgen; gibt es doch hier ganz offensichtlich ein schwerwiegendes Problem: eine psychotische Depression. Und doch: Eine systemische Optik gibt ihm (auch) recht!

Schwenkt man nämlich die Problemoptik auf die Eltern, dann fällt das psychiatrische Problem des Sohnes erst einmal aus dem Blickfeld. Im neuen Blickwinkel treten stattdessen die Klagen der Eltern und ihre (bisher vergeblichen) Hilfe-Bemühungen in den Vordergrund. Genauer gesagt: die Art und Weise, wie sie über die Krankheit ihres Sohnes reden – untereinander, direkt mit ihm oder mit Fachpersonen. Das ist freilich ein völlig anderes Problem als das Problem einer »psychischen Krankheit«. Es ist das Problem von zwei kommunizierten Perspektiven, die wechselseitig Kooperation ausschließen. Im Erstkontakt am Telefon hörte sich der Bericht des Vaters wie folgt an:

VATER: Er [der Sohn] muss doch einsehen, dass es so nicht weitergehen kann. Er hat bisher einfach kein Vertrauen in eine Fachperson gefunden. Ich weiß ja auch, dass er selber hingehen muss, dass er selber Hilfe suchen muss. Aber er will nicht. Für uns Eltern ist das sehr schwierig. Niemand hilft ihm. Wir sind sehr verzweifelt, und wir wissen nicht, was wir noch tun können. Er ist doch einfach krank, und wir machen uns deswegen die größten Sorgen.

Der Vater vertritt die (Außen-)Sicht: *hier* die Krankheit als ein »reales« Phänomen, *da* die Konsequenz, Hilfe zu benötigen (und sie anzunehmen). Das ist eine adäquate Haltung – zumindest solange der »Patient« damit übereinstimmt: »Ja, ich bin krank und benötige Hilfe.«

Der Sohn vertritt aber eine andere, entgegengesetzte (Innen-)Sicht: »Ich bin nicht krank; alle andern haben Probleme.« Er erlebt keine psychische Störung, sondern das Bedürfnis, eine bedrohte innere Balance aufrechtzuerhalten – ganz ähnlich wie ein Hinkender nur von außen gesehen »hinkt«, während er in der Innenperspektive den Schmerz ausbalanciert. Dieser geht in der Außenperspektive unter (man muss ihn empathisch aus dem Hinken erschließen); in der Innensicht ist er eine entscheidende reale Größe.

Die »Psychose« als ein realer Prozess im biopsychischen System ist etwas anderes als die »Beschreibung« einer Psychose; diese findet in einem Sprachsystem statt. Diese Unterscheidung ist alles andere als eine Spitzfindigkeit; denn:

> »Beschreibungen sind nicht harmlose Abbilder von ›etwas da draußen‹, sondern sie sind rückbezüglich, sie sind an seiner Konstruktion mit beteiligt und greifen in das Beschriebene ein: Die Beschreibung verändert das Beschriebene« (Theiling et al. 2000, S. 136).

Beschreibungen von mitteilungswürdigen Ereignissen entwickeln in der Sprache ein interpretatorisches Eigenleben – man denke etwa an Gerüchte –, sie leben in und mit der Sprache und werden umgekehrt durch Sprache beeinflusst. Wenn der Vater dem Sohn sagt: »Du bist krank, nimm endlich die Medikamente!« Dann sagt der Sohn: »Ich habe kein Problem, offenbar hast *du* ein Problem. Dann nimm doch *du* die Medikamente!« Diese Sätze erzielen als sprachliche Konstrukte ihre Wirkung auf dem väterlichen Gesicht – auf der Sprachebene sozialer Systeme – so wie Pharmaka auf der biologischen Ebene Wirkung entfalten. Sie nehmen Einfluss auf die Ereignisse, mögen sie mit steuern, sind aber nicht »krank«.

Sinngemäß hat die Therapeutin am Telefon wie folgt Stellung bezogen:

> THERAPEUTIN: Wenn Sie wollen, können wir einmal zusammensitzen. Sie können Ihren Sohn zu diesem Gespräch einladen. Wenn er kommen will, dann ist das in Ordnung. Wenn er nicht kommen will, dann hat er seine Gründe dafür. Respektieren Sie das. Wir werden dann zusammen sehen, wie es weitergehen könnte. Manchmal ist es nötig, Umwege zu machen und Rahmenbedingungen zu klären, wenn ein Ziel nicht direkt erreichbar ist.

Der Vater zeigte sich ausgesprochen dankbar für das Angebot und die Perspektive, vermittelnde Brücken zu bauen. Infolgedessen kamen die Eltern zu Gesprächen (vorerst) ohne ihren Sohn. *Sie* waren nun in der Rolle der offiziell »Hilfesuchenden«, auch in dem Sinn, dass sie die Sitzungen bezahlten. Die Aufmerksamkeit richtete sich auf das »Sprechen über die Krankheit«, während die Krankheit selbst und das Leiden des Sohnes als gegeben betrachtet wurden. Die Eltern gelangten auf diesem Weg zur Erkenntnis, dass es wichtiger ist, den Sohn zur Kooperation zu gewinnen, als darauf zu bestehen, dass er »krank« sei. Sie lernten dabei eine neue Sprache, die ihnen das zurückgab, was sie verloren hatten: Kontrolle und Selbstverantwortung. Der Fokus ihrer Kontrolle betraf nun aber nicht mehr den besorgniserregenden Zustand ihres Sohnes (diesbezüglich ist der Sohn selbst die Referenz), sondern ihre eigene Sprache. Ihre Kommunikation wurde vorsichtiger, flexibler, anschlussfähiger, vernetzter und rückbezüglicher. Dies spiegelte sich in ihren Statements bereits nach vier Sitzungen wider:

THERAPEUTIN: Offenbar sieht Ihr Sohn das Problem anders. Ja, es ist nicht einmal klar, wieweit er überhaupt ein Problem sieht. Das muss er letztlich selbst entscheiden. Und dann auch verantworten. Sicher ist indessen, dass *Sie als Eltern ein Problem haben*. Allerdings ist das nicht eine psychische Erkrankung, sondern die Frage: Wie können Sie Ihren Sohn zur Kooperation gewinnen?

VATER: Meine Sorge ist, dass mein Sohn keine Hilfe aufsucht, weil er blind ist und weil er uns beweisen will, dass wir Eltern nichts mehr zu bestellen haben. Ich sehe jetzt ein, dass wir lernen müssen, uns so zu verhalten, dass diese Teufelskreise aufhören, wo das Ganze den Bach runtergeht.

MUTTER: Wir Eltern haben uns bisher gegenseitig andauernd neutralisiert. Wenn mein Mann sich aufregte, habe ich beschwichtigt. Ich glaube auch, dass dies für unseren Sohn eine große Belastung bedeutet hat und dass er sich deswegen zusätzlich schuldig fühlte, wenn er gesehen hat, dass wir Eltern uns wegen ihm streiten.

So gesehen, hat der Sohn also durchaus recht gehabt: (Auch) die Eltern hatten ein Problem. Dieses betraf indes nicht primär die Krankheit des Sohnes, sondern die Kommunikations- und Interaktionsmuster im relevanten sozialen Netzwerk. Diese Muster mussten unterbrochen, geklärt und verändert werden, ehe weitere Hilfen (u. a. Pharmako- und Psychotherapie) zugänglich wurden – Hilfen notabene, die der Patient rückblickend auch aus der Innenperspektive als positiv bewertet hat.

Was will das Buch?

Seit vielen Jahren führen wir junge Kolleginnen und Kollegen in die systemische Therapie und Beratung ein – ein eigenständiges und anerkanntes Therapieverfahren, das »vom persönlichen Leiden und dem Veränderungsbedarf beim Individuum« ausgeht und »bedeutsame Beziehungen des Individuums zum Verstehen des Krankheitsgeschehens und als Ressource zur Veränderung« nutzt (von Sydow et al. 2007, S. 15). Beziehungsorientierung und der damit verbundene Einbezug wichtiger Angehöriger und weiterer Personen in den Therapieprozess gelten daher als *die* Leitideen systemisch-familientherapeutischer Praxis.

Das Buch ist aus der Praxis und für die Praxis entstanden. Es illustriert Therapie im Mehrpersonensetting anhand von Transkripten aus realen Therapiegesprächen, und es richtet sich in erster Linie an diejenigen, die in die systemische (Familien-)Therapie einsteigen. Es befasst sich also mit dem, was Systemtherapeutinnen und -therapeuten tun, wenn sie ihren Beruf ausüben: mit Menschen in sozialen Kontexten zu reden.

Reden beinhaltet weit mehr als »nur« Wörter miteinander auszutauschen. Es ist nicht eine einfache Abbildung des Gegenstandes, worüber geredet wird. Es ist immer eine *Interpretation* davon.

Etymologisch steht »Rede« in der Reihe von althochdeutsch *red[i]a* und mittelhochdeutsch *rede*, die »Rechenschaft; Vernunft, Verstand; Rede und Antwort, Gespräch, Erzählung; Sprache« bedeuteten. Das Adjektiv »redlich« (hervorgegangen aus *redelihi* und *redelich*) hatte ursprünglich die Bedeutung von »so, wie man darüber Rechenschaft ablegen kann« und wird heute im Sinne von »ehrlich, anständig« gebraucht (vgl. Drosdowski 1989).

Reden schließt aus und grenzt ein. Mit Reden bringt man sich in Schwierigkeiten. Es kann andern Menschen Leid zufügen, aber es kann ihnen auch helfen, ihre Probleme zu bewältigen. Mit Reden kommt man an die Macht und verliert sie. Reden überbrückt Zeiten und Distanzen, verführt, kreiert Vorstellungen und prüft die Wirklichkeit: Wer redet, übernimmt eine Verantwortung für »zwei Arten von Werten: die Wirklichkeit zu prüfen und Kooperation zu ermöglichen« (Rapoport 1972, S. 451).

Die direkteste Art, Reden schriftlich zu vermitteln, ist die Form der direkten Rede: Transkripte[1] von Gesprächen. Transkripte zu lesen

---
[1] Die Verbatim-Protokolle sind vollständig anonymisiert und stammen aus Therapieaufzeichnungen, die von der Klientel freundlicherweise für Lehrzwecke freigegeben wurden.

entbehrt nicht einer gewissen Beschwerlichkeit. Dabei vertrauen wir auf die Rückmeldungen der Teilnehmerinnen und Teilnehmer unserer Fort- und Weiterbildungen, die gerade das Konkrete und Praktische an der Vermittlung dieser Therapieform schätzen: die Mikrofeldanalyse an videografierten Beispielen, das Erarbeiten von Systemhypothesen, das Einüben der Therapierhetorik im Rollenspiel, Live-Sitzungen mit dem Einwegspiegel sowie ergänzende Transkripte.

Die Motivation zu diesem Buch liegt in folgender Beobachtung: Wir stellen fest, dass es vielen Kolleginnen und Kollegen in der Praxis schwerfällt, Eltern, Ehepartner, Jugendliche, Kinder, Großeltern, Hausärztinnen oder andere Bezugspersonen in das professionelle Handeln einzubeziehen.

Vor allem haben sie Angst vor dem Mehrpersonensetting.

Eine junge Kollegin sagte uns: »Ich bin, ehrlich gesagt, stets erleichtert, wenn es eine Jugendliche ablehnt, ihre Eltern einzubeziehen.«

Nun. Das kann es ja nicht sein. Das wäre etwa das Gleiche, als wenn ein Bauer froh darüber wäre, dass die Saat nicht aufginge.

Anderseits haben wir auch Verständnis für diese Angst; denn wenn Dritte ins Spiel kommen, dann kann so ziemlich alles aus dem Ruder laufen. Die ebenso kluge wie weitsichtige Charlotte in Goethes *Wahlverwandtschaften* bringt es auf den Punkt:

> »Nichts ist bedeutender in jedem Zustand als die Dazwischenkunft eines Dritten. Ich habe Freunde gesehen, Geschwister, Liebende, Gatten, deren Verhältnis durch den zufälligen oder gewählten Hinzutritt einer neuen Person ganz und gar verändert, deren Lage völlig umgekehrt wurde.«

Kaum anderswo in der Psychotherapie kommt die Diskrepanz zwischen Theorie und Praxis deutlicher zum Vorschein als in Bezug auf das Mehrpersonensetting. Soweit familiäre Beziehungen involviert sind, ist es zudem ein Schmelztiegel für das weite Spektrum emotionaler Irritationen.

In jeder einzelnen, in ihrer »Mikrokonstellation« *nie da gewesenen* Therapiesituation gibt es als Referenzsysteme nur die Hilfe suchenden Personen selbst. Sie sind das »Maß aller Dinge«, um den Sophisten Protagoras zu zitieren. In Verbindung mit dem Mehrpersonensetting stellen sich der Fachperson indessen wiederkehrende Fragen, wie: Wie gewinne ich einen Vater, ohne die pubertierende Tochter zu vergraulen? Wie spreche ich mit einer Hausärztin, die das Problem in den überängstlichen Eltern sieht? Was kann ich tun, wenn ein Stiefvater die Therapie blockiert? Wenn eine Jugendliche null Bock auf Therapie hat? Neben Fallbeispielen und praktischen Hinweisen möchten wir den Lesern und Leserinnen aber auch unsere konzeptuellen Anleihen nicht schuldig bleiben. Zwar sind das wesentliche Kennzeichen unserer Berufstätigkeit der enge Praxisbezug und eine Einbindung in die Weiterbildung und Supervision, weniger die »reine« Theorie (Reiter u. Steiner 1996). Indessen ist eine Therapiepraxis ohne theoretischen Bezug etwas heimatlos. Die Reflexion unserer klinischen Tätigkeit findet in Form von Kasuistiken statt. Gleichzeitig vertreten wir keine bestimmte Schule. Themen, die uns zur Erörterung der Fälle zupasskamen, haben wir direkt in die Protokolle eingegliedert (mit dem Bemühen, ihre Urheberschaft zu kennzeichnen). Daraus entstanden lauter Mosaiksteine, die, so hoffen wir, ein Ganzes ergeben. Durchgehend – als »rötlicher« Faden – ist einzig der Blick auf das systemische Mehrpersonensetting. Vielleicht ist es auch ein realistischeres Abbild des oft chaotischen Therapiealltags, der meist eine klare Richtung vermissen lässt – einzig die Zeit scheint eine Richtung zu haben. Das ist auch die entwaffnende Einsicht des kleinen Prinzen in der Geschichte von Antoine de Saint-Exupéry: »Die Affenbrotbäume beginnen damit, klein zu sein, bevor sie groß werden.«

Der größte Respekt und alle Wertschätzung gelten dabei unserer Klientel, der wir so viel zu verdanken haben. Es ist nicht selbstverständlich, dass sie die (Video-)Protokolle freigegeben haben. Ein Vater tat dies mit folgenden Worten:

»Ich bin ja am Anfang ziemlich skeptisch gewesen. Nie hätte ich erwartet, dass das etwas bringt. Damals ist Moritz [der Sohn] noch in der Klinik gewesen. Meine Meinung ist eher die gewesen: Seine Krankheit hat nichts mit mir zu tun, also weshalb sollte ich mehr als einmal zu Sitzungen kommen? Unterdessen habe ich aber Folgendes gelernt: Das ist einfach die falsche Frage! Es ist ja eigentlich gar nicht um die Krankheit gegangen. Also ... doch, es ging schon um die Krankheit, sie ist ja der Grund unserer Sorge gewesen. Aber bei mir stelle ich fest, dass ich einfach mutiger geworden bin, meine Gefühle auszudrücken. Moritz hat mir letzthin gesagt, ich rede anders mit ihm, und deshalb wisse er jetzt besser, woran er mit mir sei, *und das helfe ihm.* Wenn es dazu dient, dass junge Fachleute diesen Weg gehen, den Sie mit uns gegangen sind, so gebe ich gerne die Erlaubnis, die Aufnahmen für Ausbildungszwecke zu nutzen.«

Wir hoffen, diesen Vorstellungen gerecht zu werden.

Angehörigenarbeit und Systemtherapie

> *»Die Ansicht, dass ein Streben nach Nähe und Schutz in belastenden Situationen ein Anzeichen von Schwäche ist, kann im Hinblick auf die vergleichende Verhaltensforschung nicht aufrechterhalten werden. Statt Unabhängigkeit fordert das Menschenbild der Bindungstheorie Autonomie in Verbundenheit.«*
> K. Grossmann und K. E. Grossmann (2004, S. 39)

Eine einfache Frage

Es ist wenige Jahre her, als sich nach einem Vortrag zum Thema »Kooperation mit Angehörigen in der systemischen Therapie« in der Diskussion eine Fachkollegin mit folgender Frage zu Wort meldete:

> »Ich behandle einen 28-jährigen Assistenzarzt wegen rezidivierender Depressionen im Zusammenhang mit Stress und Überforderung am Arbeitsplatz. Er arbeitet in der Pädiatrie und fühlt sich regelmäßig am Limit mit all den an ihn herangetragenen Anforderungen seitens der Klinik, der Vorgesetzten, der kranken Kinder und ihrer Eltern. Nach mehreren Time-outs ist ihm nun die Kündigung nahegelegt worden, was seine Stimmungslage nicht gerade verbessert hat. Er nimmt Medikamente, die eine Zeit lang wirken, dann wieder nicht mehr, und er beklagt sich vor allem über ihre Nebenwirkungen. Er wohnt noch zu Hause, und weil seine Eltern ihn in alltäglichen Dingen geradezu bevormunden – zum Beispiel schreibt mir die Mutter regelmäßig Briefe, die ich unterdessen ungeöffnet dem Patienten übergebe –, habe ich bisher vor allem an Themen der Autonomie gearbeitet, allerdings mit wenig Erfolg. Nach dem Vortrag frage ich mich jetzt, ob die Verstrickung mit seiner Mutter ein Thema sein sollte beziehungsweise ob es hier vielleicht angebracht wäre, die Eltern in eine Sitzung einzubeziehen. Was meinen Sie, soll man bei einem 28-jährigen Menschen die Eltern noch einbeziehen?«

Die Antwort kam rasch, es war eine Gegenfrage:

»Was meint Ihr Patient dazu?«
ZUHÖRERIN: »Mein Patient? Das weiß ich nicht, ich habe ihn nicht gefragt.«

Etwa in der Supervision treffen wir diese Situation gerade mit engagierten Therapeuten an. Sie sehen ihren Auftrag darin, dem Patienten als Fachexperten Lösungen anzubieten. Freilich verpassen sie dabei das Naheliegende: den Patienten als Experten seiner eigenen Leidenssituation wahrzunehmen und ihm Geburtshilfe für eine eigene, informierte Entscheidung zu leisten.

Zwischen Selbstverständlichkeit und Ratlosigkeit

Jede und jeder bezieht die Angehörigen mit ein. Gibt man in einer Suchmaschine die Frage ein: »Sollen Angehörige in die Psychotherapie mit einbezogen werden?«, so zeichnen zahlreiche Antworten in der Tat ein Bild von großer Selbstverständlichkeit; dazu ein beliebiges Beispiel:

> »Familienangehörige und Lebenspartner sollten in die Behandlung ganz selbstverständlich mit einbezogen werden, weil sie wesentlich zur Rückfallprävention beitragen und mit der Erkrankung ohne Scheu und Scham umgehen lernen können« (Psychotherapie-Report 2000).

In Internetauftritten und Prospekten von psychiatrischen, psychosomatischen und rehabilitativen Institutionen wird mit der Zusammenarbeit mit Angehörigen geworben. Auch Professionelle sind sich einig:

> »Angehörige besitzen aufgrund ihrer langen Erfahrung mit dem psychisch kranken Familienmitglied eine hohe Kompetenz, sie kennen den kranken Menschen länger und meistens wesentlich besser als wir, sie können die Krankheitssymptomatik manchmal besser einschätzen als wir Professionellen« (Bastiaan 2005, S. 15).

In der Kinder- und Jugendpsychiatrie werden die Eltern als wichtigste Partner der Therapeuten auf den Schild gehoben, und der Elternarbeit wird große Bedeutung beigemessen.

Indessen: So viel Selbstverständlichkeit lässt aufhorchen, lehrt uns doch die Philosophie, dass sich hinter dem Selbstverständlichen oft das Schwierigste verbirgt,

> »und dies so sehr, dass man paradox, aber gar nicht ohne tieferen Sinn die Philosophie als die Wissenschaft von den Trivialitäten bezeichnen könnte« (Husserl 2009, S. 181).

Allem Anschein zum Trotz gibt es einen Haken, nur wo? Sigmund Freud wusste es: »Was die Behandlung der ›Angehörigen‹ betrifft, so gestehe ich meine völlige Ratlosigkeit ein« (Freud 1982b, S. 180). Er verglich seine Therapie mit einer Operation und fragte sich in einer Deutlichkeit, die nichts zu wünschen übrig lässt,

> »wie viele dieser Operationen gut ausgehen würden, wenn sie im Beisein aller Familienmitglieder stattfinden müssten, die ihre Nasen in das Operationsfeld stecken und bei jedem Messerschnitt laut schreien würden. Bei den psychoanalytischen Behandlungen ist das Dazwischenkommen der Angehörigen geradezu eine Gefahr, und zwar eine solche, der man nicht zu begegnen weiß« (ebd., S. 441).

Die Auffassung von der Notwendigkeit, das dyadische Setting der Psychotherapie gegen Störungen von außen zu schützen und insbesondere die Einmischung von Familienmitgliedern zu unterbinden (Abstinenz-Regel), ist bei Fachpersonen bis heute tief verankert. Man findet sie auch in Therapierichtungen, die nicht direkt aus der Psychoanalyse hervorgegangen sind, z. B. in der Konstrukttheorie: »Auch sollte der Therapeut so weit wie möglich den Kontakt mit Angehörigen vermeiden«[2] (Kelly 1991, p. 46; Übers.: J. L. u. M. L.-D.).

Nun, dass Angehörige »ihre Nasen ins Operationsfeld stecken«, bzw. dass der Kontakt zu den Angehörigen professionell und aktiv gesucht wird, ist die Domäne der Systemtherapie und der Arbeit im Mehrpersonensetting.

Eine besondere Form der Lebenserfahrung

Die Arbeit im Mehrpersonensetting ist eine besondere Form der Lebenserfahrung. Zum einen verlangt sie fachliche Allparteilichkeit, einen hohen Grad an Flexibilität und Empathie im Umgang mit regressiven Bedürfnissen – die in derselben Sitzung bei zwei anwesenden Menschen ganz unterschiedlich ausfallen können. Zum andern wird das Arbeitsbündnis im Mehrpersonensetting weit mehr als im Einzelsetting der klassischen Dyade durch Klienten – gewissermaßen die demokratische Mehrheit – gestaltet. Narzisstische Ansprüche seitens der Fachperson – welcher Art auch immer – geraten darin unter die

---

2 »The therapist should also avoid, as much as possible, contacts with other members of the client's family.«

Sozialkontrolle dieser »Mehrheit«. Dadurch wird Psychotherapie auch »demokratisiert« (Stierlin 2003).

Mit unserem Plädoyer für die Arbeit im Mehrpersonensetting geht es nicht allein um die anerkannte Wirksamkeit der systemischen Therapie bei einem breiten Spektrum von Gesundheitsproblemen (von Sydow et al. 2007). Es geht auch nicht nur darum, dass die Einbindung naher Mitmenschen in den Therapieprozess Kosten sparen hilft (parallel geführte Doppelbehandlungen entfallen, über das Individuum hinauswirkende systemeigene Selbstheilungskräfte werden mobilisiert, durch Vernetzung der Lerneffekte im natürlichen Umfeld wird die Nachhaltigkeit der Ergebnisse verbessert). Das vielleicht plausibelste Argument für das Mehrpersonensetting liegt unseres Erachtens darin, dass die meisten Hilfesuchenden die Kooperation mit ihren Mitmenschen wünschen, sofern Aussicht darauf besteht, dass sich die Qualität der Beziehungen dadurch verbessert.

Der Herstellung eines Mehrpersonensettings bzw. der Live-Zusammenführung jener Menschen, die in ein »gemeinsames« Problem verstrickt sind, stehen einige Faktoren entgegen, teils aufseiten der Fachleute, teils aufseiten der Hilfesuchenden selbst.

Angehörigenarbeit ist nicht gleich systemische Therapie

Eigentlich könnte das wissenschaftliche Umfeld zu einer konsequenteren Beachtung systemischer Gegebenheiten in der Psychotherapie ermutigen. Denn die empirische Forschung der vergangenen 30 Jahre weist darauf hin, dass Familienbeziehungen beides implizieren, sowohl ein *Risikopotenzial* mit störungsaufrechterhaltenden Faktoren (z. B. negative Spill-over-Effekte, Cross-over-Effekte, Doublebind-Prozesse, intrafamiliäre Teufelskreise) wie auch ein *Ressourcen- und Chancenpotenzial* mit protektiven und die psychische Entwicklung ihrer Mitglieder fördernden Faktoren (z. B. »bedingungslose« Liebe und Fürsorge angesichts von Kummer oder Gefahr, sichere Basis für die Autonomieentwicklung, Angebot bedeutsamer Modelle; vgl. Schneewind 1999; Grossmann u. Grossmann 2004).

Ungeachtet dessen, werden diese Befunde in der Psychotherapie nur zögerlich aufgenommen. Zum einen wird das (familiäre) Chancenpotenzial nicht voll genutzt. Wo Angehörige überhaupt einbezogen werden, wird ihnen in der Praxis die Rolle von Informanten, Statisten oder *innocent bystanders* zugedacht. Mitunter stellen wir fest, dass die Idee des »Hereinholens« beispielsweise der Eltern eines verhaltensauffälligen Jugendlichen allein deshalb verworfen wird, weil »Familie« in der Psychotherapie einfach schlechte Presse hat. (Als eine Gastreferentin mit Kästchen und Pfeilen die Dynamik der Aufrechterhaltung einer Angststörung darstellte, fragte ein Zuhörer, wo darin die »Familieneinflüsse« – die notabene in der Grafik nicht zum Ausdruck kamen – anzusiedeln wären. Nach kurzem Suchen platzierte die Vortragende den leuchtenden Pointer auf das Kästchen mit der Aufschrift »Störfaktoren«).

Zum anderen wird das Risikopotenzial oft missverstanden. Die Familie, der Partner, Eltern oder andere signifikante Bezugspersonen (Schwiegermütter, Großeltern, Hausärzte) werden als »unabänderliche« Stressfaktoren gewertet. Den Beweis dazu liefert ihre »stresserzeugende« Probleminvolviertheit (»überfürsorgliche« Mütter, »überängstliche« Eltern, »kalte« Väter). Durch eine Verwechslung von Ursache und Wirkung kommen Angehörige infolgedessen in den Rang einer Art emotionaler Infektionsquelle, die unter Quarantäne gestellt werden muss.

Schließlich geistert immer noch das Konzept der »Parentektomie« (wörtlich des »Herausschneidens« der Eltern bzw. sinngemäß der Entfernung des Jugendlichen aus dem als pathogen empfundenen häuslichen Kontext) in den Helferköpfen herum. So äußerte sich kürzlich eine Supervisandin:

> »Zwar leuchtet es mir von der Theorie her ein, und es ist bestimmt richtig, die Angehörigen einzubeziehen. Bei uns in der Jugendpsychiatrie ist dies auch üblich. Doch manchmal verlässt mich auch der Mut. Beispielsweise habe ich letzte Woche die Mutter einer Jugendlichen eingeladen, und sie kam auch. Aber das war ein schreckliches Erlebnis, und die Mutter hat nur Vorwürfe gemacht, auch mir und der Klinik. Sie war extrem misstrauisch. Manchmal muss man doch eine Jugendliche vielleicht auch schützen vor solchen Angehörigen.«

Kurz und gut: Der systemtherapeutisch begründete Einbezug von Angehörigen in den Therapieprozess ist im klinischen Kontext nicht selbstverständlich. Andere Gründe stehen im Vordergrund, z. B.:

- Erstellen einer *Fremdanamnese*, durch die Angehörige als wichtige Informanten das klinische Bild eines Patienten ergänzen, vervollständigen oder korrigieren.

- *Angehörigenarbeit;* der Begriff stammt aus der Pflege und wird dort meist mit typischen Pflegetätigkeiten gleichgesetzt, etwa Hilfestellungen bei Essen, Körperpflege, Verabreichen von Spritzen oder Anlegen von Verbänden (Leptihn 2005).
- In der Kinder- und Jugendpsychiatrie werden im Rahmen der *Elternarbeit* die Eltern in ihren Rollen unterstützt und ermutigt. Fachleute informieren sie über die psychische Störung ihres Kindes und über die vorgesehenen therapeutischen Maßnahmen. Die wichtigsten Entscheide (Spitaleintritt, -austritt, Besuche, Medikamente, Zuweisung zu Therapien etc.) bleiben aber in den Händen der Fachleute (anders in der systemischen Therapie: Das Entscheidungsgremium wird durch jene Menschen repräsentiert, die im Therapiesystem kooperieren). In *Elterngruppen* können interessierte Eltern Erfahrungen austauschen und sich gegenseitig aussprechen.
- Auch in vielen Belangen der Sozialpsychiatrie und der somatischen Medizin (chronische Leiden, Krebserkrankungen) ist die Zusammenarbeit mit den Angehörigen ein unverzichtbares Anliegen, dem mit verschiedenen Angeboten wie Selbsthilfe- und Angehörigengruppen, sozialtherapeutischer oder psychoedukativer *Familienarbeit* Rechnung getragen wird (Fiedler et al. 1986, Liechti 2005). Die Übergänge zu einer »rehabilitativen Familientherapie« (Hubschmid 1989) sowie zur Familienmedizin sind dabei fließend.

Jede Anstrengung, Angehörige von Patienten zu berücksichtigen und sie respektvoll in die Hilfe einzubeziehen, ist zu begrüßen. Unterschiedliche Konzepte werden den verschiedenen Anforderungen und Erwartungen gerecht. Die systemtherapeutische Lesart des Einbezugs der Angehörigen als (Mit-)Experten in den Therapieprozess ist vielleicht nur die konsequenteste Form. Ungeachtet dessen wird sie unter Fachleuten mit gemischten Gefühlen aufgenommen. Idiosynkratische Erfahrungen aus der eigenen Herkunft können ebenso hinderlich sein wie Ideologien aller Art (im Film *Family Life* von 1971 suggeriert Ken Loach, das kalte Klima der bürgerlichen Familie sei für die Psychose der 19-jährigen Protagonistin verantwortlich). Manchmal können Professionelle es selber nicht genau erklären, weshalb sie die Option der Systemerweiterung außer Acht lassen. Es passt einfach nicht ins Konzept (»Ich habe das nicht gelernt«), erste Versuche werden zu rasch aufgegeben (»Ich habe es versucht, aber meine Patientin wollte nicht, dass ich die Eltern sehe«), oder aber es wird schlicht als »zu anstrengend« verworfen.

Die Ängste der Hilfesuchenden selbst

Bereits vor 30 Jahren machten M. Duncan Stanton und Thomas C. Todd (vgl. Stanton u. Todd 1982) im Zusammenhang mit Drogenproblemen die Ängste bei Bezugspersonen geltend. Die Schwierigkeit, Angehörige für eine Behandlung zu verpflichten, könne »nicht hoch genug eingeschätzt werden« (S. 234). Dadurch entwickelte sich »die Rekrutierung der Familien [...] zu einer der anspruchsvollsten Aufgaben« ihrer Arbeit (S. 236). Sie sahen die »größte Aufgabe und Herausforderung an den Therapeuten darin [...], den Kontakt zur Familie herzustellen sowie die Kooperation der einzelnen Mitglieder zu erreichen« (S. 233).

Bezüglich der »In-vivo«-Zusammenführung problemrelevanter Interaktionspartner lautet die wichtigste Frage: *Welchen Stellenwert hat das Thema für die Hilfe suchende Person selbst?*

Von einem systemischen Standpunkt aus gesehen, birgt die Klärung der Vorbehalte, Hemmungen und Ängste eines Patienten oder einer Patientin gegenüber dem Einbezug Dritter (von Angehörigen, Bezugspersonen) ein großes Potenzial an systemeigener Selbstheilung. Dem liegt die triviale, aber für die systemische Praxis folgenschwere Einsicht zugrunde, dass Menschen ihr Leben (in der Regel) nicht in einem sozialen Vakuum oder auf einer Robinson-Crusoe-Insel verbringen, sondern dass sie in zwischenmenschliche Verpflichtungen und bindende Loyalitätsnetzwerke eingeflochten sind. Darin entwickeln sie sich an Pfaden entlang, die mit dem Konzept der »Entwicklungsverläufe« veranschaulicht werden können.

> Das »Bild eines sich verzweigenden Baumes oder, wahrscheinlich zutreffender, eines Rangierbahnhofes mit auseinander- und zusammenlaufenden Geleisen liefert ein Modell, das die Integration von ›normaler‹ und psychopathologischer Entwicklung ermöglicht [...]. So gesehen, schlagen Individuen an unterschiedlichen Stellen ihrer Entwicklung einen bestimmten unter einer Reihe von möglichen Pfaden ein. Das Einschlagen eines Pfades kann durch einen Faktor oder eine Kombination von Faktoren determiniert sein. In jedem Fall kann der Pfad eine Abweichung von einem adaptiven (oder normalen) Entwicklungsverlauf

oder eine Annäherung an einen adaptiveren Entwicklungsverlauf darstellen. In jedem Fall sind unseres Erachtens die zugrunde liegenden Entwicklungsprozesse dieselben. Psychopathologische Störungen werden somit Fälle von ›Entwicklungsabweichungen‹« (Marvin 2003, S. 110).

So gesehen, erlaubt der Einbezug von Angehörigen den Blick auf einen größeren Ausschnitt des entwicklungspsycho(patho)logischen »Rangierbahnhofs« eines Hilfesuchenden. Dadurch erweitert sich das Spektrum möglicher Interventionen zur Mobilisierung der Ressourcen und für das Ingangsetzen stagnierender Entwicklungsprozesse im Person- und Beziehungssystem. Das Vorgehen verlangt von der Fachperson auf der andern Seite ein professionelles Handeln (Navigieren) unter den Bedingungen von Prozesshaftigkeit, Komplexität, Vernetztheit, Intransparenz, begrenzter Vorhersagbarkeit, eingeschränkter Steuerbarkeit, Ambiguität, offenen und nicht selten widersprüchlichen Zielzuständen (»Systemkompetenz« nach Schiepek 1999) sowie eine Bereitschaft, Verantwortung für die initiierten Prozesse zu übernehmen.

Zur Frage, ob sich der Aufwand überhaupt lohnt, lässt sich Folgendes sagen:

»Die weitverbreitete starke Bevorzugung des einzeltherapeutischen Settings lässt sich durch den Ergebnisstand der Psychotherapieforschung nicht begründen. Sie hängt wohl eher damit zusammen, dass dieses Setting vom Therapeuten leichter herstellbar und kontrollierbar ist als Mehrpersonensettings« (Grawe 1998, S. 705).

Aus unserer klinischen Sicht kann folgende Faustregel formuliert werden: *Je mehr ein Klient oder eine Klientin vor dem Einbezug engster Bezugspersonen zurückschreckt und das Thema ängstlich oder aggressiv vermeidet, umso größer ist die Wahrscheinlichkeit, dass es für seine/ihre Problemlösung von Bedeutung ist.*

Natürlich gibt es überall im Leben auch gute Gründe, etwas zu vermeiden, einfach weil die Vermeidung die beste aller zur Auswahl stehenden Lösungen darstellt (z. B. die Vermeidung bestimmter Situationen oder Kontakte nach extrem beschädigender Erfahrung). Anderseits decken Störungstheorien bei phobischen Erkrankungen auf, dass Vermeidungsverhalten auch zu ungünstigen Entwicklungen führen kann, z. B. zu sozialen Phobien. Traumatisierende Erfahrungen von Ablehnung, Zurückweisung, Ausgrenzung, Hilflosigkeit, Ausgeliefertsein oder Bestrafung wie auch rigide Überzeugungen, ungeprüfte Beliefs und dysfunktionale Erwartungen bezüglich verschiedener Umstände (z. B. die Befürchtung, sich in einer bestimmten sozialen Situation nicht angemessen verhalten zu können) bilden dabei den Nährboden für Fehlkonditionierungen und die Entwicklung krankhafter Ängste.

In Anbetracht der zentralen Bedeutung des Sozialen für das Glück und Unglück des Menschen und für die Stillung seiner Elementarbedürfnisse wie Sicherheit, Kontrolle oder Selbstbestimmung hat die Psychotherapie seit ihren Anfängen ihr Interesse auf zwischenmenschliche Beziehungen gerichtet. Bereits S. Freud und C. G. Jung haben den sozialen Lebensbereich ihrer Patienten in die therapeutischen Überlegungen mit einbezogen (z. B. Ödipuskomplex, Elektrakomplex), doch die Konzepte blieben »monadischer« Natur, will heißen, sie wurden aus der Perspektive *eines* Beteiligten angestellt. Die Patienten setzen sich dabei mit ihren Fantasien beispielsweise über die Beziehungen zu ihren Eltern auseinander, nicht aber konkret *mit* den Eltern selbst (Zuk 1978).

Die Vorbehalte auf der Seite der Hilfesuchenden, die der Herstellung eines Mehrpersonensettings zuwiderlaufen, präsentieren sich hauptsächlich in fünf Varianten (wobei in ein und derselben Therapie durchaus mehrere gleichzeitig oder auch nacheinander als veritable »Knacknüsse« auftreten können):

- Die Hilfe suchende Person (»der Patient«) lehnt es ab, wichtige Bezugspersonen einzubeziehen (oder nimmt an, die Bezugspersonen lehnten es ab).
- Wichtige Bezugspersonen eines Patienten lehnen es ab, zu einer Sitzung zu kommen.
- Angehörige suchen Hilfe, weil eines ihrer Mitglieder aus ihrer Perspektive Hilfe benötigt, sie aber ablehnt.
- Eine Familie oder ein Paar wird von einer Fachstelle (Hausärztin, Gericht, Kriseninterventionsstelle etc.) zugewiesen, ohne eigene Motivation zur Therapie.
- Angehörige steigen wieder aus, ehe die Probleme gelöst sind.

Ehe wir zur systemischen Praxis schreiten, gehen wir in den nächsten beiden Kapiteln näher auf wichtige (Rahmen-)Theorien und Konzepte ein.

Ökologische Perspektive und Kommunikation

> »Auch wenn wir Theorie benötigen, um Vorstellungen zu entwickeln, ist es in der Praxis doch von Nutzen, sie auf eine respektvolle Weise außer Kraft zu setzen, um sich besser auf das konzentrieren zu können, was uns die betroffenen Menschen in ihren Berichten vortragen.«
>
> Wilson (2003, S. 19)

Theorie und Praxis

Es ist ein Irrtum, zu glauben, psychotherapeutische Praktikerinnen und Praktiker würden ihr Handeln primär aus wissenschaftlichen Theorien und Erkenntnissen ableiten. Auch wenn man es nur mit Mühe zugesteht, so ist es doch in unserem Fach grundsätzlich möglich, im individuellen Einzelfall mit der »schlechtesten« Theorie das »beste« Ergebnis zu erreichen – und umgekehrt.

»Theorie und therapeutische Praxis sind gegeneinander völlig unterbestimmt. Die Praxis ist nicht die Praxis dieser Theorie. Die Theorie ist nicht die Theorie dieser Praxis« (Brühmann 1992, zit. nach Welter-Enderlin u. Hildenbrand 1999, S. 57).

Klinische PraktikerInnen haben meist einen engen Praxisbezug und greifen in ihrer Arbeit nicht in erster Linie auf die Theorie, sondern auf die Kasuistik zurück, d. h. auf ein mit den Jahren anwachsendes Repertoire von Fällen, denen sie Maximen, Prinzipien, Regeln und Anhaltspunkte für ihr Hilfehandeln entnehmen (Reiter u. Steiner 1996, zit. nach Perrez u. Baumann 2005). Der kasuistische Ansatz birgt ein schwieriges Verhältnis zwischen Praxis und Theorie; denn

> »als Therapeuten stehen wir vor komplexen Sachverhalten, als Wissenschaftler streben wir nach Vereinfachung; als Therapeuten lassen wir uns von Theorien leiten, die wir als Wissenschaftler hinterfragen; als Therapeuten akzeptieren wir nur bestimmte Methoden, als Wissenschaftler bedienen wir uns möglichst aller Methoden« (Bowlby 2008, S. 33).

Als Therapeuten bedienen wir uns jener Methoden, die Erfolg versprechen. Dabei finden in den vergangenen Jahren zunehmend Therapiemodelle Zuspruch – und auch empirische Bestätigung –, die mehrere Paradigmen kombinieren (z. B. Kennedy a. Garfinkel 1992; Herzog u. Schweitzer 1994; Grünwald et al. 2010). Dabei bemächtigen sich erfahrene TherapeutInnen unterschiedlicher Sichtweisen und switchen vom einen Paradigma zum andern. Sie betrachten »Therapiesituationen in schnellem Wechsel aus verschiedenen Perspektiven und Perspektivenkombinationen« (Grawe 1998, S. 707).

Ein Paradigma ist vergleichbar mit einer Raumstation, von der aus die Welt erkundet wird, von wo aus Fragen gestellt und Modelle entwickelt werden. Man gibt sie erst auf, wenn sie auseinanderfällt oder durch eine bessere ersetzt werden kann. Dies trifft heute aber auf keines der gängigsten Psychotherapieparadigmen zu. Im Gegenteil, es scheint sich stattdessen eine Ko-Existenz der Schulen einzurichten, was sich auch an einer schulorientierten blühenden Forschung erkennen lässt (aufgrund von 33 Primärstudien bei Erwachsenen und 50 Primärstudien bei Kindern hat der deutsche Wissenschaftliche Beirat Psychotherapie, WBP, im Dezember 2008 die systemische Therapie als wissenschaftlich anerkanntes Psychotherapieverfahren eingestuft, vgl. von Sydow et al. 2007). Nachfolgend werden einige theoretische Leitkonzepte erörtert, die unserem Verständnis von systemischer Therapie zugrunde liegen.

Eine ökologische Perspektive

Die systemische (Familien-)Therapie ist einem ökologischen Paradigma verpflichtet. Dabei kommen zirkuläre Wechselwirkungen zwischen Mensch und Umwelt in den Fokus. Als Umwelt kann für einen Menschen nur das gelten, womit er einen Bezug oder Austausch herstellen kann. Hierzu folgende hübsche Geschichte:

> »Ich traf auf der Insel Ischia, wo ich ein paar schöne Frühlingstage verbrachte, einen alten Bekannten, der mich nach dem Weg fragte. Ich gab ihm die Auskunft, er solle sich bei dem blühenden Rosenbusch nach links wenden. Zufällig trafen wir uns später am besagten Rosenbusch, und mein Bekannter machte mir den Vorwurf, ihn irregeführt zu haben, der Rosenbusch trage gar keine Blüten. Da stellte es sich heraus, dass er farbenblind war, und die roten Rosen, die aus dem Grün der Blätter hervorglühten, gar nicht sehen konnte« (von Uexküll in von Uexküll u. Kriszat 1983, S. 177).

Information ist als ein Unterschied definiert, »der bei einem späteren Ereignis einen Unterschied ausmacht« (Bateson 1983, S. 488). Weil er farbenblind war, war der irritierte Wanderer außerstande, zwischen dem Rot der Blüten und dem Grün der Blätter zu unterscheiden. Infolgedessen gehörten die Rosenbuschblüten nicht zu seiner Umwelt, und er war nicht in der Lage, seinen Weg danach zu steuern. Auch therapeutische Systeme werden durch Informationen, das heißt durch Unterschiede (= Abweichungen), gesteuert und reguliert.

System/Umwelt

Es ist das Verdienst der frühen Wegbereiter der Ökologie, allen voran des Biologen, Zoologen und Philosophen Jakob Johann von Uexküll (1864–1944), das System Organismus/Umwelt als eine unteilbare (Funktions-)Einheit aufzufassen und dabei eine Außen- und eine Innenperspektive zu unterscheiden.

Eine System-Umwelt-Perspektive in der Psychotherapie richtet das Augenmerk sowohl auf die Systemebene der Einzelperson wie auch auf die Ebene des interpersonellen (Mehrpersonen-)Systems. Insofern bringt die ökologische Sicht die Bedingungen »in« der Person (unverwechselbare Biografie in familiären und außerfamiliären Umwelten = personenzentriertes Paradigma), in Verbindung mit Bedingungen »zwischen« Personen (Kommunikation und Interaktion im sozialen Kontext = beziehungsorientiertes, relationales Paradigma).

Die Pioniere der Familientherapie sehen in dieser Fokuserweiterung einen Paradigmawechsel:

> »Eine der wichtigsten Errungenschaften der Familientherapie ist wohl ihr Mehrpersonen- oder Systemkonzept, wonach das Individuum eine in sich geschlossene biologische und psychologische Einheit ist, deren Reaktionen nicht nur von der eigenen psychischen Konstitution, sondern auch von den Gesetzen der Gesamtfamilie bestimmt werden. Allgemein gesprochen, ist ein System ein Gebilde von wechselseitig voneinander abhängigen Einheiten. Viele Gesetze, die das Familienbeziehungssystem beherrschen, sind unausgesprochene Gesetze« (Boszormenyi-Nagy u. Spark 1981, S. 20).

Der in der Psychotherapie lange Zeit vorherrschenden Innenperspektive gesellte sich mit dem Interesse am Systemganzen und an den inneren Wirkzusammenhängen, die das System zusammenhalten, eine Außenperspektive der Verhaltensbeobachtung dazu. Diese Entwicklung war Mitte des vorigen Jahrhunderts nicht unabhängig von andern Strömungen.

Die Außensicht
»Alles ist mit allem andern verbunden.«
Rapoport (1983)

So ist es wohl alles andere als Zufall, dass drei von ihrer Materie her unterschiedliche Wissenschaftszweige in der Mitte des 20. Jahrhunderts der Außenperspektive, das heißt der direkten Verhaltensbeobachtung, große Bedeutung einräumten. Am konsequentesten gilt das für die *vergleichende Verhaltensforschung* (Ethologie), die sich ursprünglich dem Verhalten von Tieren widmete. Die Absicht der Ethologen war es, »einfach zu beobachten«, um aus dem scheinbar »chaotischen Durcheinander [...] gewisse typische, nicht zufallsmäßige Konfigurationen« und dazu passende Ordnungsprinzipien abzuleiten (Tinbergen u. Tinbergen 1984). Dies löste in den Verhaltenswissenschaften einen ethologischen »Boom« aus. So beruft sich die *Bindungstheorie* (vgl. Kapitel 4) explizit auf die Ethologie. Ihre Konzepte beruhen auf der Beobachtung, Beschreibung und Klassifizierung von (behavioralem und sprachlichem) Verhalten im Jetzt und Hier des Kindes in Beziehung zu seinen Eltern.

Ebenfalls vor 50 Jahren boomte (vorerst in den USA) die *Familientherapie* (und alliiert mit ihr die Kommunikationstheorie), die den Menschen als Teil eines (familiären) Beziehungsgefüges betrachtete. Bis dahin bezogen sich die Psychotherapie und Psychiatrie während 100 Jahren auf das Individuum. Seine interpersonelle Rolle und die Vorteile der Verhaltensbeobachtung im natürlichen Umfeld führten zu einem »ökologischen« Umdenken.

»Wir können uns den Fehler nicht mehr länger leisten, das Individuum isoliert von seinem natürlichen Umfeld zu betrachten oder sein Verhalten in einem künstlichen Kontext zu beurteilen. Wir müssen den Menschen da studieren, wo er atmet, isst, schläft, liebt und wo er seinen Platz in der Gesellschaft sucht: in der Intimität seiner alltäglichen Familienbeziehungen [...]. Das Individuum, die Familie und die Gesellschaft bilden ein Kontinuum. Auf jeder dieser Ebenen ist das Verhalten durch eine relative Autonomie bestimmt, wobei es eine kontinuierliche Durchdringung der Einflüsse durch alle Organisationsebenen menschlicher Erfahrung hindurch gibt« (Editorial zur Erstausgabe von Family Process 1962; Übers.: J. L. u. M. L.-D.).

Technisches Merkmal dieser Fokuserweiterung ist der Einsatz der Einwegscheibe:

»Für mich war das Erscheinen des Einwegspiegels, den Kliniker und Forscher seit den fünfziger Jahren einsetzten, um Familieninterviews live zu beobachten, vergleichbar mit der Entdeckung des Teleskopes. Etwas anders zu sehen gab uns die Möglichkeit, auch anders zu denken« (Hoffman 1995, S. 21).

Aus der »geschützten« Welt hinter der Scheibe fiel der forschende Blick wie vom »Hochsitz« aus auf die objektivierbaren Mechanismen des physischen, psychischen und sozialen Funktionierens (bzw. Fehlfunktionierens). Aus dieser Perspektive wurden die Ideen der Systemtheorie auf die klassische Familientherapie übertragen, unter anderen (Liechti u. Eggel 2005):

- Die Idee von den *hierarchisch gegliederten Organisations- oder Systemebenen* in der Familie: Systeme und Sub- bzw. Suprasysteme sind wie russische Matrjoschkas ineinander verschachtelt, sodass ein Schichtenbau wachsender Komplexität entsteht.
- *Struktur und Prozess:* Struktur ist Beständigkeit im Wandel, Prozess ist Veränderung in der Zeit. Wandel kann sehr rasch geschehen (z. B. durch ein hässliches Wort in der »beständigen« Beziehung) oder sehr langsam (z. B. das Reifen in einer Beziehung). Prozesse können Strukturen erhalten (Wandel erster Ordnung) oder aber verändern (Wandel zweiter Ordnung).
- *Interaktion und Transaktion:* Wenn das Verhalten eines Menschen vom Verhalten eines anderen abhängt und wenn beide aufeinander reagieren, dann stehen sie in Interaktion. Sie ist Teil einer Transaktion, die alle weiteren involvierten Ebenen umfasst (transaktionell sind z. B. die gleichzeitig ablaufenden unsichtbaren psychischen und physischen Prozesse während der Interaktion). Alle Teile eines transaktionalen Feldes hängen voneinander ab.
- *Ganzheitlichkeit:* Das Verhalten (Denken, Fühlen, Erleben, Wollen, Tun, Zielerreichen) Einzelner bzw. von Subsystemen (z. B. eines Elternsubsystems) kann nur im Kontext des Ganzen gesehen werden.
- *Übersummativität:* Das Ganze ist »mehr« als die Summe der Teile. Eine Gruppe Menschen ist etwas »anderes« als die Summe ihrer Mitglieder.

- *Zielorientierung:* Ein System setzt sich Ziele und mobilisiert zu ihrer Realisierung entsprechende Ressourcen. Negative (Vermeidungs-)Ziele – z. B. keine Angst mehr haben, abstinent leben – werden nie sicher erreicht und sind deshalb therapeutisch ungünstig. Positive (Anschluss-)Ziele verlangen eine Auseinandersetzung mit der Realität (von Beziehungen, Sachverhalten). Ziele können implizit »mitschwingen« oder explizit formuliert sein. Sie können sich auch widersprechen (Ambivalenz), sodass Motivklärungen nötig sind. Indem es sich Ziele setzt und sie umsetzt, entwickelt sich ein System.
- *Äquifinalität*: ein Aspekt von Systemen, der es offenlässt, auf welchem Weg das Ziel erreicht wird. Von ganz unterschiedlichen Ausgangspunkten aus wird dasselbe Ziel erreicht (metaphorisch: Viele [Alle] Wege führen nach Rom. In einem belastenden Sinn erleben Therapeuten Systemäquifinalität, wenn sie beispielsweise in einer Familie etwas verändern wollen (= neuer Ausgangspunkt) und bald erkennen müssen, dass sie stattdessen das Symptom unterstützen (= dasselbe Ergebnis, nämlich Homöostasis). Das Gegenteil von Äquifinalität ist *Mulitfinalität*: Die gleichen Voraussetzungen führen zu unterschiedlichen Ergebnissen. Beispielsweise kann derselbe Satz oder das dasselbe Verhalten in unterschiedlichen Kontexten verschiedene Wirkungen erzielen.
- *Regelhaftigkeit:* Lebende Systeme verfügen über den Aspekt der Dauerhaftigkeit, was Strukturen (überindividuelle Regeln oder Redundanzen, die für alle gelten) impliziert. Regeln sind die Grammatik von Systemen.
- *Zirkularität, zirkuläre Kausalität:* ein Paradigma, das besagt, dass in einem System Transaktionen sowohl zwischen den einzelnen Elementen als auch zwischen den Elementen und größeren Einheiten geschehen, und zwar in wechselseitiger Verursachung: Ursachen und Wirkungen sind vertauschbar, je nach Perspektive (Interpunktion).
- *Rückkoppelung, Feedback:* Systeme sind rückgekoppelt, d. h., ein System führt auf dem Weg zum Ziel selbst regulierende Prozesse durch. Mit Rückkoppelung ist ein Prozess gemeint, bei dem ein von einer Ausgangslage abweichendes Verhalten einer Person durch das dadurch ausgelöste Verhalten einer andern Person entweder verstärkt oder gehemmt wird. Wird das ab-

weichende Verhalten verstärkt, spricht man im kybernetischen Sinn von positivem Feedback, was über mehrere Transaktionszyklen zu Aufschaukelung, symmetrischer Eskalation, Systeminstabilität bis zur Systemauflösung (Morpholyse) führen kann. Wird das abweichende Verhalten gehemmt, spricht man von negativem Feedback, was über mehrere Transaktionszyklen zur Abschaukelung bis zur komplementären Erstarrung (Morphostase) führen kann. *Steady states* (Fließgleichgewichte) in Systemen werden durch negatives Feedback kontrolliert.

- *Homöostasis:* Damit ein System überleben kann, muss das Kräftegleichgewicht ununterbrochen aufrechterhalten und gegenüber »Störkräften« ausbalanciert werden. Mit Homöostasis ist dieses Systemgleichgewicht gemeint. Auch das »therapeutische System«, das vorerst als »Ensemble ohne Geschichte« in Erscheinung tritt, muss ein Gleichgewicht finden, bei dem sich alle akzeptiert und in ihren Bedürfnissen und Grenzen respektiert fühlen.
- *Lösungen erster und zweiter Ordnung:* Eine Lösung erster Ordnung respektiert die Regeln des Systems. Eine Veränderung zweiter Ordnung führt neue Regeln in das System ein und bedeutet daher eine »strukturelle Veränderung«. Sie ist das Gegenstück der Homöostasis (gleichbleibendes Fließgleichgewicht).
- *Kalibrierung:* Systeme sind kalibriert (auf Sollwerte geeicht) und in der Lage, neue Sollwerte (Ziele) einzustellen (Rekalibrierung).
- *Grenzen:* Ein System als strukturiertes Ganzes grenzt sich nach außen gegenüber anderen Systemen und nach innen gegenüber Subsystemen ab.
- *Offenheit versus Geschlossenheit:* Je nach Leichtigkeit des Austausches zwischen den Subsystemen und dem System mit anderen Systemen spricht man von einem offenen oder eher geschlossenen System.
- *Kybernetik* (griech. *kybernān* = »regeln, steuern«): Wissenschaft der Steuerung und Kommunikation von lebenden Systemen (und Maschinen = Automatik). Ohne Einbindung in komplexe kybernetische Netzwerke (= Feedback-Prozessgefüge), das heißt ohne Regelung, würden lebende Systeme nach Bateson (1983) in ein »exponenzielles Durchdrehen« geraten (in der erstar-

renden Langeweile oder in eskalierenden Streitigkeiten von Paaren, aber auch in Erbrivalitäten unter Geschwistern etc. darf das »Durchdrehen« durchaus wörtlich genommen werden). Im strengen Sinn ist Kybernetik eine empirische Methode, die dazu dient, ein System zu analysieren.

Die Außenperspektive ist die »technologische« Sicht des Beobachters, der ein »Territorium« durch eine bestimmte Brille beschaut und beschreibt. Sie beansprucht Objektivität und Beobachterunabhängigkeit und geht von der Annahme aus, dass das beobachtete »Territorium« von der »Landkarte« unabhängig ist.

Die Entwicklung in der systemischen (Familien-)Therapie hat sich in den vergangenen 30 Jahren von dieser »Hochsitztradition« als vorherrschender Perspektive gelöst. Obwohl sie der Familientherapie einen Erfolgsschub gegeben hat, wurde ab den 1980er-Jahren die Rolle des Beobachters bzw. der Therapeutin als »Behandlerin« neu überdacht. Ist sie wirklich so unabhängig vom beobachteten »Territorium« (natürlich nicht, wie jede und jeder weiß, die und der etwa die Auswirkungen von diagnostischen Etikettierungsprozessen kennt)? Infrage gestellt wurden auch die Macht der Therapeuten über Familien und eine damit einhergehende Praxis, die aus einem Klienten und seinem Leid einen »Gegenstand der Untersuchung« – ein Objekt – macht und dafür, im medizinischen Sinn, Expertenlösungen vorsieht.

Das wachsende Unbehagen an der »Vorherrschaft« einer objektivistischen Außensicht sowie Einflüsse aus Soziologie, Biologie und Philosophie leiteten eine (konstruktivistische) Wende in der Theorie und Zugangsweise der systemischen Therapie ein. Die Fachposition des allwissenden, objektive Diagnosen stellenden, kybernetische Kreisläufe und Beziehungsmuster beschreibenden und maßgeschneiderte Interventionen durchführenden Experten wurde zugunsten einer reflexiven und dialogischen Funktion aufgegeben. Die Fachperson als Beobachterin unterlag nun selbst der Beobachtung (im Gegensatz zur Kybernetik erster Ordnung spricht man dabei von der der *Kybernetik zweiter Ordnung*, das heißt, die Beobachtung der Beobachtung; vgl. von Foerster 1985).

Als eine deutliche Abkehr von der objektivistischen Sicht und eine Hinwendung zu einem dialogischen Verständnis der Therapie verstand der norwegische Sozialpsychiater Tom Andersen (1936–2007) sein Konzept des *Reflektierenden Teams* (1996). Er hat kurzerhand – bildlich gesprochen – die Einwegscheibe zwischen Fachleuten und Hilfesuchenden entfernt. Das Zweikammersetting mit Einweg-Trennspiegel als Sinnbild für die Distanz zwischen Beobachter und Beobachteten, Behandlern und Behandelten widerspricht der Idee der Selbstreferenz des Menschen als Experten seiner eigenen Situation. Der direkte Dialog zwischen den Menschen wurde mithin (wieder) hergestellt. Therapeutische Hilfe bedeutete damit das Ingangsetzen kooperativer Prozesse zwischen Helfer und Hilfesuchenden. Statt Außenbeschreibungen erlangten die innere Sicht und Sprache, Erzählungen und subjektive Bedeutung die Aufmerksamkeit der Fachleute. Durch gemeinsame Reflexion werden neue Möglichkeiten des Erkennens und Handelns gefunden. Dabei wird die Pluralität der Perspektiven respektiert (Multiversa statt Universum).

Was dem laienhaften Verständnis vielleicht als selbstverständlich erscheint, nämlich (1) dass Psychotherapie beim subjektiven Erleben der Hilfe Suchenden ansetzen sollte, (2) dass sie die Position der Hilfe Suchenden als gleichwertig würdigen statt pathologisieren sollte, (3) dass sie den Hilfe Suchenden einen öffnenden Dialog anbietet, um Zugang zu den eigenen Ressourcen zu schaffen und eigenes Erleben im Kontext des natürlich gewachsenen Umfeld zu reflektieren, und – last but not least, (4) dass Psychotherapie dazu anleiten und genügend Unterstützung dafür bieten sollte, um Einsichten in Verhalten umzusetzen – alle diese Vorstellungen fanden und finden in der Psychiatrie und Psychotherapie nur langsam ihren Niederschlag.

Die Innensicht

Die Innenperspektive bezieht sich auf das subjektive, das personinterne Erleben als Ergebnis eines bedeutungsgebenden Prozesses.

> »Jede Umwelt bildet eine in sich geschlossene Einheit, die in all ihren Teilen durch die Bedeutung für das Subjekt beherrscht wird« (Uexküll u. Kriszat 1983, S. 111).

In der empirischen Psychologie hat sich die kognitive Wende – in Abgrenzung zur Außenperspektive des Behaviorismus – Mitte des vorigen Jahrhunderts vollzogen. Ein früher Wegbereiter war unter anderen der Psychologe Kurt Lewin (1890–1947), der in seinen Untersuchungen davon ausging, dass nicht die »objektive Realität« den wichtigsten Teil der Umwelt des Menschen ausmacht, sondern dessen *Auffassung* von der Umwelt. Für das wissenschaftliche Verständnis von Verhalten und Entwicklung sei nicht die Realität entscheidend, wie sie in der sogenannten objektiven Umwelt existiere, sondern die Realität, wie sie in der psychischen Organisation der Person erscheine (Bronfenbrenner 1981).

Analog dazu – wenn auch mit anderer Gewichtung – wird die »konstruktivistische Wende« in der Familientherapie gesehen. Sie hat den zunehmend ins (Behandlungs-)Visier der Seelenfachleute geratenen Patienten (wieder?) mündig gemacht, indem sein Erleben ins Zentrum gestellt wird. Sie hat zudem die Haltung der Helfer mit Bescheidenheit ausgestattet, indem sie sie (teilweise) aus der Expertenrolle entlässt. Und sie hat vor allem den Fokus des professionellen Handelns auf die Herstellung und Gestaltung von selbst organisierenden und selbst heilenden Kontexten verlegt.

Es entspräche allerdings einem Widerspruch in sich, wenn die konstruktivistische Sicht nun die »endgültige« Wahrheit beanspruchte – was sie explizit nicht tut. Von ihrem Ansatz her verlangt sie nicht den Verzicht auf eine Außen- oder irgendeine andere Perspektive, sondern vielmehr deren Relativierung. Therapeuten sollen sich vor »semantischen Verdrehungen« (von Foerster 1985, S. 5) in Acht nehmen, etwa vor der Vermischung von Merkmalen (Prädikaten) und Beziehungen (Relationen). Wenn wir angesichts einer videografierten Familiensitzung sagen: »Kurt hat einen grünen Pullover an«, so ist »grün« ein Prädikat. In der Aussage »Kurt ist dominant« bedeutet »dominant« eine Relation zwischen dem Verhalten von Kurt und der Beobachterin des Videos, die ein Verhalten interpretiert. Während Kurt gegen das Grün des Pullovers vermutlich nichts einzuwenden hätte, interpretierte er sein Verhalten möglicherweise anders denn als »dominant« (nach der grundlegenden Idee von Heinz von Foerster ebd.). Das Wörtchen »ist« macht dabei keinen Unterschied, ob es sich auf ein Prädikat oder auf eine Relation bezieht, es obliegt vielmehr der Beobachterin, sich dessen gewahr zu sein.

Nichtsdestoweniger kann es für die Fachperson sehr hilfreich sein, beispielsweise eine »pathologische Triade« aus der Außensicht zu beschreiben. Dies hilft nicht direkt den Klienten (schadet ihnen aber auch nicht zwingend), sondern dient ihr als Orientierungshilfe zum Einordnen eines chaotischen Verhaltensstroms (so wie das Sternbild des »Großen Bären« – an sich ein durch den Zufall verteilter Sternhaufen – dem Kapitän als Navigationshilfe dient).

In unseren systemischen Weiterbildungen lehren wir daher den flexiblen Gebrauch unterschiedlicher Perspektiven. Konzepte sind so weit »gut«, als sie nützlich für die Erreichung therapeutischer Ziele sind. Auch die »objektivistische« Außensicht erfüllt bei umsichtiger Anwendung wertvolle Zwecke, etwa bei der Vermittlung von Erklärungs- und Veränderungsmodellen oder bei der Psychoedukation. Insofern sehen wir in der hermetischen Präferenz konstruktivistischer Konzepte keine echte Bereicherung.

Therapeutische Feinfühligkeit

In der Empathie und im Finden einer gemeinsamen Sprache sehen wir die Brücken zwischen Außen- und Innensicht der Beobachtung. Empathie beruht darauf, dass menschliche Gehirne stammesgeschichtlich verwandt (homolog) sind und dass sie mit Neuronen ausgestattet sind, die ähnliches Verhalten und Erleben erwarten lassen. Empathie und der Wille, die verhaltensmäßigen Wirkungen der Kommunikation (= Pragmatik) zu steuern und die Paradoxien pathologischer Kommunikation zu vermeiden, führen zu einer gemeinsamen Sprache.

Die Beziehungsgestaltung ist mithin die wichtigste Aufgabe in der Psychotherapie.

Ganz analog zum Konzept der »mütterlichen Feinfühligkeit« (vgl. den Abschn. »Konzepte der Bindungstheorie« zu Beginn von Kap. 4) könnte man die »therapeutische« Feinfühligkeit als ein Instrument zur Feinregulierung der therapeutischen Bindung definieren. Die Fachperson verhält sich feinfühlig, wenn sie:

- die Verhaltensweise und Mitteilungen des Klienten wahrnimmt,
- die Verhaltensweise und Mitteilungen aus der Perspektive des Klienten richtig versteht,
- prompt und passgenau darauf reagiert, damit der Klient positive Erfahrungen von Selbstwirksamkeit und Respekt machen kann und nicht den Eindruck hat, der Situation ausgeliefert zu sein,
- eine zielregulierte Partnerschaft anstrebt (einen kooperativen Diskurs als »Fortsetzung der Feinfühligkeit mit sprachlichen Mitteln« (Grossmann u. Grossmann 2004).

Abschließend sei darauf hingewiesen, dass von der hier gemeinten »ökologischen« Grundausrichtung im weiteren Sinn innerhalb der

Familien- und Paartherapie »ökologische« Modelle wie der »ecological approach« (Auerswald 1968), eine Art frühe Netzwerktherapie, oder das »ökologisch-systemische« Modell des Schweizer Psychiaters und Paartherapeuten Jürg Willi (1996) zu unterscheiden sind. Das »ökologisch-systemische« Modell betont die Entwicklung der Persönlichkeit in Wechselwirkung mit der Entwicklung ihrer Umwelt. Gemeinsamer Nenner dieser Konzeptionen ist die Idee, dass menschliche Probleme in einem über die einzelne Person hinausreichenden, dynamischen Kontext begriffen und behandelt werden müssen.

Die Bedeutung des triadischen Beziehungskontextes

Eine der wichtigsten Konsequenzen aus der ökosystemischen Sicht liegt für die Therapie darin, dass zwischenmenschliche Beziehungen als bedeutungsstiftende Umwelten fungieren. Das Eintreten Dritter (Eltern, Partner, Vorgesetzter etc.) in die therapeutische Dyade »Fachperson/PatientIn« stellt eine triadische Beziehungsumwelt her und verändert das therapeutische Vorgehen grundlegend. Zum einen bereichert die auf triadische (bzw. n-adische) Beziehungen erweiterte Systemoptik die Methodenpalette, zum andern bringt sie die Fachperson aber auch in missliche Lagen zwischen Fronten.

Im Unterschied zur Dyade als einer *Beziehung zwischen zwei Personen* eröffnet eine Triade (bzw. eine beliebige n-Ade) zusätzlich ein Feld von *Beziehungen zwischen Beziehungen.* Das erinnert an das Doppelpendel in der Physik (an das Ende eines bestehenden Pendels wird ein weiteres Pendel angebracht), das als ein Modell zur Darstellung chaotischer Prozesse (= nichtlinearer Dynamik) verwendet wird.

Fallbeispiel 2: Im Spiegel der Triade

Der 17-jährige Tim hat während seines Krankenhausaufenthaltes einen Suizidversuch gemacht, indem er im dritten Stock aus dem Fenster sprang.

> THERAPEUTIN (zu Tims Vater, der »brennende« Fragen zu den Geschehnissen in der Klinik gestellt hat): Ich weiß nicht, was Tim im Spital erlebt hat. Ich weiß auch nicht, ob er sich da von den Professionellen als verstanden erlebt hat, ja, ich weiß gar nicht, ob seine Entscheidungen überhaupt etwas mit dem Spital zu tun haben. Ebenso wenig kann ich beurteilen, ob in seinen Augen die Helfer etwas falsch gemacht haben. Wenn er es für wichtig hält, wird Tim es uns erzählen ... Etwas anderes aber weiß ich, weil ich es selbst gesehen und erlebt habe. Ich weiß, dass Tim ein sehr

sensibler Mensch ist und dass er wegen der Krankheit für das, was andere als selbstverständlich hinnehmen, kämpfen und einstehen muss.

Je nachdem, ob diese an den Vater gerichteten Sätze in Abwesenheit von Tim oder aber in seiner Anwesenheit ausgesprochen werden, entwickeln sie in den einzelnen Köpfen ein spezifisches Eigenleben, sie werden (um)gedeutet, je nach inneren und äußeren Einflüssen.

In Abwesenheit von Tim wittert der Vater darin vielleicht eine »typische Ausrede« der Fachperson; er wird auf der Hut sein (»Aha, sie will schönreden und die Verantwortung abschieben!«). Sitzt Tim hingegen daneben, wird der Vater vielleicht auf dessen Gesicht feine Zeichen der Zustimmung entdecken – ein kaum sichtbares Nicken, einen Glanz in den Augen, ein flüchtiges Lächeln oder eine Entspannung in den Beinen. Diese Wahrnehmung kann nicht ohne Folgen für die Interpretation des Geschehens sein. Das heißt, die eine Beziehung, jene zwischen Fachperson und Tim, bildet in diesem Fall den (Deutungs-)Kontext der anderen Beziehung, jener zwischen dem Vater und der Therapeutin. *So könnte die »positive« Reaktion auf dem Gesicht des Sohnes die Sätze aus dem Mund der Therapeutin in den Ohren des Vaters glaubwürdiger machen.* Durch das Hinzutreten einer dritten Person »reflektieren« sich Bedeutungen in den unterschiedlichen (Beziehungs-)Kontexten wie eine Person in den Spiegeln eines Spiegelkabinetts. Aufgrund der Bedeutungsgebung und der sozialen Kommunikation und Interaktion setzen Prozesse ein, die reale Folgen haben. Ihr Ausgang ist nach dem »Thomas-Prinzip« bestimmt: »Situationen, die von Menschen als real definiert werden, haben reale Folgen« (Thomas u. Thomas 1928, S. 572, zit. nach Bronfenbrenner 1981, S. 130).

Eine erstaunliche Geschichte dazu erzählt der 1939 geborene US-amerikanische Missionar und Bestsellerautor Stephen R. Covey (1989, S. 26):

> »Zwei der Ausbildungsschwadron zugeteilte Kriegsschiffe übten seit Tagen bei schwerem Wetter Manöver. Ein Offizier berichtet: Ich fuhr auf dem Leitschiff und hatte gegen Abend Dienst auf der Brücke. Nebelschwaden erschwerten die Sicht, also blieb auch der Kapitän oben und überwachte alles. Kurz nach Anbruch der Dunkelheit meldete der Ausguck: ›Licht, Steuerbord voraus!‹ ›Bleibt es stehen, oder bewegt es sich achteraus?‹ Der Ausguck antwortete: ›Es bleibt, Kapitän.‹ Das hieß, dass wir uns auf einem gefährlichen Kollisionskurs mit dem anderen Schiff befanden. Da rief der Kapitän dem Signalgast zu: ›Schicken Sie

dem Schiff ein Signal: Wir sind auf Kollisionskurs, empfehlen 20 Grad Kursänderung.‹ Zurück kam das Signal: ›Empfehlen Ihnen, den Kurs um 20 Grad zu ändern.‹ Der Kapitän sagte: ›Melden Sie: Ich bin ein Kapitän. Kurs um 20 Grad ändern.‹ ›Ich bin ein Unteroffizier‹, lautete die Antwort, ›Sie sollten Ihren Kurs besser um 20 Grad ändern.‹ Inzwischen war der Kapitän ziemlich wütend. Er schimpfte: ›Signalisieren Sie, dass ich ein Kriegsschiff bin. Er soll den Kurs um 20 Grad ändern.‹ Prompt wurde eine Antwort zurückgeblinkt: ›Ich bin ein Leuchtturm.‹ Wir änderten unseren Kurs.«

Kommunikation schafft Wirklichkeit

Neben einer ökologischen Perspektive rückte die »frühe« Familientherapie – etwa mit Konzepten wie »Doublebind« (Bateson et al. 1984a, b), oder *Das gefühlsgestörte Kind als Sündenbock in der Familie* (Vogel u. Bell 1984) – die fundamentale Bedeutung der Kommunikation als Medium zwischenmenschlicher Interaktion (und ihrer Pathologie) in den Blickpunkt. Besonders bedeutsam erschien die Pragmatik der Kommunikation, das heißt die Auswirkungen von Wörtern, Mimik, Gesten und anderen Mitteilungen auf das Verhalten der Menschen. Wie das Schienennetz der Eisenbahn die Grundlage dafür schafft, ob ein Ort oder ein Tal versorgt wird oder nicht, entscheidet die Pragmatik der Kommunikation mit ihren strukturellen Regeln, Widersprüchen und (Fehl-)Leistungen, ob überhaupt und auf welche Weise Menschen miteinander in Beziehungen treten oder gemeinsame Ziele erreichen.

Die Kommunikationstheorie bringt Normalität und psychische Störungen in einen Zusammenhang mit der Kreisläufigkeit kommunikativer Strukturen im Hier und Jetzt. Sie betont, »dass jede Verhaltensform nur in ihrem zwischenmenschlichen Kontext verstanden werden kann« (Watzlawick et al. 1980, S. 48). Ähnlich wie die Bindungstheorie postuliert die Kommunikationsforschung aus einer sozialinteraktionellen Sicht, dass ein pathologisches Verhalten in jenem Kontext untersucht und interpretiert werden muss, in welchem es sich entwickelt hat. Paradoxien und Fehllösungen sieht sie in ihrem Entstehungskontext als »*einzig* mögliche Reaktion auf einen absurden und unhaltbaren Kontext« (ebd., S. 49). Die psychotherapeutische Fachperson steht somit vor der Herausforderung, kommunikative Fehllösungen zu erkennen und passende Kontexte herzustellen, worin sie sich auflösen.

Die Lösung ist das Problem
Pathologisches Verhalten wird in der Perspektive der Kommunikationstheorie als pragmatisches Ergebnis inadäquater Lösungsversuche verstanden. Die Lösung selbst ist das Problem. Es werden drei unterschiedliche Fehllösungsmuster beschrieben, das heißt drei Arten von Lösungsversuchen, die ein Problem nicht lösen, sondern überhaupt erst erzeugen und aufrechterhalten, nämlich (Watzlawick et al. 1979, S. 59):

»1. Das Bestehen einer Schwierigkeit wird geleugnet; das heißt, eine Lösung ist notwendig, wird aber nicht einmal versucht.
2. Es wird versucht, eine Schwierigkeit zu lösen, die entweder unlösbar ist [...] oder überhaupt nicht besteht; der Lösungsversuch wird damit utopisch.
3. Eine Fehllösung wird dadurch begangen und ein Spiel ohne Ende dadurch herbeigeführt, dass entweder eine Veränderung erster Ordnung dort versucht wird, wo die Lösung nur auf der nächsthöheren Stufe logischer Abstraktion gefunden werden kann, oder es wird umgekehrt eine Lösung zweiter Ordnung dort versucht, wo eine solche erster Ordnung angebracht wäre [...], eine Lösung wird also auf der falschen Abstraktionsstufe angestrebt und führt zu Paradoxien.«

Im Folgenden gehen wir auf Beispiele zu diesen drei Fehllösungen ein.

Fallbeispiel 3: Yannick – Väterliche Problemverleugnung
Die Mutter des neunjährigen Yannick D. meldete sich zu einer Sitzung, weil Yannick keine Frustrationen erträgt. Sollte er etwas tun, das ihm nicht passt, etwa Zähne putzen, Spielsachen aufräumen oder bei kaltem Wetter eine Jacke anziehen, oder sollte er etwas lassen, das er sich in den Kopf gesetzt hat, so schrie er laut herum und wälzte sich wie ein Kleinkind auf dem Boden. Nach Angaben der Mutter zeigte Yannick dieses »sehr anstrengende« Verhalten sowohl zu Hause wie auch draußen, etwa auf dem Gehsteig oder im Warenhaus. Mitunter überschritten die Fehlverhaltensweisen jegliche Grenzen oder waren sogar lebensgefährlich. Als Yannick mit seiner Mutter die Straße überquerte, warf er ihr aus impulsiver Wut, nachdem ihm ein Wunsch abgeschlagen worden war, Kies ins Gesicht, sodass die Mutter in ihrem Schreck beinahe unter ein heranfahrendes Auto geriet.

Testpsychologische Abklärungen ergaben nicht genügend Hinweise dafür, die Diagnose »ADHS« zu stellen. Die Probleme von Yannick wurden von den Fachleuten in Zusammenhang mit einer elterlichen

Problematik gestellt, und die Familie wurde einer familientherapeutischen Intervention zugewiesen.

Anlässlich der Erstsitzung zusammen mit den Eltern und Yannick verhielt sich der Bub absolut unauffällig. Weder Anzeichen einer besonderen Zerstreutheit noch einer Nervosität oder Zappligkeit waren ersichtlich. Im Gegenteil, nahe dem Vater sitzend, verfolgte er das Gespräch der Erwachsenen mit heller Aufmerksamkeit. Wurde er in das Gespräch einbezogen, so antwortete er artig und rückversicherte sich dabei mit kurzen Blicken zum Vater. Zwischen den Eltern kam es in dem Moment zu erheblichen Diskrepanzen, als über die Gründe der Probleme diskutiert wurde. Die Mutter skalierte ihre Sorge um Yannick – auf einer Skala von 1 bis 10, wobei 10 größte Sorge bedeutet – bei 10, der Vater bei 2. Bezüglich Yannick existierten seiner Meinung nach keine Probleme, allenfalls bei der Mutter, für die er sich aber nicht zuständig fühlte. Mehrmals bezog er sich auf deren fehlende erzieherische Konsequenz, eine Problematik, deren Wurzel er in ihrem Elternhaus veranschlagte.

Insofern kann hier eine Fehllösung vom Typ der Leugnung von Tatsachen postuliert werden, als sich der Vater offensichtlich »blind« für die dramatischen Vorfälle um Yannick und »taub« für die Hilfe- und Unterstützungsappelle der Mutter erwies. Für eine familientherapeutische Intervention – die wohl auch seine Koalition mit Yannick gegen die Mutter zum Thema gehabt hätte – war er nicht zu gewinnen. Als viel beschäftigter Wirtschaftsprüfer sah er sich anderweitig gefordert.

Die Therapeutin entschied sich zu folgender Stellungnahme:

THERAPEUTIN: In Bezug auf die Probleme von Yannick gibt es zwischen Ihnen als Eltern offensichtlich unterschiedliche Auffassungen über die Gründe. Ich bin keine Richterin, und es ist nicht an mir zu entscheiden, wer recht hat. Beide Eltern haben ihre eigenen Erfahrungen und Argumente für die eigene Haltung. Ein familientherapeutisches Vorgehen setzt indessen voraus, dass beide Eltern die Notwendigkeit zu einer Intervention anerkennen. Zurzeit ist das nicht der Fall. Daher ist eine Familientherapie im jetzigen Zeitpunkt weder möglich noch sinnvoll. Ob Sie, Frau D., oder Sie, Herr D., je für sich eine Hilfe in Anspruch nehmen wollen, müssen Sie selbst entscheiden. Je nachdem können Sie sich jederzeit bei mir melden. Es muss aber klar sein, dass es in diesem Fall nicht um die Probleme von Yannick gehen würde, sondern um eigene Probleme. Die Zukunft wird zeigen, in welche Richtung sich Yannick entwickelt. Entweder lösen sich die Probleme von selbst, oder aber sie verschlimmern sich. Im zweiten Fall empfehle ich, dass Sie sich wieder melden.

Kommentar zur dieser Stellungnahme:

- Die Annahme eines Mandates in Bezug auf Yannicks Probleme unter den Bedingungen der Abwesenheit des Vaters würde implizit dessen Sichtweise bestätigen, dass es sich um ein Problem der Mutter handelt (»mehr desselben«). Die familientherapeutische Erfahrung zeigt, dass durch »einseitige« Unterstützung der Eltern die Polarisierung in Familienbeziehungen zunimmt und dass sich die Verhaltensprobleme im Sinne von »Systemstabilisatoren« eher verschlechtern.
- Das stellvertretende Angebot, dass beide Eltern je für sich eine offene Tür finden, ermöglicht es dem Vater, seiner Haltung treu zu bleiben (und der Therapie fernzubleiben), und der Mutter, sich ohne Gesichtsverlust Hilfe zu holen.
- Nimmt die Mutter das Angebot wahr (was erfahrungsgemäß der Fall ist), so eröffnen sich mehrere Optionen für die therapeutische Arbeit: die Arbeit an den eigenen (Herkunfts-)Problemen, an den Eheproblemen und an den elterlichen Erziehungsproblemen.
- Die allparteiliche Haltung der Fachperson gegenüber beiden Eltern erlaubt es dem Vater zu einem späteren Zeitpunkt, nachdem die Mutter im Einzelsetting gelernt hat, ihre Bedürfnisse besser durchzusetzen, wieder dazuzustoßen.

Fallbeispiel 4: Utopische Lösungsversuche
Ein Beispiel für utopische Lösungsversuche, das in der hausärztlichen Praxis oft vorkommt, betrifft die »somatisch fixierte Arzt-Patient-Interaktion« (McDaniel et al 1997) bei somatoformen Störungen. Der »somatisierende Patient« geht von den (utopischen) Prämissen aus, dass sein Leiden erstens allein einer biomedizinischen Grundlage entspringt und dass zweitens die Medizin, sofern ihre Vertreter es auch nur wahrhaben und richtig umsetzen wollten, über Lösungen verfügt, die das Leiden ein für alle Mal zum Verschwinden bringen. Aus moderner psychosomatischer Sicht gehen hingegen die meisten Erklärungsmodelle über eine rein biomedizinische Sicht hinaus und postulieren als wesentliche Wirkfaktoren für die Somatisierung vor

allem eine Störung im Bereich der Affektregulation mit interpersonellen Schwierigkeiten und mit einer erhöhten Sensibilität für körpereigene Vorgänge (Waller u. Scheidt 2008). Jeder Hausärztin wird folgender Einstieg in ein Erstgespräch vertraut vorkommen.

Der 32-jährige Herr S. sitzt, leicht vornüber gebeugt, vis-à-vis dem Therapeuten und hält sich, offensichtlich um Schmerzen zu beheben, mit der rechten Hand den rechten Unterbauch. Die dunkelblaue Berufskleidung mit dem Logo einer bekannten Liftfirma verrät, dass er im technischen Bereich tätig ist. Da er eine Kaderposition[3] innehat, kann er es sich leisten, während der Arbeitszeit, gewissermaßen »zwischendurch«, zur Erstsitzung zu kommen.

THERAPEUT: ... und ich schlage vor, dass Sie einfach mal erzählen, was Sie überhaupt hierher führt.

HERR S.: Also, ich möchte es so sagen, ja, es ist vier Jahre her, wo ich zum ersten Mal notfallmäßig ins Spital eingeliefert worden bin, hinterher habe ich erfahren, dass man zu dem so eine Panikattacke sagt, aber ich bin da nicht näher darauf eingegangen. Danach habe ich wieder meinen Hausarzt aufgesucht, weil, ich hatte da [zeigt mit beiden Händen auf Bauch und Brust] so Schmerzen im Magen-Darm-Bereich, und er hat mich untersucht und gesagt, es sei alles in Ordnung [er beginnt zu stocken] ... er hat mir Mittel gegeben wegen Verstopfungen und so ... und nach einem halben Jahr wurde es schlimmer, eigentlich war ich ja kerngesund, sportlich aktiv und so, kriegte aber Angst, dass irgendetwas nicht in Ordnung ist, dann habe ich wieder den Hausarzt aufgesucht, und er hat mich untersucht. Aber es war wieder nichts. Also, das war vor zwei Jahren, und dann war ich etwa zweimal notfallmäßig im Spital, weil es so geklemmt hat im Bauch, ich glaubte, die Därme würden gleich explodieren, und es hat mich auch zugeschnürt im Hals, es war mir schlecht, schwindlig, also, ich kann es kaum beschreiben. Und dann innerhalb eines halben Jahres ist es extrem geworden, es kam Tag auf Tag, und ich hatte immer Angst, dass etwas nicht stimmt. Dann habe ich den Hausarzt gewechselt, und Dr. M. hat alles wieder untersucht, und weil er nichts gefunden hat, hat er mich dann zur Magenspiegelung geschickt. Es war so ein klemmender Schmerz [zeigt mit der Hand zum Herzen], vor allem auf der linken Seite, sodass ich Angst hatte, dass mit dem Herzen etwas nicht stimmt. Dann hat mir Dr. M. eine Beruhigungstablette gegeben, und für ein paar Tage hat das auch genützt. Aber dann kam es umso schlimmer, und der Arzt hat mich zum Herzspezialisten geschickt ...

---

3 Das Wort »Kader« hat in der Schweiz auch die Bedeutung: »Stamm von besonders ausgebildeten u. geschulten Nachwuchs- bzw. Führungskräften [in Wirtschaft, Staat u. Ä.]« (Dudenredaktion 2009).

Herr S. als ein »somatisierender Patient« fühlt sich von der (Schul-) Medizin umso mehr missverstanden und im Stich gelassen, je mehr ihm auf der Grundlage eines biomedizinischen Modells bewiesen wird, dass »zum Glück nichts Ernsthaftes« im Spiel ist. Statt mit Erleichterung ob der »guten Nachricht« reagieren solche Patienten mit neuen Beschwerden und Forderungen nach weiteren Abklärungen und therapeutischen Alternativen. Weil die Kommunikationsketten bald voraussagbar sind (Patient: »In letzter Zeit sind die Schmerzen eher auf der linken Seite.« Arzt: »Ich will Ihnen beweisen, dass Sie beruhigt sein können, weil da nichts ist.« Patient: »Ich hab im Fernsehen einen Professor aus Mainz gesehen, der ist spezialisiert dafür; soll ich ihn aufsuchen, was meinen Sie, Herr Doktor?«), bedeuten diese Patienten für die Hausarztpraxis mitunter eine echte Belastungsprobe. Zur Überforderung führen Versuche, wenn zum einen die Ärztin und der Patient gemeinsam auf der Basis eines somatischen Modells eine utopische Lösung anstreben (mit dem Ergebnis, dass der Patient für jede weitere Abklärung und für jede weitere Therapiemaßnahme ein weiteres Problem präsentiert). Zum andern erweist es sich ebenfalls als eine Sackgasse, allein durch stützende Maßnahmen den Patienten »zu trösten«. Allzu rasch stellt sich dabei folgender Verlauf (»ewiger Kreislauf«) ein:

- Herr S. erlebt einen (weiteren) Schmerzanfall im linken Unterbauch, den er als »höllisch« bezeichnet. Er ist *katastrophiert*.
- Das Umfeld gerät in Panik und organisiert den Notfallarzt. Dieser weist den Patienten zur Sicherheit der Klinik zur *Abklärung* zu.
- Während der drei Tage Klinikaufenthalt ergeben alle Untersuchungen und Tests *keinen pathologischen Befund*.
- Die *Ärzte entwarnen* und versuchen, den Patienten zu beruhigen (»Zum Glück haben die Abklärungen nichts Pathologisches ergeben!«). Statt beruhigt oder gar erfreut zu sein, ist Herr S. vielmehr verunsichert, da er sein Leid als real erlebt, sodass es ihm unverständlich ist, dass kein Grund dafür gefunden wird. Seine Irritation teilt sich auch an seine Familie mit, die mit Ratlosigkeit reagiert.
- Ein *erneutes Aufflammen der Schmerzen*, nun aber mehr im Thoraxbereich, bestätigt den Eindruck des Patienten und der Angehörigen, dass im Spital nicht genügend Sorgfalt angewendet wurde.

- Herr S. sucht *einen andern Arzt* auf. Auch dessen Abklärungen ergeben keine eindeutigen biomedizinischen Befunde, vielmehr ist nun von »Stress« als Ursache die Rede, was Herrn S. weiter verunsichert. Es schleicht sich ihm das Gefühl ein, nicht ernst genommen zu werden. Als er dies seinen Angehörigen erzählt, sind sie empört und raten, nun einen »wirklichen Experten« aufzusuchen.
- Herr S. nimmt den Rat einer Arbeitskollegin an, zu einem »Heiler« zu gehen, der in vertrackten Fällen »erwiesenermaßen« Erfolge hat, besonders wenn die Schulmedizin versagt. Infolgedessen absolviert er zum Stressabbau eine Wärmebehandlung mit rund 50 °C warmen Lavasteinen, danach eine Edelsteintherapie, eine Schwitzkur in Form von warmen Bädern und Wickeln und schließlich eine Entschlackungstherapie mit chinesischem Teepilz. *Alle »alternativen« Heilungsversuche verlaufen im Sand.*
- Die Angehörigen drängen nun auf einen *namhaften Spezialisten*. Da auch dieser aufgrund der bisher durchgeführten medizinischen Untersuchungen keinen hinreichenden Anlass für weitere Abklärungen sieht, wenden sich Herr S. und seine Angehörigen enttäuscht und resigniert ein zweites Mal von der Medizin ab.
- Bei der nächsten Episode von ziehenden und dumpf klopfenden Irritationen im Rücken, die Herrn S. den Schlaf rauben, drängen die Angehörigen nun auf eine »seriöse« Abklärung in einer *Spezialklinik*. Indessen ergeben auch hier die aufwendigen Abklärungen keinen neuen Befund. Dafür erhält Herr S. die Adresse eines Psychotherapeuten. Statt diesen sucht er einen neuen Arzt auf, ohne ihn in die vorgängige Geschichte einzuweihen (um eine unvoreingenommene Beurteilung zu erreichen).
- *Der Kreislauf innerhalb und außerhalb der Schulmedizin setzt sich fort.* Konstant bleiben hohe Kosten, fehlende Befunde, allseitige Frustrationen und die zunehmende Chronifizierung der Beschwerden.

Von einem systemtherapeutischen Standpunkt aus erachten wir folgende Eckpunkte einer therapeutischen Strategie als wichtig:

- *Zumuten einer »heilsamen Enttäuschung«*: Es wird davon ausgegangen, dass Herr S. vom Therapeuten erwartet, dass er ihm (endlich) die ersehnte Lösung des Problems liefert. Neben einer feinfühligen Akzeptanz und Beziehungsaufnahme ist es deshalb wichtig, dass der Therapeut klar Stellung zur Unmöglichkeit dieser Erwartung bezieht. Da dies mit einer Enttäuschung einhergeht, muss dem Patienten eine Alternative angeboten werden, z. B.: »Leider bin ich außerstande, Ihnen die Schmerzen zu nehmen, und ich bedauere es, Ihnen diese Enttäuschung zumuten zu müssen. Allerdings zeigt die Erfahrung, dass es andere Wege der Symptomverbesserung gibt in dem Sinn, dass Menschen lernen können, den Schmerz unter Kontrolle zu bringen. Das kann auch neurobiologisch untermauert werden. Das würde aber bedeuten, dass Sie meine Hilflosigkeit in Bezug auf den Schmerz *an sich* akzeptieren. Eine weitere Voraussetzung für dieses Vorgehen wäre es, dass Ihre Ehefrau einbezogen werden könnte, da es für mich unabdingbar wäre, die Schmerzsituation in jedem Detail und aus unterschiedlichen Perspektiven kennenzulernen. Die Erfahrung zeigt, dass diese Strategie erfolgreich sein kann. Allerdings ist sie aufwendig, und ich würde auch verstehen, wenn sie Ihnen *zu* aufwendig erscheinen sollte.«

- *Der Einbezug der nahen Bezugspersonen:* In vielen Fällen findet sich bei der »somatisch fixierten Interaktion« eine Ko-Abhängigkeit im Umfeld. Im Falle von Herrn S. (vgl. Protokoll unten) scheint die Ehefrau die Zusammenhänge bereits erfasst zu haben, ist aber nicht in der Lage, danach zu handeln.
- *Arbeiten mit Teilen:* Auch der somatisch fixierte Patient ist »nicht nur krank«, sondern verfügt über Lebenskompetenzen, die er etwa in der Ehe, im Beruf oder mit den Kindern einsetzen kann. Diese »gesunden« Teile werden internalisiert (»Ich höre von Ihrer Ehefrau, dass Sie eine Begabung haben, mit den Kindern lustige Spiele zu spielen«). Demgegenüber werden die »kranken« Teile externalisiert (»Wenn dieser lästige Herr Schmerz zur Türe hereinkäme, wem würde ich da begegnen? Wäre es jemand Mächtiges, Schmächtiges? Dunkles, Helles? Hartes, Weiches? Freundliches, Bedrohliches? Wenn ich mit Herrn Schmerz Kontakt aufnehmen sollte, was raten Sie mir, wie kann man ihn zur Kooperation gewinnen?«).
- *Pflege der gesunden Teile:* Von einer salutogenetischen Position aus geht es darum, die Gesundheit durch ein »hohes Ausmaß

an Stressoren bei gleichzeitigem hohen Ausmaß an sozialer Unterstützung« (Antonovsky 1997, S. 26) zu fördern. Es kann also nicht darum gehen, Herrn S. zu schonen (dafür hat schon das Umfeld gesorgt), sondern gesunde Bereiche zu definieren, wo Herausforderungen erwünscht und zumutbar sind. Konkret werden im Paargespräch Bereiche im Alltagsleben betont, die »ohne den Herrn Schmerz« stattfinden und die Anlass zu positiven und negativen Gefühlen geben. Es wird darauf hingearbeitet, Erfahrungen von positiven Gefühlen zu mehren und Erfahrungen von negativen Gefühlen durch Lösung der damit verbundenen (und verdrängten) Konflikte zu mindern. Das Vorgehen geht von der Annahme aus, dass sich mit einer Verbesserung der Affektregulierung beim Patienten das Symptom verbessert, wofür es überzeugende empirische Belege gibt (Rufer u. Grabe 2009).

- *Erarbeiten von Erklärungs- und Veränderungsmodellen, die den »Schmerzzustand« in den Hintergrund und emotionale (Beziehungs-)Prozesse in den Vordergrund stellen:* Betrachtete man die Wirklichkeitskonstrukte von Herrn S. näher, so fiel auf, dass er sein Schmerzerleben als einen »Zustand« beschrieb, der alles überflügelte und dem er sich vollkommen ausgeliefert fühlte (externe Attribuierung der Ursachen des Schmerzes mit konsekutivem Abhängigkeits- und Ohnmachtserleben). Geht man davon aus, dass die krankhafte Fixierung des Patienten auf den Schmerz gewissermaßen die »sichtbare« Kehrseite einer rigorosen Vermeidung von unterschiedlichen und als zu schmerzlich empfundenen Gefühlen (Angst, Scham, Schuld etc.) bedeutet, so sind Veränderungsmodelle gefragt, die dem Patienten eine korrektive positive Erfahrung mit eben diesen Gefühlen erlauben. Statt mit dem Patienten über diese Gefühle zu reden, bietet die Systemik die Möglichkeit, mit ihm über den Einbezug der Ehefrau in die Therapie zu reden. Dies in der Annahme, dass sich zwischen den Ehepartnern eine Koabhängigkeit entwickelt hat, deren sukzessive (Auf-)Lösung viel eher heilsame Emotionen mobilisiert als jedes noch so lange Gespräch zwischen Patient und Fachperson. Dabei geht es nicht in erster Linie um »Paartherapie«, sondern um das *systemtherapeutische Herstellen eines Kontextes, der es dem Patienten erlaubt, sich bei hohem Ausmaß an professioneller Unterstützung den bisher vermiedenen Gefühlen auszusetzen und gleichzeitig zu erleben, dass er selbst Architekt dieser (positiven) Erfahrung ist* (interne Attribuierung). Es muss indes berücksichtigt werden, dass die krank machende Vermeidung aufseiten des Patienten aufseiten seiner engsten Bezugspersonen eine Entsprechung hat, oft in Form eines »fixierten« Schonverhaltens. Mitunter sind den Menschen die Zusammenhänge im Problemsystem (teilweise) bewusst, wie es der folgende Ausschnitt aus dem (Einzel-)Gespräch mit Frau S. zeigt.

Fallbeispiel 5: Eine Form der Koabhängigkeit
THERAPEUT: Darf ich Sie fragen, Frau S., wie beurteilen Sie die Situation Ihres Ehemannes?
FRAU S. (Räuspern, Husten): Also, es ist sehr schwer für mich ... also ... ich habe den Eindruck ... oder wie soll ich beginnen [Pause] ... vielleicht tue ich ihm Unrecht, ich habe den Eindruck, manchmal tue ich ihm Unrecht. Doch ich glaube einfach, er ist an einem Punkt angelangt, wo ihn alles aufregt ... also egal, was es ist. Die kleinsten Kleinigkeiten, sie jagen ihn gleich auf hundert, und das probiert er dann zu unterdrücken, und das äußert sich dann in den Schmerzen, wahrscheinlich. Und ich weiß nicht so recht, was ich mit diesen Schmerzen anfangen soll. Weil, er übt dann so eine Art Druck auf mich aus. Er sagt, ich müsse ihm helfen. Ich müsse ihm den Schmerz nehmen. Und das kann ich natürlich nicht, oder? Also, das ist nicht so einfach für mich. Für mich ist es auch sehr schwierig, wenn er ... also, wenn er diese Erwartungshaltung hat, mir gegenüber. Weil, eh ... [nachdenkliche Pause] ... ich denke dann, gut, komm mal von oben herunter, und vergiss diese Schmerzen. Aber ... ich weiß dann auch nicht, ich kann ihm ja auch nicht nachfühlen, in welcher Art es ihm wehtut. Weil, ich habe auch versucht, es ihm zu erklären. Jeder empfindet ja den Schmerz anders. Derselbe Schmerz ist ja für den einen so, für den anderen anders. Für den einen ... also ... ist es eine Nebensache ... wahrscheinlich kommt es auch darauf an, wie sehr man sich darauf einlässt, oder?
THERAPEUT: Sicher, ja. Da gibt es auch Befunde dazu.
FRAU S.: Weil, ich habe den Eindruck, er lässt sich sehr stark darauf ein. Also, er lässt sich beherrschen von diesen Schmerzen, denke ich. Und irgendwo ist das vermutlich eine Flucht ... eine Flucht aus etwas hinaus, denke ich [lange Pause].
THERAPEUT: Hm. Interessant.
FRAU S.: Und eben, das führt dann auch zu Spannungen zwischen uns. Weil, ich versuche dann, mich möglichst nicht aufzuregen. Aber ich spüre dann auch, dass ich eben doch sehr gespannt bin und dass ich es ihm am liebsten gleich sagen würde ... und mache es dann aber nicht. Weil

ich einfach das Gefühl habe, es bringt nichts, im Gegenteil, es belastet ihn nur noch mehr. Wobei das andere ihn auch belastet ... eben, es ist dann schon schwierig, da irgendwie herauszufinden, und wenn man da nicht so richtig weiß, woran man ist.

THERAPEUT: Ja, das muss schwierig sein ... Ich bin Ihnen sehr dankbar für Ihre Offenheit, und ich weiß sie zu schätzen. Und ich weiß auch, dass es Ihnen wichtig ist, die Leidenssituation Ihres Ehemannes zu würdigen, zu respektieren. Auch finde ich es richtig, wenn Sie sich selbst dabei nicht ganz vergessen und sich fragen, wie das Ganze denn auf Sie selbst zurückwirkt. Hier geht es ja um die Frage, wie kann man Ihrem Ehemann helfen, und nicht darum, irgendetwas zu bewerten oder zu kritisieren.

FRAU S.: Ja, eben.

THERAPEUT: Ja, das beeindruckt mich, wie offen Sie versuchen, objektiv zu sein und eine Erklärung für die Situation zu finden. Ich bin Ihnen sehr dankbar dafür. Es muss für Sie als Lebenspartnerin eine enorme Belastung sein. Sie haben das Dilemma eindrücklich beschrieben. Auf der einen Seite möchte man Ihrem Ehemann nicht Unrecht tun, weil, einfach so spaßeshalber steigert sich ja niemand in so etwas hinein ...

FRAU S.: Ja schon nicht ...

THERAPEUT: Auf der andern Seite ... [Frau S. rutscht auf dem Stuhl hin und her] ... Ja?

FRAU S.: Also, ich habe das Gefühl, manchmal ... also, das Gefühl, er pflege seine Schmerzen so richtig, ich weiß es ja nicht, aber ... also, dass er sich irgendwas nicht stellen will. Dass er sich in das hinein-, in die Schmerzen flüchtet. Und da denke ich, tue ich ihm sehr Unrecht. Ich meine, das ist ja sehr verletzend, wenn ich ihm das sage. Das trifft ihn dann sehr stark, und es tut ihm weh. Handkehrum ist es dann auch wieder schwierig, ihm zu vermitteln, dass es nicht richtig ist, wenn er dann die Kinder anschnauzt, aus irgendeinem Grund. Wie soll ich das sagen, irgendeine Kleinigkeit, wo er sie dann anfährt, in einer Weise, die einfach übertrieben ist. Da muss ich dann die Kinder in Schutz nehmen. Aber das ist dann auch wieder nicht gut ... [Pause].

THERAPEUT: Sie beschreiben so eine Art Dilemma. Verstehe ich das richtig?

FRAU S.: Es ist einfach sehr schwierig. Weil, als ich geheiratet habe, da habe ich das nicht gemacht, um mich dann wieder zu trennen. Sondern um es durchzuziehen, von Anfang bis zum Schluss. Es auch zu machen ... Also ... [lange Pause].

THERAPEUT: Darf ich fragen, Frau S., Ihr Ehemann hat ja viele Leute um sich, Ärzte, Heiler, Therapeuten ... Und eigentlich Sie? Wie geht es denn eigentlich Ihnen dabei?

FRAU S. (beginnt zu weinen): ... Also, ich habe mich *selbst* ... oder? [Nimmt die Brille in die eine Hand und wischt sich mit der anderen die Tränen aus den Augen; lange Pause].

THERAPEUT: Bin ich zu direkt?

FRAU S.: Nein, weil, es muss ja gesagt sein ... sonst bringt's ja auch nichts.
THERAPEUT: Wie lange halten Sie das noch aus, ich meine, dieses Dilemma?
FRAU S.: Ja, ich halt das schon aus, weil, ich bin irgendwie gläubig ... und ich habe ein Ja zur Ehe gesagt, ein Ja in Freud und Leid ... Das ist nicht das Problem. Es ginge mir viel besser, wenn es meinem Mann besser ginge. Ich selbst komme damit schon zurecht. Ich denke, ich bin eine starke Frau. Ich halte einiges aus, das war ja auch meine Kindheit, ich meine, ich musste mich die ganze Zeit meinem Vater gegenüber durchsetzen, da habe ich auch nicht aufgegeben. Und ich merke, wie ich ein Verhaltensmuster anwende, das mich bei meinem Vater gestört hat ... und ich weiß nicht, wie ich da rauskomme.
THERAPEUT: Sie meinen, Ihr Ehemann braucht eine starke Frau an seiner Seite?
FRAU S.: Er war immer von starken Frauen umringt. Auch seine Mutter war so.
THERAPEUT: Sie wollen sagen, er braucht jemand an der Seite, der diese Schmerzen akzeptiert?
FRAU S.: Ja, aber nicht nur akzeptiert. Oder doch? Weil ... Manchmal tut er mir leid, wenn ich sehe, dass er an seinen Schmerzen hängt, wenn er so gebeugt am Tisch sitzt und seufzt ... dann wiederum nervt es mich. Aber dann habe ich vor allem auch ein schlechtes Gewissen, vor allem dann, nachdem ich ihn angefahren habe, wenn es mir herausgerutscht ist und wenn ich ihm so Dinge an den Kopf geworfen habe, wie: »Aha, pflegst du wieder deinen Schmerz!« Dann schaut er mich so an ... wie ein geschlagener Hund, und dann weiß ich, dass ich genau gleich handle wie mein Vater, der mich immer kleingemacht hat, wenn wir Streit hatten oder wenn ich meine Mutter verteidigt habe.
THERAPEUT: Aha, da erkennen Sie alte Muster?
FRAU S.: Ja, und ich schäme mich dafür, vor allem vor den Kindern ... Dass ich nichts gelernt habe, seit meinem Vater ...
THERAPEUT: ... Gesetzt den Fall, Sie würden sich genauso verhalten, wie Sie es sich in den kühnsten Träumen wünschten, was wäre dann anders, ganz praktisch, ganz konkret? Woran würden Sie das erkennen, dass Sie sich definitiv von den Verhaltensmustern Ihres Vaters gelöst haben?
FRAU S.: Das ist eben das Schwierige. Ich weiß es ja selbst nicht. Weil, wenn ich meinem Mann sage, er pflege seinen Schmerz, dann geht es ihm noch schlechter, und ich habe ein schlechtes Gewissen. Auch vor den Kindern.

Therapieempfehlungen

Es wäre vergeblich (und auch unethisch), die Ehefrau zu ermutigen, dass sie den Kampf »gegen den Schmerz« aufnimmt (zum Ehemann: »Du pflegst diesen Schmerz! Du musst lernen, dass es noch andere

Dinge im Leben gibt, zum Beispiel deine Ehefrau, die bei alldem zu kurz kommt ...!«). Abgesehen davon, dass bereits die Ärzte erfolglos versucht haben, Herrn S. von seiner Gesundheit zu überzeugen, würden unter dem zusätzlichen Ehestress die Schmerzen vermutlich zunehmen. Sie würden der Ehefrau beweisen, dass sie falsch liegt. Umso mehr würden sich Resignation und Hoffnungslosigkeit ausbreiten.

Vor dem Hintergrund der oben bereits erwähnten Aspekte einer Lösungsstrategie eignet sich folgendes Vorgehen:

- Therapie im *Kontext des Mehrpersonensettings*, was nicht Einzelsitzungen mit je einem Partner ausschließt.
- *Würdigung des Status quo* als (Überlebens-)Leistung: Die allseitige Hilflosigkeit gegenüber dem Schmerz wird umgedeutet als ein »Standhalten«.
- Patient wird als Experte seiner selbst erklärt: »Ohne eine intensive Zusammenarbeit sehe ich keine Möglichkeit einer Veränderung. Zudem benötige ich Ihre Unterstützung, da Sie selbst am besten wissen, was Ihnen hilft und was nicht.«
- *Heilsame Enttäuschung der unrealistischen Erwartungen:* »Ich bin nicht in der Lage, als 15. Therapeut das Problem zu lösen, aber offensichtlich gibt es ein Problem, und ich kann mich bemühen, es besser zu verstehen.«
- Eine *realistische Zeitperspektive einführen* (mindestens Therapie während eines Jahres).
- *Exploration der »schmerzfreien Zonen«* (Fragen nach Ausnahmen). Diese werden als die »gesunden« Bereiche definiert.
- Der *Schmerz wird externalisiert* als »funktionelle Krankheit«: »Man kann das vergleichen mit der Funktionsstörung von Büroabläufen. Wenn sich dabei die Menschen in die Quere kommen, etwa wenn Mobbing geschieht, dann sind die Abläufe gestört, obwohl ja niemand ›krank‹ ist. Bei ›funktionellen Störungen‹ muss man davon ausgehen, dass innere Abläufe gestört sind, und man kann die volle Gesundheit herstellen, wenn diese Störungen behoben werden.«
- *Von einem Zustands- zu einem Prozessmodell:* »Die Funktion des Schmerzes ist ein Warnsystem und an sich etwas Überlebenswichtiges. Offenbar ist bei Ihnen dieses Alarmsystem ›aus der Eichung‹ geraten. Das ist wie bei der Feuerwehr. Wenn die Glocke zu leise oder zu laut eingestellt ist, so beschäftigt sich

die Feuerwehr nur noch mit der Glocke statt mit Bränden. Es ist also kein Wunder, wenn Sie sich auf diesen Schmerz konzentrieren, ein Faktum, das auch anderen Menschen kaum entgeht. Das heißt aber auch, dass Ihnen das niemand vorwerfen sollte, denn Sie tun ja das einzig Richtige, wenn Sie sich ›mit der Glocke beschäftigen‹. Daraus folgt, dass wir uns nach Möglichkeiten zur Neueichung (Rekalibrierung) der Glocke umsehen sollten. Im konkreten Leben heißt das in der Regel, dass man ›schmerzliche‹ Situationen aufsucht und den Auslöser mit dem Erleben vergleicht. Die meisten Patienten greifen dabei zum Naheliegenden, indem sie dazu zwischenmenschliche Konfliktsituationen als ›Schmerzauslöser‹ verwenden. Gibt es in Ihrer Beziehung solche an sich ganz normale Auslöser, oder leben Sie absolut konfliktfrei?« Den Bereich der »normalen zwischenmenschlichen Konflikte« als »gesunden Bereich« definieren.

- Auch noch so kleine Schritte in die Richtung einer verbesserten Konflikt- und Fehlerfreundlichkeit im Paar unterstützen und verstärken.
- *Psychologische Deutungen des Symptoms als Verarbeitung der Vergangenheit vermeiden,* z. B. den Schmerz nicht als ein »Überbleibsel« einer traumatischen Kindheit deuten. Die Würdigung schlimmer Erfahrungen und eine Verstehensvermittlung sollten auf andere Weise geschehen, ansonsten wird »Homöostasis« in Bezug auf die Funktion des Schmerzes riskiert.

Diese »Strategieempfehlungen« dürfen nicht als ein »Programm« missverstanden werden, das es nun abzuspulen gilt. Im Vordergrund stehen immer die verletzten und aktuellen Bedürfnisse einer Klientin oder eines Klienten. Hingegen dienen sie als Anhaltspunkte aus einer Außenperspektive für die gemeinsame Routenplanung für die Therapie. Selbstredend führen viele Wege nach Rom, und es geht vor allem darum, jene ausfindig zu machen, die unter keinen Umständen zum Ziel führen – das sind die Fallen.

Bald wollten Herr und Frau S. die angestauten und latenten Beziehungskonflikte nicht mehr »wegen des Schmerzes« zurückhalten. Die Öffnung ging so weit, dass sich nach einem Jahr Frau S. von ihrem Partner trennen wollte. Dies bedeutete für Herrn S. eine völlig neue

Dimension von »Schmerzen«, der er sich allerdings – unterstützt in der Therapie – nicht mehr ausgeliefert fühlte. Er bot seiner Frau stattdessen an, für ein halbes Jahr von zu Hause auszuziehen und die Wohnung eines Arbeitskollegen zu beziehen, der im Ausland weilte.

Im Rahmen mehrerer Therapiesitzungen wurden die Rechte und Pflichten beider Partner in Bezug auf eine »therapeutische« Trennung ausgehandelt, wobei es kein Thema gab, das ausgeklammert wurde. Die elterlichen Belange kamen genauso zur Sprache wie die Frage der Finanzen, die Frage, wie die Angehörigen informiert werden sollen und Fragen der ehelichen Treue. Besonders großen Wert legten beide Ehepartner auf die Themen, welche die heranwachsenden Kinder betrafen. Sie wurden mehrmals in Sitzungen einbezogen. Als Eltern fanden sie Lösungen, bei denen sie sich in »gemeinsamen Werten« erneut zu begegnen schienen.

Die Realisierung der Trennung trug zu einer Entspannung bei. Herr S. beendete schließlich nach fast zwei Jahren die Therapie mit folgender Begründung: »Die Schmerzen haben eigentlich nie wirklich nachgelassen. Aber ich habe gelernt, dass ich sie nicht mehr so schnell zeige.«

THERAPEUT: Fühlen Sie sich damit nicht ungerecht behandelt, in dem Sinn, dass Sie sich nun zusammenreißen müssen, um die anderen weniger zu belasten? Das kann es doch nicht sein!
HERR S.: Nein, ich glaube nicht, es ist vielleicht mehr so, dass ich den Schmerzen heute ein bisschen weniger Aufmerksamkeit schenke. Das macht auch mich irgendwie freier.

Fallbeispiel 6: Spiel ohne Ende – Nick und seine Mutter
Die dritte Form von inadäquaten oder unzureichenden Lösungen – *plus ça change, plus ça reste la même chose* – soll folgendes Beispiel verdeutlichen.

Ein Psychologe, zuständig für die psychologische Beratung in einem Heim für lernbehinderte Jugendliche, beklagte sich in der Supervision über das »eigensinnige und überengagierte« Verhalten einer Mutter. Nachdem ihr 19-jähriger Sohn Nick zu Hause mit seiner Unselbstständigkeit immer mehr regrediert war (zum Beispiel weigerte er sich, am Morgen aufzustehen, hatte keine Lust auf Körperpflege oder ließ sich über entsprechende Foren im Internet auf Beziehungen zu dubiosen Männern ein), wurde er ins Heim aufgenommen. Nun lebte Nick schon eine Weile hier, und man war sich unter den Betreuern einig, dass mehr Selbstständigkeit am Platz war, etwa dass Nick selbstständiger mit öffentlichen Verkehrsmitteln umzugehen lernte. Nach einer Phase des begleiteten Einübens und bei sorgfältiger Prüfung der Zumutbarkeit weiterer Schritte in die Selbstständigkeit wurde er schließlich alleine auf den Weg in die geschützte Werkstätte geschickt. Indes wurden die pädagogischen Anstrengungen von der Mutter durchkreuzt, indem sie bereits am Morgen des ersten Tags ihren Sohn vor dem Heim mit dem Auto abfing, um ihn »ganz sicher« ans Ziel zu bringen. Im Rahmen einer gemeinsamen Sitzung mit Mutter und Sohn versuchte der Psychologe nicht ohne Wohlwollen, die Dinge zu klären und die Mutter von der Notwendigkeit praktischer Lernschritte zu überzeugen, mit dem Ergebnis, dass Nick daraufhin zur Mutter heimkehrte. Eine gewisse Konsternation aufseiten der Fachleute ließ nicht auf sich warten, und man überlegte sich nächste Schritte in Form einer Gefährdungsmeldung an die Vormundschaftsbehörde. Die an sich legitimen Bemühungen, bei Nick das Autonomieverhaltenssystem zu stärken und die Mutter von der Richtigkeit dieser Zielsetzung zu überzeugen, waren gescheitert. Stattdessen kippte das »Mutter-Sohn-System« zurück in seinen regressiven Anfangszustand.

In Begriffen der Theorie menschlichen Wandels unterlief dem Psychologen in diesem Fall insofern ein Abstraktionsfehler, als er davon ausging, dass die Mutter die strukturelle Veränderung bei Nick in Richtung »mehr Autonomie« selbstredend mittrage, was sich hinterher als eine Fehlannahme herausstellte.

Eine Veränderung erster Ordnung erfolgt als eine Antwort auf eine Abweichung von einem bestimmten Soll-Wert – der Soll-Wert selbst bleibt dabei unverändert. Im System Mutter/Nick kann der Soll-Wert in der Kooperation mit der Mutter gesehen werden (Soll-Regel: »Ohne die Mutter läuft nichts!«).

Lösungen erster Ordnung verraten sich durch ein »Mehr desselben«; gibt beispielsweise ein Schwerhöriger zu verstehen, dass er mich nicht versteht, dann rede ich einfach lauter und lauter, ich mache mehr vom Gleichen, bis er mir bestätigt, dass er die Botschaft verstanden hat (allerdings kann es auch Komplikationen geben: Als in einem Pflegeheim ein »Schwerhöriger« gefragt wurde, weshalb er sich Watte in die Ohren stopfe, wo er doch ohnehin schon schlecht höre, antwortete er: »Weil mich die Schwester immer anschreit«).

Eine Lösung zweiter Ordnung führt aus bisherigen Denk- und Handlungsweisen hinaus, sie sprengt den Rahmen. Daher lautete die supervisorische Empfehlung an den Psychologen:

THERAPEUT: Laden Sie die Mutter zu einem Einzelgespräch ein und bitten Sie sie um Entschuldigung dafür, dass es bisher unterlassen wurde, sie in Entscheidungen einzubeziehen. Bitten Sie sie um Rat in Bezug auf das weitere Vorgehen. Sie wird Ihnen als Expertin für die anstehenden Veränderungen bei ihrem Sohn Hilfe leisten; denn sie kann am besten beurteilen, welcher nächste Schritt ansteht. Dieser Schritt betrifft nicht nur den Sohn und auch nicht nur die Mutter, sondern alle gemeinsam, er betrifft auch Sie selbst.

Handlungswissen – Faktenwissen

Therapeutisches Handeln im Mehrpersonensetting aktiviert »prozedurales« (= Handlungs-)Wissen, das heißt, diese Art der Therapie hat viel mehr etwas zu tun mit Schuhebinden, Autofahren, Bügeln oder mit Auf-einen-Baum-Klettern als mit einer Theorie über Tatsachen (Faktenwissen). Die Dynamik einer Live-Sitzung fordert der Fachperson die Fähigkeit ab, *Prozesse* (= aufeinander einwirkende Vorgänge über die Zeit) zu erkennen und hilfreich zu begleiten. Demgegenüber orientiert sich theoretisches Wissen an den »Zuständen« eines Systems, etwa wenn Einträge in die Krankengeschichte diktiert werden (sie »verflüssigen« sich rasch wieder zu einem »Prozess«, sobald ein Patient die Herausgabe der Akten verlangt).

Damit man einem (Therapie-)Ziel näher kommt und einen geeigneten Weg dahin findet, muss beides bestimmt sein, das Ziel selbst wie der Ausgangspunkt. Was das *Ziel* betrifft, so sind allgemeingültige, »normative« Zielvorstellungen – z. B. die »autonome Persönlichkeit« oder die *fully-functioning person* – von subjektiven Bedürfnissen der Einzelperson zu unterscheiden. Erstere beruhen auf den Grundkonzepten und dem Menschenbild einer Therapierichtung (Cierpka et al. 1999). Die subjektiven Ziele der Hilfesuchenden können sich im Verlauf der Therapie verändern.

Ungeachtet dessen unterscheiden sich Therapieschulen vor allem darin, wie sie den *Ausgangspunkt* einer Therapie definieren. So macht es einen Unterschied, ob das Alkoholproblem eines Chefbeamten als das Problem eines Individuums betrachtet wird und infolgedessen eine personenzentrierte Therapie in Gang gesetzt wird oder ob es als Teil eines sich selbst regulierenden (Problem-)Systems aufgefasst wird. In diesem Fall ist eher eine beziehungszentrierte Optik dienlich, die es auch erlaubt, Ko-Abhängigkeiten zu entdecken (und mit zu beeinflussen).

Muster (der Abhängigkeit) zwischen Menschen können »stärker« sein als die Menschen selbst. Die beziehungsfokussierte Therapie berücksichtigt diesen Umstand, indem sie auf eine Unterbrechung und Veränderung der Muster auf Beziehungsebene abzielt. Dies gelingt besser, wenn eine Problembeschreibung von Anfang an darauf eingestellt ist. Leider sehen wir aber nicht selten die Situation, dass eine Fachperson über längere Zeit eine individuumzentrierte Therapie verfolgt und den Fall schließlich in die Supervision bringt, weil »der Prozess stecken bleibt«. Systemische Therapie ist indessen nicht einfach die Option, die man noch berücksichtigen könnte, falls alle andern Stricke reißen.

Sinnlich-korrektive Erfahrungen im Lebenskontext

Die Frage, ob psychische Störungen eher genetische oder Umweltfaktoren zur Ursache haben, ist lange Zeit ein Dreh- und Angelpunkt der Psychiatrie gewesen. Unterdessen hat sich bei den meisten Krankheitsbildern unter dem Druck der Fakten die Idee einer multifaktoriellen Bedingtheit durchgesetzt (*sowohl* genetische *wie auch* Umweltfaktoren).

Eine andere Grundsatzfrage betrifft die Ursache-Wirkungs-Betrachtung. Wird eine depressive Störung einseitig durch eine lineare »Einbahn«-Ursache ausgelöst (z. B. neurohormonale Ursache)? Diese Einbahnsicht lässt

> »an einen großen Trichter denken: Bei der Erkundung und Behandlung der psychosomatischen Krankheiten gelten viele Faktoren als signifikant, aber letzten Endes treffen sie alle im Individuum zusammen, der vermeintlichen passiven Zielscheibe ihres Wirkens« (Minuchin et al. 1981, S. 26).

Oder verhält es sich vielmehr so, dass die Depression das Ergebnis einer *Zirkularität* zwischen »Ursache« und »Wirkung« darstellt? »Zirkularität« will heißen, dass die unterschiedlichen Einflussfaktoren sowie das Individuum einander wechselseitig bedingen, sodass das, was als Ursachen oder als Wirkungen gilt, nicht »in der Natur« des Geschehens abzulesen ist, sondern als ein »hineingedeuteter« Standpunkt (Interpunktion) verstanden werden muss. Das betrifft die alte Streitfrage,

»ob die Kommunikationsformen einer bestimmten Familie pathologisch sind, weil ein Familienmitglied psychotisch ist, oder ob dieses Individuum psychotisch ist, weil die Kommunikationen pathologisch sind« (Watzlawick et al. 1980, S. 48).

Die Frage ist zum heutigen Zeitpunkt nicht in jedem Einzelfall zu beantworten. Im einen Fall – etwa wenn ein Kind einen Hirntumor erleiden muss – ist der Ausgangspunkt der elterlichen Sorge bzw. die Richtung des Ursache-Wirkungs-Pfeils unbestreitbar. Im anderen Fall, etwa bei katastrophalem Untergewicht einer magersüchtigen Patientin, sind die Verhältnisse weniger eindeutig. Ist der traktierte Körper die Ursache der elterlichen Sorge, oder verhält es sich umgekehrt, unterhält die Aufmerksamkeit im Umfeld das Hungerregime? In der Praxis finden sich Hinweise für beide Annahmen. Dazu zwei authentische Zitate. Patientin 1: »Ich verstehe die Sorgen meiner Eltern. Auch ich möchte endlich normal leben können, so wie die anderen Mädchen. Aber es geht einfach nicht. Die Angst davor, dass alles aus dem Ruder läuft, wenn ich essen würde, ist schlimmer als alles andere.« Patientin 2: »Als ich gesehen habe, dass sich meine Eltern überhaupt keine Sorgen machen, habe ich halt einfach drei weitere Kilos abgenommen. Dann haben sie reagiert.«

Die Familientherapiebewegung im vergangenen Halbjahrhundert stellte das lineare Einbahnmodell zunehmend infrage. Sie rückte stattdessen das »Kreis«-Modell der kybernetischen Kreisläufe ins Zentrum der Betrachtung. Es eröffnete eine neue Sicht auf alte Rätsel und ließ dadurch die Familientherapie erblühen.

Auch neurobiologische Befunde bekräftigen die Wichtigkeit der Gestaltung bedeutsamer Lebensumstände für die seelische Gesundung:

> »Neuronale Strukturen und Prozesse werden in einem Ausmaß, das bis vor Kurzem niemand anzunehmen wagte, von Lebenserfahrungen bestimmt. Negative Lebenserfahrungen können ein Gehirn so verändern, dass es psychische Störungen produziert. Jede psychische Störung hat ihre spezifischen neuronalen Korrelate. Wenn Lebenserfahrungen ein Hirn krank machen können, dann liegt die Annahme sehr nahe, dass man es mit der Herbeiführung ganz bestimmter Erfahrungen auch wieder gesünder machen kann. Psychotherapeuten können als Spezialisten für die gezielte Herbeiführung von Lebenserfahrungen zu therapeutischen Zwecken angesehen werden« (K. Grawe, Vorwort zu Schiepek 2003, S. 5).

Die unablässigen Mikrointeraktionen in nahen Beziehungen – der vertraute Blick, die Berührung am Arm, das tadelnde Stirnrunzeln, das achtlose Vorbeilaufen, die kurze Umarmung, der laute Streit oder die angedeutete Geste der Zärtlichkeit – regulieren nicht nur Nähe und Distanz sowie den emotionalen Subtext einer spezifischen Beziehung, sondern entfalten ihre regulativen Einflüsse bis auf die biologische Ebene:

> »Wir werden letztlich vielleicht erkennen, dass soziale Interventionen therapeutische Effekte hervorrufen können, vermittelt über ein weites Spektrum an Veränderungen bis hin zu strukturellen Modifikationen auf der Ebene der DNA. Und dies kann in der Tat bei einer großen Anzahl von Erkrankungen von Bedeutung sein« (M. Meany, siehe Hellhammer 2005, S. 112).

Intime (familiäre) Beziehungssysteme zeichnen sich durch ihre Beständigkeit, einen relativ hohen Grad an emotionaler Nähe, Verpflichtung und Involviertheit, durch Privatheit und Vertrautheit aus (Schneewind 1999). Sie unterscheiden sich trivialerweise von formalen Beziehungen. In einem nächsten Kapitel gehen wir näher auf Bindungsphänomene ein.

Bindung und Zirkularität

> »Qu'est-ce que signifie apprivoiser?
> C'est une chose trop oubliée, dit le renard. Ca signifie créer des liens.«
> Antoine de Saint-Exupéry, Le Petit Prince

Konzepte der Bindungstheorie

Ihre klinische Relevanz findet die Bindungstheorie unter anderem darin, dass ein sicherer Bindungsstil einen Schutzfaktor bedeutet, der mit seelischer Gesundheit korreliert, und umgekehrt, dass unsichere Bindungsqualitäten als Risikofaktoren psychische (Entwicklungs-) Störungen voraussagen.

Mit *Attachment and loss. Vol. I: Attachment* (1969) hat der britische Psychoanalytiker und Kinderpsychiater Edward John Mostyn Bowlby (1907–1990) den Grundstein zur Bindungstheorie – Attachment – gelegt (gleichzeitig fand 1969 die erste bemannte Mondlandung durch Apollo 11 statt). Das Buch wurde in die Liste der 100 Meisterwerke der Psychotherapie aufgenommen (Pritz 2008).

Dass Kinder bereits in den ersten Lebensjahren bei einer Trennung von ihren Eltern oder bei deren Verlust durch Tod, Krankheit oder auch bei einer Aufnahme in ein Spital mit Verzweiflung, Protest, Klammern, Weinen oder aber mit »Versteinerung« und »Wegschauen« reagieren, war keine neue Beobachtung. Neu hat Bowlby aber daraus ein umfassendes Konzept von Trennungs- bzw. Krisenbewältigungsphasen entwickelt. Sein Attachment-Konzept vereint Ideen und Vorstellungen aus der Evolutionstheorie, Psychoanalyse, Systemtheorie und Ethologie (vergleichende Verhaltensforschung) und ermöglicht es, Grundfragen zur Beziehungsqualität der prospektiven empirischen Forschung zugänglich zu machen.

Bis dahin gründeten (psychoanalytische) Fachbegriffe auf historischen Daten. Bereits ältere, der Sprache mächtige Menschen berichten dabei retrospektiv über Erfahrungen in ihrer Kindheit (sogenannte »historische« Methode, die aus der Innenperspektive des Systems und vom Endergebnis einer gereiften Persönlichkeit aus zurück die früheren Stadien der Entwicklung erkundet und rekonstruiert). Jedem Therapiegespräch unterliegt dieser Blick zurück, wenn wir aus der

Geschichte eines Patienten auf den beklagten Leidenszustand schließen. Die solcherart gewonnene Information kann aber nicht verallgemeinert werden und ist dem »Behandlungszimmer« vorbehalten. Wissenschaftlich hat sie wenig (Erklärungs-)Kraft, was bereits Freud (1982b, S. 276) in aller Klarheit monierte:

> »Solange wir die Entwicklung von ihrem Endergebnis aus nach rückwärts verfolgen, stellt sich uns ein lückenloser Zusammenhang her, und wir halten unsere Einsicht für vollkommen befriedigend, vielleicht für erschöpfend. Nehmen wir aber den umgekehrten Weg, gehen wir von den durch die Analyse gefundenen Voraussetzungen aus und suchen diese bis zum Resultat zu verfolgen, so kommt uns der Eindruck einer notwendigen und auf keine andere Weise zu bestimmenden Verkettung ganz abhanden: Wir merken sofort, es hätte sich auch etwas anderes ergeben können, und dies andere Ergebnis hätten wir ebenso gut verstanden und aufklären können. Die Synthese ist also nicht so befriedigend wie die Analyse.«

Es war Bowlbys erklärtes Ziel, Freuds retrospektive Arbeit durch die prospektive »Methode der Hypothese, der deduktiven Vorhersage und der Prüfung« (1975, S. 24) zu ergänzen.

In den letzten Jahren hat sich das Interesse an entwicklungspsychopathologischen sowie beziehungs- und bindungsorientierten Ansätzen vervielfacht. Neben der Entwicklungspsychologie findet vor allem die Bindungstheorie als Rahmentheorie für das ursächliche Verständnis von gesunden und gestörten Entwicklungsprozessen wie auch von Therapie- und Bewältigungsmodellen eine wachsende Verbreitung. Unter den zahlreichen familiären Entwicklungseinflüssen – Vorbildfunktion, emotionale Verfügbarkeit, Disziplinierungs- und Kontrollpraktiken, Familienklima, Konfliktlösestrategien und Kommunikationsgewohnheiten – wird der Qualität von Bindungen ein zentraler Stellenwert zugemessen (Nevermann u. Reicher 2001). Im Zentrum steht dabei die

> »Relevanz von Konstrukten aus der Bindungstheorie für die Psychotherapie (unabhängig von der theoretischen Orientierung) sowie für andere Bereiche der klinischen Psychologie, wie etwa die Krankheitsbewältigung« (Strauß 2008, S. 7).

Der Attachment-Zugang ist »in«. Es gibt mittlerweile kaum eine Supervision, bei der wir nicht irgendwie darauf Bezug nehmen. Verändert haben sich damit natürlich nicht primär die SupervisandInnen oder die Klientel, sondern unser konzeptueller Blickwinkel. Vor dem Hintergrund der schulenübergreifenden Entwicklung in der Psychotherapie übt der Attachment-Zugang eine starke Anziehungskraft aus. Bowlby selbst setzte sich von Anfang an für die Umsetzung der Erkenntnisse in die Psychotherapie ein, besonders im familienstrukturellen Sinn:

> »Überall in der Welt wurde uns in der Kinder- und Jugendfürsorge zunehmend klar, dass das vordergründige Problem, mit dem ein Kind in die Klinik gebracht wird, nicht das wahre Problem ist. Das tatsächliche (wirkliche) Problem, das wir in der Regel lösen müssen, sind Spannungen zwischen den Familienmitgliedern. Kinderfürsorge beschäftigt sich daher nicht mit dem Kind alleine, sondern mit der gesamten Familienstruktur« (Bowlby 1949, p. 123; Übers.: D. Dörholt).

Umgekehrt bezogen sich Pioniere der Familientherapie ihrerseits auf die Bindungstheorie und strichen die Ähnlichkeiten der beiden Konzepte heraus (Bezug auf die Systemtheorie, ein Fokus auf Beziehungen, Berücksichtigung von Zirkularität, Homöostasis, Evolution, Selbstregulation und Veränderung; vgl. Minuchin et al. 1981; Marvin 2003).

Gemeinsam ist also beiden Fachbereichen, dass sie ihren Blick über das Individuum hinaus auf Beziehungssysteme richten. Als Unterschied wird vor allem die dyadische Ausrichtung des Attachments auf die Kind-Mutter/Vater-Dyade betont, während Familientherapie die Kind-Eltern-Triade und größere Systeme (n-Aden) fokussiert. Diese Erweiterung des therapeutischen Blickwinkels ergab sich für die Familientherapie aus der Pragmatik des Helfens. Demgegenüber lag das Hauptgewicht des Attachment-Zugangs auf der Forschung.

Die Bindungsforschung befasst sich grundsätzlich mit dem Aufbau und der Veränderung enger Beziehungen über die gesamte Lebensspanne, mit der mentalen Repräsentation dieser Beziehungen (die Verinnerlichung der eigenen Person und der Umwelt), mit ihrem Niederschlag in der verbalen Sprache sowie mit dem daraus resultie-

---

[4] »Child guidance workers all over the world have come to recognize more and more clearly that the overt problem which is brought to the clinic in the person of the child is not the real problem; the problem which as a rule we need to solve is the tension between all the different members of the family. Child guidance is thus concerned not with children but with the total family structure of the child who is brought for treatment.«

renden Verhalten (Gloger-Tippelt 2000). Neben der Temperamentsforschung, die Persönlichkeitsmerkmale auf konstitutioneller Basis untersucht, gibt die Bindungstheorie ein umfassendes und mittlerweile empirisch gut validiertes Bild der Persönlichkeitsentwicklung des Menschen als Folge seiner sozialen Erfahrung. Sie geht von einem »gesunden Modell« aus und betrachtet Störungen als eine Folge der Abweichung von der »normalen« Entwicklung (Grossmann u. Grossmann 2004).

Was ist Bindung?

In der Sicht der Bindungsforschung verbindet eine Bindungsbeziehung zwei Menschen (das Kind mit den Eltern bzw. einem Elternteil; die Eltern als Partner) miteinander über ein unsichtbares, in Gefühlen verankertes Band. Eine Bindung wirkt über die gesamte Lebensspanne eines Menschen (und oft darüber hinaus) sowie über beliebige Distanzen (Sehnsucht, Heimweh). Sind im Kindes- und Jugendalter die Bindungsfiguren meist die Eltern, so werden sie im Erwachsenenalter eher durch die Partner abgelöst.

Bindungen sind einerseits *selektiv*, indem die über das Gefühlsband miteinander verbundenen Menschen nicht austauschbar sind, und anderseits *spezifisch*, indem sie eine bestimmte Qualität aufweisen (die Dimensionen lauten »sicher« und »unsicher« – nicht »stark« und »schwach«).

Es geht um drei stammesgeschichtlich vorgebahnte Verhaltenssysteme (Scheuerer-Englisch 2002):

1. das Kindband zu den Eltern (das Bindungsverhaltenssystem)
2. das dazu komplementäre Elternband zum Kind (Fürsorgeverhaltenssystem)
3. schließlich das im Individuum verankerte und zu den vorgenannten Systemen antagonistische Explorations- oder Autonomieverhaltenssystem.

Alle drei Systeme gehören als primäre Bedürfnis- und Motivationssysteme zur evolutionären Grund- und Überlebensausrüstung des Menschen, das heißt, sie haben eine stammesgeschichtliche Basis und sind anderen Grundbedürfnissen wie Ernährungs-, Sexual-, Kontroll- oder Selbstaktualisierungsbedürfnis gleichgestellt.

Das Bindungsverhaltenssystem wird durch Angst aktiviert. Seine Funktion zielt darauf ab, das Individuum bei Verlust, Trennung, Kummer, Schmerz etc. an einen »stärkeren« und »weiseren« Menschen (= Bindungsfigur) als Beschützer anzubinden. Typisches Bindungsverhalten zeigt sich im Aufsuchen der Bindungsperson, Festklammern, in Trennungsprotest, Weinen, Lächeln.

Der Zweck des reziproken Autonomieverhaltenssystems besteht demgegenüber in der Exploration der Welt, in der Suche nach Sinn, Bedeutung und Wissen über die Welt. Im Normalfall ist in einem Menschen entweder das Sicherheits- und Schutz- oder aber das Explorationsverhaltenssystem aktiviert. Sind beide gleichzeitig aktiviert, ergeben sich daraus (Ambivalenz-)Konflikte (z. B. ein Student grenzt sich durch chronisches Schmollen als Autonomieversuch von seinen Eltern ab, bleibt aber bis 30 im Elternhaus, oder: Ehepaare streiten sich unablässig um mehr Respekt, bleiben aber zusammen).

Im Verlaufe des ersten Lebensjahres werden die drei Verhaltenssysteme in der realen Auseinandersetzung mit den elterlichen Bindungsfiguren »kybernetisiert«, das heißt einer »Überlebenssteuerung« unterstellt. Dabei werden elementare Erfahrungen gemacht, die unter anderem mit folgenden bindungstheoretischen Konzepten erfasst werden (Spangler u. Zimmermann 2002; Grossmann u. Grossmann 2004):

- *Soziale Interaktion:* Der Aufbau einer spezifischen Bindungsqualität zwischen Kind und »primärer Bindungsperson« (meist die Mutter) geschieht über die konkrete soziale Interaktion. Beim Kleinkind stehen nichtsprachliche, »behaviorale« Verhaltensreaktionen im Vordergrund, die später zunehmend durch Sprache abgelöst werden. Der Bindungsstil ist nicht als ein individuelles Attribut des Kindes zu verstehen, sondern als ein dyadisches Merkmal (das Kind in Beziehung zur Bindungsfigur). Zu einer anderen Bindungsfigur (z. B. zum anderen Elternteil) kann sich ein anderer Bindungsstil formen.
- *Mütterliche Feinfühligkeit:* Bindung ist nicht ein einseitiges Geschehen, bei welchem die Bindungsfigur das Kind prägt. Die Interaktion zwischen beiden Seiten entspricht vielmehr einem homöostatischen Regelkreis, in dem beide Seiten ihren Teil beisteuern. Auf der Seite des Kindes sind es Merkmale des dispositionellen Temperaments (Orientierungsfähigkeit, Ir-

ritierbarkeit), auf der Seite der Bindungsfigur vor allem ihre Verfügbarkeit, Verlässlichkeit und Feinfühligkeit. Dabei wird angenommen, dass »dispositionelle Vulnerabilität wenig Kontinuität im Entwicklungsverlauf zeigen und erst Verbindungen mit stabil ungünstigen interpersonellen Entwicklungsbedingungen zu psychopathologischen Risikofaktoren werden« (Joraschky u. Petrowsky 2008). So gesehen, ermöglicht es das Zusammenspiel von Temperament und Interaktion, dass ein Kind mit »schwieriger« Disposition (z. B. hohe Irritierbarkeit) trotz mütterlicher Feinfühligkeit einen unsicheren Bindungsstil entwickelt. Für die klinische Arbeit ist dieser Zusammenhang zentral. Bei alleiniger Beachtung der mütterlichen Feinfühligkeit als Einflussfaktor in Problemfällen wird riskiert, dass die Spielarten der »Mutterbeschuldigungen« – die von ressourcenorientierten und sich an systemisch-zirkulären Mustern ausrichtenden Praktikern aus der Therapiediskussion verbannt worden waren – durch die Hintertür wieder hereinwinken (z. B. in Aussagen wie: »Die Ursache der Angststörung ist die fehlende Feinfühligkeit der Mutter«). So fundamental wichtig das Konzept der mütterlichen Feinfühligkeit für die Bindungsforschung ist, so wichtig ist seine kritische Rezeption in der klinischen Anwendung. Mütterliche Feinfühligkeit und kindliche Disposition (und des Weiteren die soziale Unterstützung im Umfeld) beeinflussen gemeinsam und in Wechselwirkung die Richtung einer Bindung. Ungeachtet dessen beeindruckt die Parallele zwischen mütterlicher Feinfühligkeit und therapeutischer Beziehungsfähigkeit.

»Wenn eine Mutter feinfühlig und ausgewogen sowohl auf das Bindungs- wie auf das Explorationsbedürfnis ihres Kindes reagiert, es als ein eigenständig denkendes, fühlendes und wollendes Wesen respektiert und umsichtig schützend, aber auch partnerschaftlich kooperativ um die Einwilligung des Kindes wirbt, dann zeigt ihr Kind in der belastenden fremden Situation ebenfalls eine ausgewogene und situationsangemessene Balance zwischen Bindungs- und Explorationsverhalten« (Grossmann u. Grossmann 2004, S. 168).

- *Bindungslernen:* bedeutet, dass ein Mensch mit Anstrengung Ziele verfolgt, die er für so wichtig hält, dass er sie weiterverfolgt. Dieses Lernen wird durch Bindungspersonen vermittelt.

Die Verbindlichkeit der eigenen Anstrengung, die von der Bindungsfigur feinfühlig honoriert wird, ist das Fundament eigener Interessen und Motivationen (K. E. Grossmann 2006, persönliche Mitteilung). Damit haben Bindungsbeziehungen einen wichtigen Stellenwert bei der Vermittlung bedeutsamer Ziele und Werte.

- *Sicherer Hafen:* Der Säugling hat eine rudimentäre Vorstellung von seiner Bindungsperson als Quelle von Schutz, Trost und Wohlbehagen. Die Bindungsperson ist damit zum »sicheren Hafen« (= *haven of safety*) geworden.
- *Sichere Basis:* Eine Bindungsperson funktioniert als »Sicherheitsbasis«, von der aus das Kind die Welt exploriert. Dabei vergewissert es sich stets, wo sich die Bindungsperson aufhält und ob sie es aufmerksam beachtet, selbst wenn es nicht direkt mit ihr spielen will.
- *Internales Arbeitsmodell:* Mentale Repräsentation der sozioemotionalen Erfahrungen, die das Kind in Interaktion mit seinen Eltern macht. Das Modell simuliert und antizipiert die Ereignisse in der realen Welt und liefert dem Kind Anhaltspunkte für ein vorausschauendes Beziehungsverhalten (Bowlby 1975).
- *Kontinuität/Diskontinuität:* Die Bindungstheorie postuliert, dass die frühen Bindungserfahrungen mit den Eltern im Gedächtnis als internales Arbeitsmodell abgebildet werden. Dabei soll sich die Bindungsrepräsentation »von der Wiege bis zur Bahre« (nach Bowlby 2008) zwischen Unabänderlichkeit (Kontinuität) und Anpassung (Diskontinuität) bewähren. Klinisch interessiert in erster Linie die Frage, inwieweit unsichere Bindungen in sichere transformiert werden können (Diskontinuitätserfahrung). Insofern hat dies Bedeutung, als zahlreiche empirische Arbeiten darauf verweisen, dass sicher gebundene Kinder im Vergleich mit unsicher gebundenen über eine höhere emotionale und soziale Kompetenz verfügen. Verschiedene Interventionsprogramme führen in der Tat zu einer Verbesserung der mütterlichen Feinfühligkeit (Marvin et al. 2003).

Die US-amerikanische Entwicklungspsychologin Mary D. Salter Ainsworth (1913–1999) erfand Ende der 1960er-Jahre das Forschungssetting der »fremden Situation« (Grossmann u. Grossmann 2003). Dabei werden das Kind- und das Mutterverhalten in unterschiedlichen (Trennungs-)Phasen und auf der Basis des non- und paraverbalen Verhaltens untersucht und klassifiziert. Bei Jugendlichen und Erwachsenen ist diese behavioral ausgelegte Untersuchungsmethode nicht angebracht. Stattdessen werden sprachgebundene Methoden verwendet (Adult Attachment Interview = AAI, Erwachsenen-Bindungs-Interview, vgl. Gloger-Tippelt 2000). Sie explorieren und klassifizieren geistige Arbeitsmodelle aufgrund spezifischer Denk- und Sprachmuster (weniger aufgrund der mitgeteilten Inhalte).

Die Forschung entdeckte drei in sich organisierte Grundmuster der Bindung – Bindungsstile –, die später durch ein weiteres Bindungsmuster ergänzt wurde, das eine innere Organisation vermissen lässt (»desorganisierter Bindungsstil«).

Die organisierten Muster zeichnen sich dadurch aus, dass sich die Bindungsfigur *mehr oder weniger* verlässlich, zugänglich und konsistent verhält und dass die Quelle einer Bedrohung nicht mit der Bindungsfigur identisch ist. Demgegenüber ist der desorganisierte Bindungsstil mit traumatischen Erfahrungen assoziiert, und dabei ist die Bindungsfigur Beschützerin und Quelle der Bedrohung zugleich (Annäherungs-Vermeidungs-Konflikt, z. B. bei elterlicher Gewaltanwendung oder bei sexuellem Missbrauch).

Es werden diese Bindungsstile beschrieben (das folgende längere Zitat stammt aus Marvin 2001, S. 220–225; Hervorh. im Orig.[5]):

»*Organisiertes Muster: sicheres Kind – autonomer Elternteil:* Dieses Bindungsmuster stellt die theoretische Norm dar und kommt bei der Hälfte bis zu zwei Dritteln der Fälle in Populationen mit geringem Risiko vor.

- Das Kind spielt zufrieden, wenn es nicht unter Stress steht, und sucht nach Hilfe, wenn es notwendig ist. Das Kind hält über gegenseitigen Blickkontakt und ausgedehnte ›Konversation‹ die Eltern mühelos über seine Spielaktivitäten auf dem Laufenden. Das Gespräch kann das Spiel oder mehr persönliche Themen behandeln. Der Elternteil ist gegenüber dem Kind aufmerksam, ohne zudringlich zu sein oder das Kind offen zu einer Zielerreichung bei der Erkundung zu drängen.

---

5 Auszüge aus einem Beitrag von Robert S. Marvin (2001): Beiträge der Bindungsforschung zur Praxis der Familientherapie. In: Gerhard J. Suess, Hermann Scheuerer-Englisch & Walter-Karl P. Pfeifer (Hrsg.): Bindungstheorie und Familiendynamik. Anwendung der Bindungstheorie in Beratung und Therapie. Gießen (Psychosozial-Verlag), S. 209–239, S. 220–222 und 224 f. © Der Abdruck erfolgt mit freundlicher Genehmigung des Psychosozial-Verlags, 2010.

- Beide Partner können sich leicht gegenseitig annähern und miteinander interagieren, wenn das Kind belastet ist.
- Falls die Dyade einen Moment von emotionalem oder strukturellem Ungleichgewicht (dies tritt gewöhnlich gleichzeitig auf) erfährt, sind beide bereit und in der Lage, das Gleichgewicht wiederherzustellen. Der Elternteil ist bei diesem Prozess klar in der Verantwortung, aber erlaubt dem oder ermutigt das Kind in einer altersgemäßen Art, daran mitzuwirken und dazu beizutragen.
- Körperlicher und/oder verbaler Kontakt beenden vorhersagbar das kindliche Bindungsverhalten und seinen emotionalen Stresszustand. Sie führen ebenso vorhersagbar zur Wiederherstellung der kindlichen Exploration und zu Entwicklungskompetenz.

Organisiertes Muster: ängstliches, vermeidendes Kind – abwehrender/distanzierender Elternteil: Dieses Muster ist zu ungefähr 20 % in Populationen mit niedrigem Risikopotenzial anzutreffen.

- Das Kind spielt unbekümmert, wenn es nicht unter Stress steht. Es gibt wenig gemeinsamen Blickkontakt, wenig Gespräch oder gemeinsame Aufmerksamkeit im Hinblick auf persönliche Themen. Gespräch und gemeinsame Aufmerksamkeit richten sich eher auf die kompetente Leistung des Kindes als auf persönliche Dinge.
- Der Elternteil neigt dazu, entweder sich aus dem kindlichen Spiel herauszuhalten oder leicht zudringlich zu sein, indem er das Kind in Richtung Kompetenz treibt.
- Beide Partner haben die Tendenz, die intimeren Bindungs-Fürsorge-Interaktionen zu minimieren. Wenn das Kind leicht gestresst ist, versuchen beide Partner, eher die Belastung zu übergehen, statt die Aufmerksamkeit darauf zu lenken und sie aufzulösen. Beide Partner sind geneigt, sich von Bindungs-Fürsorge-Interaktionen durch eine Überbetonung der kindlichen Exploration abzuschneiden.
- Der Elternteil übernimmt eher klar die Verantwortung und kann tatsächlich (übermäßig) hohe Erwartungen bezüglich des kindlichen Verhaltens haben.

Organisiertes Muster: ängstliches, ambivalentes Kind – bindungsbesetzter, verstrickter Elternteil: Der Anteil dieses Musters beträgt bei Niedrigrisikostichproben ca. 10 %.

- Beide Partner neigen dazu, die kindliche Abhängigkeit vom Elternteil und seine relative Unfähigkeit, in einer kompetenten, unabhängigen Art und Weise zu erkunden, überzubetonen. Der Elternteil engagiert sich eher zu stark bei den kindlichen Aktivitäten, sei es bei der Exploration oder der Behandlung der kindlichen Gefühle. Im Ergebnis sind sowohl Spiel als auch Bindungs-Fürsorge-Interaktionen von Konflikt und Ambivalenz gekennzeichnet, weil sich die Partner in die gegenseitigen Aktivitäten, Gespräche und sogar Gedanken hineindrängen!
- Sogar leichte Konflikte werden eher nicht gelöst. Stattdessen führen Versuche der Konfliktlösung selbst zu weiteren Auseinandersetzungen, und Konflikte werden eher durch Aufmerksamkeitsverschiebung auf andere Themen als durch direktes Angehen und Lösen beendet.
- Kindliche Belastung und kindliches Bindungsverhalten werden sehr leicht aktiviert, dazu wird tatsächlich durch den Elternteil ermuntert, der sich selbst besser fühlt, wenn er gebraucht wird.
- Das Kind tendiert zu übermäßiger Belastung durch Trennung, sogar im späten Kindergartenalter. Nach der Wiedervereinigung kann die gemeinsame Nähe oder können irgendwelche folgenden Gespräche das kindliche Bindungsverhalten eher nicht beenden. Das Kind hängt eher am »Rockzipfel« des Elternteiles, statt zur Exploration zurückzukehren.

Unorganisiertes Muster: Rollenumkehr beim Kind – abgedankter Elternteil: Dieses Muster beobachtet man zu 10–15 % in Niedrigrisikostichproben und zu über 50 % bei einer großen Bandbreite von Hochrisikopopulationen.

- Kind und Elternteil sind beide häufig ängstlich, wenn sie miteinander in Kontexten umgehen, die normalerweise nicht mit Angst verbunden sind.
- Wenn das Bindungsverhalten des Kindes aktiviert ist, verhält sich der Elternteil in einer geängstigten oder ängstigenden Art und Weise. Nach einem Training kann ein Beobachter zuverlässig beobachten, dass dieser Elternteil seine beschützende, organisierende Rolle aufgibt. Wenn z. B. ein Kind in der Wiedervereinigungssituation belastet ist, kann diese Mutter kurz einen geängstigten Gesichtsausdruck zeigen, sich dann hinsetzen, in den Raum starren und depressiv erscheinen.
- Bei Kindern unter zwei bis zweieinhalb Jahren führt dies dazu, dass sich das Kind in einer desorganisierten, desorientierten Art

und Weise verhält, z. B, leise weint, während es den Elternteil aktiv vermeidet, oder indem es die Augen mit den Händen bedeckt, während es einen deutlich ängstlichen Gesichtsausdruck hat.

- Hat das Kind das Alter von zweieinhalb bis drei Jahren erreicht, hat es die sozialkognitiven und sozialen Fähigkeiten entwickelt, die es ihm erlauben, eine Bindungsstrategie zu verfolgen, die kurzfristig im Hinblick auf die Beziehung sehr funktional erscheint, auf lange Sicht aber eine sehr riskante Strategie darstellt (Main u. Hesse 1990). Ein solches Kind wird sich der Stimmungen seiner Fürsorgeperson sehr klar bewusst, verfolgt deren Verhalten sehr vorsichtig und tauscht die Rollen in den Bindungs-Fürsorge-Interaktionen und allgemeiner in Interaktionen, bei denen starke Gefühle beteiligt sind. Es ist dann eher das Kind als der Elternteil, das die Belastungen des anderen zu lindern und sein Verhalten zu organisieren versucht. Und es ist der Erwachsene – statt das Kind –, der den anderen ermutigt oder mindestens ihm erlaubt, diese Rolle auszufüllen. Kurzfristig ist diese Strategie eine gute Anpassung, da sie die Wahrscheinlichkeit der Verfügbarkeit und Antwortbereitschaft der Bindungsperson erhöht, falls etwas wirklich Gefährliches passiert. Auf lange Sicht ist es ein sehr dysfunktionales und sehr riskantes Muster aus einer Reihe von individuellen, entwicklungsbedingten, dyadischen und familiären Gründen. Es gibt außerdem zunehmend nachdrückliche Hinweise, dass dieses Muster – wenn es nicht bearbeitet wird – mit hoher Wahrscheinlichkeit vom Kind in die nächste Generation weitergegeben wird, wenn es groß wird.«

Obwohl kindliche und erwachsene Bindungsmuster miteinander korrespondieren, darf nicht außer Acht gelassen werden, dass dabei unterschiedliche Dinge gemessen werden (Verhaltens- bzw. sprachgebundene Repräsentationen). Dies schlägt sich auch in einer unterschiedlichen Begrifflichkeit nieder. Tabelle 1 vergleicht die Bindungsstrategien des Kleinkindes mit jenen im Erwachsenenalter. Zudem werden die entsprechenden Familienmuster erwähnt, die parallel zu den Bindungsmustern erarbeitet wurden. Sie machen die konzeptuelle Nähe der Familientherapie zur Bindungstheorie deutlich.

	kindliche Bindungsmuster	Bindungsmuster bei Erwachsenen	Umgang mit Regeln (Grenzen) im Familiensystem
	gemessen in der »fremden Situation« (Ainsworth a. Witting 1969)	gemessen im Bindungsinterview (Main et al. 1985)	beschrieben als Transaktionsmodus (Minuchin et al. 1981)
mütterliche Feinfühligkeit begünstigt	sicheres Bindungsmuster	autonomes Bindungsmuster	adaptiven (anpassungsfähigen) Transaktionsmodus
mütterliche Ablehnung begünsigt	unsicher-vermeidendes Bindungsmuster	unsicher-distanziertes Bindungsmuster	losgelösten *(disengaged)* Transaktionsmodus
mütterliche Inkonsistenz begünstigt	unsicher-ambivalentes Bindungsmuster	verstricktes Bindungsmuster	verstrickten *(enmeshed)* Transaktionsmodus
Konflikt zwischen Annäherung und Angst	begünstigt ein desorganisiertes Bindungsmuster	weist auf ein unverarbeitetes Trauma hin	keine Entsprechung

Tab. 1: Bindungsstile im Kindes- und Erwachsenenalter

Zusammengefasst, greifen in den Bindungsbeziehungen verschiedene Komponenten ineinander (Ahnert 2007, angepasst nach Damen u. Betz 2009):

- *Zuwendung:* Die emotionale Bindungsbeziehung ist gekennzeichnet durch eine liebevolle Kommunikation zwischen dem Kind und seinen Bezugspersonen.
- *Sicherheit:* Dem Kind wird das Gefühl der Sicherheit und Kontinuität der Beziehung vermittelt (sicherer Hafen).
- *Stressreduktion:* Die Bezugspersonen regulieren den Stress für das Kind durch emotionale Nähe, Trost und Unterstützung. So kann das Kind Irritation, Angst und Unbehagen überwinden und schneller zu einer positiven Stimmungslage zurückkehren.
- *Explorationsunterstützung:* Die Bezugspersonen dienen als sichere Basis, von der ausgehend das Kind die Welt entdeckt und erforscht. Wenn das Kind Unsicherheiten verspürt, kann es jederzeit wieder zu einer der Bezugspersonen und damit in den sicheren Hafen zurückkehren.
- *Assistenz:* Die Bezugspersonen stehen dem Kind zur Verfügung, wenn es an die Grenzen seiner Möglichkeiten gerät, sodass es seine Kompetenzen erweitern kann (dieses Assistenzprinzip erinnert an das »Gesetz der Zone der nächsten Entwicklung« in Bezug auf die kognitive Entwicklung des Kindes, vgl. Wygotski 1993, S. 256: »[...] denn das Kind wird fähig sein, das, was es

heute in Zusammenarbeit leisten kann, morgen selbstständig zu tun«).

Zirkularität und therapeutische Konsequenzen

Der Attachment-Zugang fokussiert auf die zirkuläre Dynamik in nahen Beziehungen und fasst seelische Störung als einen Entwicklungs*fehl*verlauf auf, das heißt als eine Entwicklung, bei der etwas »schiefgelaufen« ist. Unsichere und desorganisierte Bindungsstile als bestmögliche Anpassung an entsprechende Umwelten werden im weiteren Entwicklungsverlauf zu Hypotheken, indem sie sich in einer sich wandelnden Umwelt immer weniger als »beste Lösung« erweisen. Sie werden stattdessen – in einer Außenperspektive – als »seelische Störungen« identifiziert. Die Person selbst – aus ihrer Innenperspektive – erlebt ihren eigenen (Beziehungs-)Stil indessen als Bewältigungsversuch, der in einer gewissen Zeitspanne ihrer Biografie auch erfolgreich, vielleicht sogar überlebenswichtig war.

> »Genau genommen, stellen viele (die meisten?) der als psychopathologisch identifizierten emotionalen und zwischenmenschlichen Muster in Wirklichkeit aktive, kompetente Bewältigungsstrategien eines Individuums in der Auseinandersetzung mit seiner Umwelt dar« (Marvin 2003, S. 112).

Analog zur Vorstellung, wie sich ein Problemsystem durch Kommunikation und Interaktion um ein beklagtes Problem herum konstituiert und aufrechterhält, wird in einer bindungsbasierten Sicht ein »unsicheres« Beziehungssystem durch zirkuläre Wechselwirkung und aufgrund von Bindungskräften auf einen Pfad gedrängt, der zu einem späteren Zeitpunkt immer weniger zur kompetenten Bewältigung führt und in folgenden Schritten ersichtlich wird (in Anlehnung an Marvin 2003):

- Die psychische Störung aktiviert beim Patienten Bindungsverhalten und in der Primärgruppe Fürsorgeprozesse.
- Die Fürsorgeprozesse »hören nicht mehr auf«, weil das auffällige Verhalten, das in der Außenperspektive als Fehlverhalten erscheint, in der Innenperspektive vom Patienten als Lösungsversuch wahrgenommen wird (z. B. Vermeidung emotionaler Dysregulation).

- Daraus resultiert eine Teufelskreisdynamik: Je mehr die Fürsorgenden auf Veränderung oder Therapie drängen, umso mehr wird beim Patienten das Autonomieverhaltenssystem aktiviert (Rückzug, Abgrenzung) zu dem Zweck, um Distanz zu gewinnen und sich zu schützen.
- Durch die Zirkularität der Kommunikation und Interaktion um das Problem herum wird ein Problemsystem konstituiert und perpetuiert.
- Es entstehen eine labile Balance zwischen Autonomie und Verbundenheit sowie (polarisierende) Musterbildungen, die einer spontanen Klärung »von innen heraus« praktisch unzugänglich sind.
- Aufgrund der »Schonungsbedürftigkeit« des Patienten und der damit zusammenhängenden Konfliktvermeidung eröffnen sich ihm »Privilegien«, die ihn von normativen Pflichten entbinden (er wird als »krank« definiert), was
- zu Hilflosigkeit, Ohnmacht und Selbstschutz im Umfeld führt (»Niemand kann helfen«, »Er ist selber schuld, wenn er sich nicht helfen lassen will«).
- Abnahme der Interaktion und Etablierung vereinfachender, den Ist-Zustand »betonierender« Erklärungsmuster (im Sinne des *terrible simplificateur*).

Einschränkend sei nochmals betont, dass sich die Bindungsforschung weitgehend auf dyadische Beziehungen beschränkt. Die klinische Realität von (familien)systemischen Therapeutinnen und Therapeuten ist hingegen von Triaden und größeren Beziehungssystemen geprägt. So plausibel bindungsbasierte Erklärungs- und Interventionsmodelle sowie die dazu gehörigen Begriffe für die systemische Familientherapie sein mögen, die unvollständige empirische Basis in Bezug auf das Mehrpersonensetting darf nicht außer Acht gelassen werden.

Abschließend sei auf drei interaktionstheoretische Modelle aufmerksam gemacht, die psychische Störungen als sich selbst aufrechterhaltende interpersonelle (Problem-)Systeme konzeptualisieren. Sie beziehen sich allerdings nicht explizit auf die Bindungstheorie, sondern entstammen anderen Traditionen (v. a. lerntheoretischen, verhaltenstherapeutischen):

- *Zwangsprozess* (Patterson a. Reid 1970): Strategien, die eine Verhaltensänderung mittels wechselseitiger Aversion (Drohen,

Beschimpfen) herbeiführen. Kurzfristig sind sie wirksam, doch langfristig verstricken sich die Menschen zirkulär in die untauglichen Lösungsversuche in dem Sinn, dass immer drastischere »Lösungen« zum Zug kommen müssen, damit noch Wirkung erzielt wird.
- *Depressive Spirale* (Coyne 1976): Belastende Ereignisse führen zu depressiver Verstimmung, was emotionale Unterstützung im Umfeld hervorruft sowie eine erweiterte Hilflosigkeit durch die entlastenden Erfahrungen, geschont zu werden.
- *Miscarried helping – fehlgesteuerte Hilfe* (Anderson a. Coyne 1991): Störung der Interaktion zwischen Eltern und Jugendlichen, die sich bei chronischen Krankheiten (z. B. bei der Behandlung des Diabetes im Jugendalter) einstellen kann.

Fallbeispiel 7: Etwas ist schiefgelaufen
Das Beispiel der 17-jährigen Belinda H. und ihren Eltern, die in einem zirkulären Muster des sogenannten *misscarried helping* (= der fehlgesteuerten Hilfe) gefangen sind, zeigt die fatale Verquickung der Verhaltenssysteme. Es ist auch ein illustrierendes Beispiel dafür, dass eine bindungsbasierte Interpretation der Vorgänge zu einer ressourcenorientierten therapeutischen Haltung führen kann.

Belinda leidet gleichzeitig an einem Jugenddiabetes Typ 1 und an einer bulimischen Magersucht (Komorbidität mit Essstörungen, besonders mit der Bulimie, sind bei jugendlichen Mädchen mit Typ-1-Diabetes häufiger, als im Durchschnitt zu erwarten wäre; es wird ein psychologischer Zusammenhang mit einer durch den Diabetes bedingten Kontrolle der Nahrungsaufnahme vermutet; vgl. de Zwaan 2004). Beide Krankheiten schaukeln sich über eine »fatale Schlaufe« hoch: Die Magersucht führt zum Hungern, und der zunehmende Hunger entlädt sich in Essattacken. Die dabei befürchtete Gewichtszunahme führt zu »Insulin-Purging« (= bewusste Unterdosierung des Insulins zum »Abspecken«). Infolgedessen steigt der Blutzucker, was zu Müdigkeit, Depression und Rückzug führt. Die damit verbundenen »negativen« (Schuld-, Scham-)Gefühle werden wiederum durch exzessives Hungern aufgefangen und so weiter (Belinda: »In diesem Moment bin ich so verzweifelt, dass ich nur noch an eines denke: Hungern und Abnehmen! Wenigstens das habe ich noch im Griff!«).

Insulin-Purging geht mit einer Zunahme diabetesbedingter Komplikationen einher (der sogenannten Mikroangiopathie = Schädigung feinster Blutgefäße am Auge, an Nieren, Nerven und Füßen). Das Sterberisiko steigt dadurch auf das Dreifache und geht mit einer Lebensdauerverkürzung einher (Goebel-Fabbri et al. 2008). Zwar wissen die Betroffenen durchaus von der (Lebens-)Gefährlichkeit des Insulin-Purging (diesbezüglich werden sie von Fachleuten ermahnt, von Eltern angefleht), doch im Moment der anorektischen Panik zählt nur eins: die Vermeidung jeglicher Gewichtszunahme bzw. Vermeidung der Angst, dass mit einer Gewichtszunahme »alles« außer Kontrolle gerät.

BELINDA: Ich weiß, dass das nicht gut ist für meine Gesundheit, deshalb habe ich hinterher umso mehr Schuldgefühle, und ich finde mein Verhalten auch verantwortungslos. Das sagen auch die Eltern, und ich weiß ja, dass sie damit recht haben. Aber das ist so, wie wenn man in einen Fluss fällt, der schneller fließt, als man schwimmen kann, sodass man in eine Richtung getrieben wird, wo man gar nicht hinwill. Man kann nicht anders.

Anlässlich des Erstinterviews kamen die Eltern ohne ihre Tochter und beklagten sich über bisherige Erfahrungen mit Fachleuten.

MUTTER: Wissen Sie, überall liest man, die Eltern sollen sich möglichst frühzeitig melden, damit eine Therapie einsetzen kann. Meldet man sich dann bei einer entsprechenden Stelle und geht es nicht gleich so, wie sich das die Fachleute vorstellen, dann sagen sie, man könne nicht helfen. Kaum gibt es Schwierigkeiten, sagen sie dann, man könne halt nicht helfen, solange Belinda selber nicht will. Aber genau das ist ja das Problem. Genau das ist unser Problem als Eltern. Belinda will sich gar nicht helfen lassen. Sie sagt, der Diabetes sei ihr völlig egal, es sei ja ihr Leben, und es sei für sie ausgeschlossen zuzunehmen. Sie schreit uns an, wir sollen sie in Ruhe lassen. Aber wir sehen ja, dass es immer schlimmer wird. Was sagen Sie einer 17-jährigen Tochter, wenn sie nicht zum Essen kommt und sich stattdessen in ihrem Zimmer verschanzt, sich lieber umbringt, als in ein Spital zu gehen, und bei alldem sich weigert, das Insulin zu spritzen, ja nicht einmal bereit ist, den Zucker zu messen? Der Diabetologe sagt ihr: »Es hat keinen Sinn, dass du herkommst, um von mir immer das Gleiche zu hören!« Aber wir können sie doch nicht einfach sich selbst überlassen. Man hat uns auch geraten, wir sollen sie einfach in Ruhe lassen. Ich habe den Eindruck, die Fachleute sehen das Problem eher in uns Eltern. Zwar sagt es niemand ganz deutlich, aber es gibt so Bemerkungen. Sie laufen darauf hinaus, wir Eltern seien das Problem, weil wir unsere Tochter nicht loslassen können. Ich will diese Möglichkeit nicht ausschließen, vielleicht sind wir einfach blind. Aber wir haben das ja auch versucht, wir haben Belinda machen lassen, wir haben uns zurückgehalten, ganz bewusst, in der Hoffnung, dass sich der Albtraum endlich auflöst. Das Gegenteil ist aber geschehen. Es wurde alles noch viel schlimmer. Der Zucker schwankte wie auf der Achterbahn. Von den Ärzten hörten wir dann Vorwürfe, dass das so nicht gehe und dass wir Eltern eine Verantwortung hätten, weil das eine massive Lebensdauerverkürzung und sekundäre Schädigungen mit sich bringe. Das hat bei uns gravierende Schuldgefühle hinterlassen. Es ist ein totaler Teufelskreis. Niemand hilft uns wirklich.

Aus einer bindungsbasierten Sicht kann den Eltern Folgendes gesagt werden: »Sie werden vielleicht Ihre Gründe dafür haben, wenn Sie sich irgendwie schuldig fühlen. Rein theoretisch ist das verständlich. Allerdings sehe ich es aus meiner fachlichen Sicht etwas anders. Was können Sie denn als Eltern mehr tun, als Ihrer leidenden Tochter die Treue zu halten, ihr beizustehen, auch wenn sie sich selbst mitunter gegen den elterlichen Beistand wehrt? Möglicherweise, weil sie die Hilfe missversteht. Andere Eltern hätten vielleicht längst aufgegeben, sie hätten resigniert und sich zurückgezogen. Sie aber haben sich dazu entschieden, Ihre Tochter weiter zu begleiten, durch alle Schwierigkeiten hindurch, obwohl die Krankheit an allen Ecken und Enden perfide Fallen stellt. Ich finde, diese elterliche Haltung ist mit Schuldgefühlen unverträglich, ich sehe dabei keine Schuld, im Gegenteil, mich beeindruckt sie. Ich sehe das Problem nicht in Belinda, aber auch nicht in den Eltern. Das Problem ist für mich die Krankheit und die Frage, wie wir gemeinsam damit umgehen können. Sowohl Belinda wie Sie als Eltern haben das Recht, angemessene Unterstützung zu erhalten. Sie haben den Umgang mit einer so schweren Krankheit nicht 17-mal durchgespielt. Da sind Fachleute gefordert, Ihnen in den tausend alltäglichen Fragen beizustehen, ganz konkret. Anderseits kann ich Belinda das nicht bieten, was Sie als Eltern bieten können: ein tiefes Vertrauensband. Daran zu zweifeln gibt es keinen Grund. Wenn sich Belinda noch nicht helfen lassen will, dann verstehe ich das so, dass der Schlüssel zu dieser Hilfe noch nicht gefunden worden ist. Diesen Schlüssel können wir aber gemeinsam finden. Als Eltern steuern Sie das unsichtbare Band zu Belinda bei, ich als Fachperson einige Erfahrungen im Umgang mit vertrackten Krankheitssituationen.«

In seiner Stellungnahme lässt sich der Therapeut von folgenden (bindungsbasierten) Vorstellungen leiten:

- Durch die Krankheit ist bei Belinda das Bindungsverhaltenssystem aktiviert (vieles spricht für einen unsicher-ambivalenten Bindungsstil, vgl. unten).
- Die Eltern reagieren »ganz gesund« auf das aktivierte Bindungsverhalten von Belinda, indem sie Fürsorge anbieten.
- Die Situationsbeschreibungen und die daraus resultierenden Handlungen führen durch zirkuläre Dynamik in die oben beschriebene Teufelskreisdynamik.
- Der Therapeut geht grundsätzlich davon aus, dass die Eltern in dieser Situation das »Bestmögliche« tun, indem sie ihre Tochter nicht aufgeben.
- Der Therapeut lenkt den Fokus der Therapie weg von der »Krankheit« und hin auf die »Beschreibungen« der Krankheit (den Umgang mit ihr).

Für die nächste Sitzung nahmen die Eltern ihre Tochter mit, was offenbar nicht ohne Nebengeräusche vonstattenging. Belinda zeigte sich im Wartezimmer aufgebracht und wünschte, mit dem Therapeuten ohne die Eltern zu sprechen. Mit festem Schritt und Schmollmund betritt sie den Therapieraum und knallt sich auf den erstbesten Stuhl.

THERAPEUT: Was ist da schiefgelaufen?
BELINDA (zornig weinend): Was, schiefgelaufen? Nichts ist schiefgelaufen! Mich scheißt es einfach an, zu Ihnen zu kommen!
THERAPEUT (nach einer kleinen Pause): Ja gut, also ...
BELINDA: ... Meinen Sie, es sei lustig für mich, zwei Stunden Auto zu fahren, nur um hier dumm herumzusitzen und nichts ... [reißt sich ein Taschentuch aus einer herumliegenden Kleenex-Box, schnäuzt sich mit viel Echo] ... Ich bin nicht bereit, mit Ihnen zusammenzuarbeiten, und deshalb nutzt es auch nichts, wenn ich hierherkomme.
THERAPEUT: Ja, Belinda, da ....
BELINDA: Was *ja*, es stimmt ...
THERAPEUT: ... Also, das ist ja von Anfang an so gewesen, so haben es mir die Eltern berichtet, dass Sie nichts von Therapie wissen wollen. Die Eltern haben Hilfe gesucht, nicht Sie.
BELINDA (zornig): Ja, eben! Ich bin nie damit einverstanden gewesen.
THERAPEUT: Eben, das ist doch Ihr Recht. Das haben Sie offenbar von Anfang an so gesagt. Was hat sich denn jetzt dabei verändert?
BELINDA: Nichts! Ich bin immer noch nicht einverstanden, dass ich jetzt da bin!
THERAPEUT: Und wo ist jetzt das Problem?

Belinda: Wieso bin ich denn da?
Therapeut: Ja, also, das muss ich Sie fragen, offenbar haben die Eltern den Eindruck, dass dies angemessen ist.
Belinda: Ja, die Eltern haben mich gezwungen, mitzukommen!
Therapeut (die Hand auf der Brust): Ja gut, aber was hat das denn mit mir zu tun?
Belinda: Ich bin schon zweimal aus dem Auto ausgestiegen, heute!
Therapeut: Belinda, was hat das denn mit mir zu tun?
Belinda (schnippisch): Ich weiß doch nicht! Es hat geheißen, *Sie* hätten gesagt, ich müsse mitkommen [schnäuzt sich lange, mit herausforderndem Blick].
Therapeut: Na gut, da bin ich gerne bereit, das dann mit den Eltern und Ihnen gemeinsam zu klären ... Wissen Sie, Belinda, das, was *ich* sage, das ist einmal das eine ... das andere ist dann das, was *Sie* oder Ihre Eltern für richtig halten [Pause] ... Ihre Eltern klagen mir eine große Not [Belinda reißt sich energisch weitere Taschentücher aus der Box]. Ich glaube, Ihre Eltern machen sich wirklich unglaublich Sorgen, ja ich glaube, sie haben Todesängste um ihre Tochter ...
Belinda: Ist doch mir egal!
Therapeut: Das ist eine andere Frage, was das wiederum bei Ihnen auslöst, Belinda. Ich stelle einfach fest, was ich bei den Eltern wahrnehme. Und sie haben mich um Hilfe gebeten.
Belinda (gereizt): Sie sind nicht mein Diabetes-Arzt, also halten Sie sich da gefälligst heraus!
Therapeut: Es geht ja auch nicht um den Diabetes ...
Belinda: Doch! Das hat's ja gerade geheißen, zuvor!
Therapeut: Es geht darum: Wie geht eine Familie um mit einer Situation, wo eine Tochter vom Schicksal geprüft wird, eine schwere Krankheit erleiden muss? Eine Tochter, die sehr tapfer ist. Es geht um die Frage des Umgangs damit, nicht um den Diabetes. Ich bin nicht Diabetes-Spezialist.
Belinda: Wofür braucht es denn mich dazu? Das können Sie ja mit den Eltern abmachen!
Therapeut: Ich denke, weil Sie die Hauptperson sind.
Belinda: Ich kann so leben ... *sie* nicht.
Therapeut: Ich denke, Ihre Eltern sind außerstande zuzulassen, dass ihre Tochter von dieser Krankheit an Leib und Leben gefährdet wird.
Belinda: Aber das ist ihr Problem, nicht meines!
Therapeut: Richtig.
Belinda: Und weshalb sitze ich denn hier!
Therapeut: Ja, offenbar haben Sie sich dazu entschieden, mal mitzukommen.
Belinda: Nein, ich habe mich nicht entschieden, ich bin hergeschleppt worden.

THERAPEUT: Also, Belinda, das können Sie mir doch nicht weismachen, es kann Sie doch in Wahrheit niemand, *niemand* mehr zwingen! Nein, nein, da hat etwas in Ihnen eine Entscheidung getroffen! Das dürfen Sie nicht unterschätzen.
BELINDA: Nein! Sie haben mich gezwungen! Ich hasse meine Eltern!
THERAPEUT (nach einer Pause): Belinda, Sie werden wohl ihre Gründe dazu haben. Hass und Liebe sind tatsächlich nahe beieinander. Das sind Dinge, ich meine, Herkommen oder nicht, die sind verhandelbar. Niemand kann Sie zwingen, hierherzukommen. Was ich Ihnen aber anbieten kann, das ist, mit Ihren Eltern zu reden, mit dem Ziel, dass sie mit der extrem anspruchsvollen Situation besser zurande kommen, das kann ich ...
BELINDA: Ja ...
THERAPEUT: ... Dass sie besser auseinanderhalten können ...
BELINDA: ... Ja, aber weshalb bin ich denn da?
THERAPEUT: ... Ich bin Ihnen sehr dankbar, dass Sie gekommen sind, weil ich jetzt auch besser verstehen kann ... weil Sie mir geholfen haben, die Situation zu verstehen, damit ich den Eltern besser helfen kann.
BELINDA: Dann muss ich eben doch gar nicht mitkommen!
THERAPEUT: Das ist richtig. Das entscheiden Sie selber. Und jetzt kann ich den Eltern beistehen, den Mut zu finden, diese Entscheidung auch zu respektieren ... [Nach fast einer Minute Stille:] Was meinen Sie, Belinda, soll ich gleich jetzt beginnen, mit den Eltern zu reden, oder erst später?
BELINDA: Sie können jetzt!
THERAPEUT: Möchten Sie sich ins Wartezimmer zurückziehen oder lieber dabei sein?
BELINDA: Dabei sein.
THERAPEUT: Gut. Danke für die klare Stellungnahme. Soll ich jetzt die Eltern holen?
BELINDA: Ja.

In seiner Haltung lässt sich der Therapeut von folgenden (u. a. bindungsbasierten) Ideen leiten:

- Die unvorhersehbare und inadäquate Reaktion, insbesondere der Ausdruck von Erregung, Wut und Verzweiflung einerseits, anderseits die kaum bewusste »Entscheidung«, die verbalen Ankündigungen nicht zu realisieren und stattdessen sitzen zu bleiben (Sehnsucht nach Schutz und Halt?), sprechen für einen unsicher-ambivalenten Bindungsstil. Diese Art der Bindungsorganisation geht mit der Erwartung einher, dass das Beziehungsangebot des Therapeuten inkonsistent ist.

- Belinda reagiert nicht auf den Therapeuten im Hier und Jetzt bzw. auf sein reales Beziehungsangebot, sondern im Sinne ihres internalen Arbeitsmodells, das Kontrollverlust, Inkonsistenz, Zwang, Zurückweisung etc. befürchten lässt. So gesehen, hat ihr Beziehungsstil durchaus eine »sinnvolle« Seite (als eine Strategie, die zu einem früheren Zeitpunkt in einem anderen Kontext »funktional« war).
- Der Therapeut signalisiert dieses Verständnis, indem er die persönlichen Angriffe nicht »persönlich« nimmt, sondern als Ausdruck des spezifischen Beziehungsstils akzeptiert und respektiert.
- Es geht darum, Belinda eine »korrektive« Erfahrung zu ermöglichen, in dem Sinn, dass sie Verlässlichkeit erfährt und als Hauptperson willkommen ist, dass ihre »energische Art« (unsicher-ambivalenter Stil) durchaus o. k. ist und dass ihr niemand die Kontrolle streitig macht. Beispielsweise wird ihr zugestanden, dass es letztlich ihre eigene – wenn auch ambivalent motivierte – Entscheidung ist, hier zu sein.
- Der Therapeut bezieht eine eigene Position, er lässt sich weder als Belindas Komplize gegen die Eltern noch als elterlicher Statthalter definieren.
- Der Therapeut respektiert die Perspektive bzw. Problembeschreibung der Patientin (das Problem »haben« die Eltern) und macht ein entsprechendes Hilfeangebot, das Veränderung primär bei den Eltern, nicht bei Belinda anstrebt.
- Er verlegt sein Hilfeangebot auf ein Terrain, das ihm zum einen vertraut ist (nämlich Eltern beistehen, ihrer Tochter unter extremen Bedingungen Sicherheit zu spenden) und das zum anderen Belinda durchaus gelegen kommt.
- Der Therapeut definiert sich als Experte für die Prozessbegleitung und nicht für die »Problemlösung«.

Erworbene Sicherheit durch Psychotherapie (= *earned secures*)
Zahlreiche empirische Arbeiten bestätigen den Zusammenhang zwischen sicherem Bindungsstil und psychischem Wohlbefinden bzw. zwischen einem unsicheren Stil und psychischen Störungen. Indessen scheint es sich nicht um einen streng kausalen Zusammenhang – spezifische Bindungsstrategie löst spezifische Krankheit aus – zu handeln, sondern um einen generellen Schutz- bzw. Risikofaktor.

Der empirische Nachweis, dass Menschen mit unsicherer oder desorganisierter Bindungsorganisation im Rahmen der Psychotherapie »diskontinuierliche« Erfahrungen (von unsicher/desorganisiert zu sicher) machen können (Grossmann u. Grossmann 2004) und dass dadurch ihr Wohlbefinden steigt, ist in Bezug auf die Bedeutung der Psychotherapie kaum zu überschätzen. Es gibt zwei grundsätzlich verschiedene Wege der »therapeutischen Diskontinuität«, auf die bereits Bowlby (1980) aufmerksam gemacht hat:

- durch Reflexion der internalen Arbeitsmodelle und
- durch neue, korrektive Bindungserfahrungen.

Im besten Fall verschränken sich beide Wege (klärungs- und bewältigungsorientierte Therapien). Der reflexive Weg zur Innenperspektive von Belindas Leid war vorerst »verbaut«. Sie schien den Therapeuten vielmehr darin zu testen, wie schnell er aufgibt und inwieweit er ihren ambivalenten Stil abwertet. Doch er gab nicht auf, und er versuchte, Belinda deutlich zu machen, dass er ihren Bindungsstil als eine »eigene« Entscheidung respektiert. Dies war das »Eintrittsticket« für die Beziehung. Damit waren die großen Probleme nicht gelöst, im Gegenteil, ihr katastrophales Ausmaß wurde dadurch überhaupt erst ersichtlich. Immerhin entwickelte sich im weiteren Verlauf und im Auftrag der Patientin eine interdisziplinäre Zusammenarbeit zwischen ihr, ihren Eltern, dem Diabetologen, der Schule und der Therapie. Die familientherapeutische Assistenz bei der Stabilisierung der Bindungsbeziehungen eröffnete Belinda zunehmend den »sicheren« Zugang zu ihren Eltern als Bindungsfiguren (bzw. deren »feinfühligen« Zugang zu ihrer Tochter). So suchte sie vermehrt die elterliche Nähe, indem sie mit der Mutter shoppen ging *(proximity seeking)*, meldete Kummer an, wenn die Eltern einmal etwas für sich unternehmen wollten *(separation protest)*, ließ die Mutter spüren, dass sie sich bei ihr in Sicherheit wiegte, etwa wenn sie sie bei kniffligen Themen um Rat bat *(secure haven)*, und wagte es zunehmend, abends mit Gleichaltrigen auszugehen und sich für das Skilager anzumelden *(secure base* für die Erkundung der Welt), Aktivitäten, die laut Angaben der Eltern zuvor undenkbar waren.

Systemischer Wegweiser

> »Every field needs explorers and gardeners. Family therapy has had plenty of the former and not enough of the latter.«
> Nichols und Schwartz (1997)[6]

Pamela – und wie sie die Welt sieht

Die Probleme der Psychotherapie allgemein und speziell im Mehrpersonensetting weisen Prozesscharakter (in Anlehnung an Dörner 1990) auf, entwickeln sich in der Zeit und verändern ihre Konfiguration (man sollte das Richtige zur richtigen Zeit auf die richtige Art umsetzen, wobei man unter Zeit- oder Handlungsdruck gerät). Meist handelt es sich um »Mehrfachprobleme« (viele Probleme müssen nebeneinander und nacheinander gelöst werden), die von einer gewissen Unbestimmtheit geprägt sind.

Die Supervision mit ihrem Fokus auf den kasuistischen Einzelfall ist ein Anlass, der Widersprüche zwischen Denken und Handeln, Theorie und Praxis zum Ausdruck bringt. Ein häufiger Widerspruch ist jener zwischen einem enthusiastischen und »systemisch« motivierten Einerseits: »Ja, jetzt wo ich den Systemzusammenhang erkenne, leuchtet es mir ein, dass als Nächstes die in das Problem verstrickten Personen mit einbezogen werden müssen.« Und (anlässlich der darauffolgenden Supervisionssitzung) einem ernüchterten Andererseits: »Ich hab's versucht, aber der Vater hat nicht zurückgerufen.« Oder: »Meine Oberärztin sagte, diese Patientin sei in einer Studie, und da müssten die Rahmenbedingungen konstant gehalten werden.«

Die »idealtypische« Supervisandin (bzw. der entsprechende Supervisand) ist 29 Jahre alt, arbeitet als ÄrztIn oder PsychologIn in der Assistenzrolle einer psychiatrischen Klinik, verbringt einen Gutteil der kostbaren Arbeitszeit tippend vor Monitoren und bringt, obwohl im Klinikalltag dafür immer weniger Zeit vorgesehen ist, den folgenden Fall in die Supervision.

---

[6] Jeder Bereich benötigt Forscher und Erhalter. Familientherapie kannte eine Menge von den Ersteren und nicht genug von den Letzteren. [Übers.: J. L.]

Fallbeispiel 8: Über die Ecken denken
Die 31-jährige Pamela, die noch immer bei ihrer Mutter wohnt, ist tranquilizersüchtig, depressiv und leidet seit vielen Jahren an einer Depersonalisationsstörung. Wegen eines Suizidversuches wurde sie von der hinzugezogenen Hausärztin einmal mehr in der psychiatrischen Klinik untergebracht. Nach wenigen Tagen lief sie aber von da weg. Kurz darauf meldete sich ihre Mutter per Telefon bei der Supervisandin.

MUTTER: Pamela ist jetzt einmal mehr bei ihrer Großmutter gelandet. Das ist meine 90-jährige Mutter, die es einfach nicht lassen kann, sich einzumischen. Pamela wird jetzt wieder für einige Wochen dortbleiben, und dann beginnt das Theater von vorn. Das geht seit Jahren so. Ich kenne meine Mutter. Sie lässt sich von niemandem etwas sagen. 90 Jahre haben sie nicht klüger gemacht, und sie denkt schlecht von der Psychiatrie. Sie denkt, man schaue nicht gut zu Pamela, und sie verwöhnt sie, wo immer es geht. Das ist auch gegen mich gemünzt. Es ist immer dasselbe. Früher, als mein Mann noch gelebt hat, hat Pamela das Spiel mit ihm getrieben. Jetzt treibt sie es mit ihrer Großmutter. Wenn Pamela sich einer Verantwortung stellen sollte, dann geht sie zu ihr und legt sich in ihr Bett. Das geht dann eine Zeit lang so, bis meine Mutter auch nicht mehr kann. Dann telefoniert sie mir und macht mir Vorwürfe ... Aber so kann es doch nicht weitergehen. Ich bin verzweifelt, und ich mache mir Sorgen um meine Tochter. Bald kann ich auch nicht mehr.

Im Verlaufe der Supervisionsstunde werden folgende drei Themen erörtert: Wie unterscheidet sich die Individual- von der Systemdiagnose? Womit zeichnet sich das Problemsystem aus? Und was kann die Supervisandin für ihre Fallführung konkret tun?

Zur Individualdiagnose
Auf den ersten Blick stehen die Sorge um Pamela im Zentrum und die Frage, ob ein kontextuelles Verständnis ihres Problems zu einer hilfreichen Intervention führen könnte. Immerhin gibt es gute Gründe zur Annahme, dass Pamela Hilfe benötigt. Sie leidet bereits seit ihrem 17. Lebensjahr an einer damals in der Klinik diagnostizierten Depersonalisations- und Derealisationsstörung (ICD-10: F48.1). Dieser frühe Beginn ist nicht untypisch (mittlerer Krankheitsbeginn bei 16 Jahren, vgl. Simeon 2004). Aus den Akten geht hervor, dass sie sich bereits damals über ein Gefühl der Unwirklichkeit beklagte, so als lebte sie unter einer Glashaube, entfremdet und entrückt von sich selbst (»De-

personalisation« ist ein Zustand gestörter Wahrnehmung mit gesteigerter Selbstwahrnehmung, worin das Selbst ganz oder teilweise als unwirklich, isoliert oder künstlich erscheint; komplexe Veränderungen wie das Gefühl entfremdeter Identität, gestörtes Zeitgefühl und eine Abwesenheit emotionaler Reaktionen gehören ebenso dazu wie das »Gefühl«, neben sich herzugehen oder sich selbst aus der Ferne zu beobachten; die Phänomene können durch endokrinologische, neurophysiologische, elektrophysiologische und hirnstrukturelle Befunde objektiviert werden; vgl. Michal u. Beutel 2009). Differenzialdiagnostisch gab es keine Hinweise auf Stoffwechselkrankheit, Epilepsie oder Intoxikation. Gemäß diagnostischen Leitlinien ICD-10 müssen für eine eindeutige Diagnose zumindest eines der Kriterien 1 oder 2 sowie die Kriterien 3 und 4 erfüllt sein:

1. Depersonalisationssymptome, d. h., der Betroffene empfindet seine eigenen Gefühle und Erfahrungen als losgelöst, fern, nicht als seine eigenen, verloren usw.
2. Derealisationssymptome, d. h., Objekte, Menschen oder die Umgebung erscheinen unwirklich und fern, künstlich, farblos, leblos usw.
3. Der Betreffende akzeptiert, dass hier ein subjektiver und spontaner Wechsel eingetreten ist, der nicht von äußeren Kräften oder anderen Personen verursacht ist (d. h., es besteht Krankheitseinsicht).
4. Klares Bewusstsein und Fehlen eines toxischen Verwirrtheitszustands oder von Epilepsie.

Die Klassifikation aufgrund operationalisierbarer Hinweise ist eine große Hilfe für das klinische Verständnis einer Störung, etwa wenn es darum geht, Vergleiche mit anderen Patienten anzustellen oder eine Risikoabschätzung vorzunehmen. Demzufolge wissen wir, dass sich immerhin 10 % der Menschen mit schweren Depressionen das Leben nehmen, wobei in komorbiden Situationen, wie sie auf Pamela zutrifft, das Risiko weit höher ist.

Anderseits basieren die Informationen über Pamelas aktuellen Gesundheitszustand auf Mitteilungen aus zweiter Hand (Außenperspektive). Was Pamelas Mutter uns über ihre Tochter erzählt, ist durch ihre eigenen Ängste, Einstellungen und Ziele gefiltert. Ob Pamela zu dieser Beschreibung der Wirklichkeit ihr Einverständnis geben würde, ist offen (Innenperspektive). Zwar wäre das rasch geklärt: »Wenn du nicht weißt, was in einer Person vorgeht, dann frage sie, sie wird es dir erzählen«, wie der Begründer der »Theorie der persönlichen Konstrukte«, der US-amerikanische Psychologe Georg Alexander Kelly (1905–1967), empfiehlt (1991, p. 330, zit. nach Pervin 1993). Allerdings scheint er einen Kontext vorauszusetzen, der es erlaubt, diese Empfehlung umzusetzen.

Eine systemische Herangehensweise könnte in diesem Fall mit der Beschreibung einer Strategie gekennzeichnet werden, die einen Kontext herstellt, worin diese Frage aus der Innenperspektive von Pamela beantwortet werden kann.

Systemdiagnose
Das gibt uns die Gelegenheit, auf einige Stärken der systemischen Sicht- und Handlungsweise einzugehen, d. h. auf das therapeutische Arbeiten an und mit Kontexten. Verkürzt kann man systemische (Familien-)Therapie in der Landschaft der Psychotherapie durch folgende Koordinaten verorten (von Schlippe u. Schweitzer 2009):

- Im Zentrum des systemtherapeutischen Interesses steht ein *beklagtes Problem.* Hier ist es die Verzweiflung von Pamelas Mutter über den »ewigen Kreislauf« mit ihrer Tochter – aber nicht Pamela selbst bzw. die Diagnose.
- Genau genommen, ist das Problem eine *Kommunikation* über diese Verzweiflung (Sozialsysteme werden durch Kommunikation konstituiert). Ein Problem stellt sich in der systemischen Therapie grundsätzlich als »eine *Kommunikation* über einen für veränderungsbedürftig und -fähig bewerteten Sachverhalt dar (d. h. als störend, falsch, unpassend usw.). Dabei ist nicht der Sachverhalt an sich das Problem, sondern die darüber etablierte und dauerhaft konservierte Kommunikation [...]. Ein Problem ist für professionelle Helfer dann relevant, wenn es 1) bei einzelnen oder mehreren Beteiligten Leiden auslöst, 2) zum Aufsuchen eines professionellen Helfers (Therapeuten) führt und 3) von diesem als Eingangsvoraussetzung für die Erzeugung eines Hilfssystems beurteilt und akzeptiert wird« (Ludewig 1991, S. 6).
- Das deklarierte Problem der Mutter hat primär nichts zu tun mit irgendeiner F-Diagnose bei Pamela, und es beschreibt auch

keinen »Wesenszug« der Mutter oder von Pamela, sondern besteht aus einem *Prozess oder einem Geschehen*, »an dem viele verschiedene miteinander interagierende Menschen beteiligt sind« (von Schlippe u. Schweitzer 2009, S. 7). Wer genau daran beteiligt ist, zeigt sich der Fachperson erst im Prozess der Exploration eines Problemsystems.

- Die systemische Fachperson verzichtet auf den Anspruch, als Expertin die einzig »wahre« Position innezuhaben. Zwar respektiert sie die wissenschaftliche und praktische Relevanz von validierten Diagnosen und Störungszusammenhängen (diese zu leugnen fällt aufgrund des heutigen Forschungsstandes schwer), sie unterstellt sie aber einer kooperativen Suche nach Übereinstimmung *(informed consent)*. Infolgedessen orientiert sie sich an den *unterschiedlichen Perspektiven auf die (Problem-) Wirklichkeiten* und an der Kommunikation darüber. Zwar anerkennt sie die Notwendigkeit, zweckgebundene Diagnosen zu stellen – etwa für eine manualisierte Therapie, bei Rentenanspruch oder im professionellen Austausch –, dabei verliert sie aber die damit verbundenen Risiken nicht aus den Augen (z. B. sich selbst erfüllende Etikettierungsprozesse bei schweren Diagnosen). Im Zweifelsfall stellt sie den Dialog über unterschiedliche Perspektiven und Therapieoptionen in den Vordergrund. Hierzu eignen sich Fragetechniken, unter anderem jene des zirkulären Fragens.
- In systemischer Optik *ist jeder Mensch »selbstreferenziell«*, will heißen, seine eigene Position ist für ihn selbst und seine Entscheidungen ausschlaggebend, und er übernimmt dafür auch die Verantwortung. Es hindert ihn allerdings nichts, durchaus auch andere Positionen zu berücksichtigen. Wegen der Selbstreferenz schreiben wir keine Berichte oder Gutachten, die nicht mit den Betroffenen – manchmal Wort für Wort – abgestimmt sind. Das zwingt die Fachperson nicht nur zum Eingehen auf die Sensibilitäten des Klientensystems – ein begutachteter Klient: »Sie schreiben da etwas von Suddesto..., nein, Sugges... [schaut im Bericht nach] ja, ich meine: S-u-g-g-e-s-t-i-b-i-l-i-t-ä-t! Ist das eigentlich etwas Schlimmes?« –, der Akt des ehrlichen und aktiven Eingehens auf die Unsicherheiten ist gleichzeitig ein wichtiger Beitrag zur Herstellung eines vertrauensvollen Arbeitsbündnisses.

- Systemik orientiert sich an der *Kooperation im Problem- bzw. Therapiesystem*, das heißt an der Kooperation mit den Menschen, die durch das Problem bzw. durch die (verbale, paraverbale, nichtverbale) Kommunikation darüber miteinander verbunden sind. Das hat zur Folge, dass sich systemisch arbeitende Therapeuten auch im Mehrpersonensetting zurechtfinden müssen. Dieses unterliegt andern Gesetzmäßigkeiten als das traditionelle Zweiersetting; denn dabei

»wird mit jedem Wort etwas in die Welt gesetzt, das nicht mehr ungeschehen gemacht und einem vom Partner außerhalb der Sitzung immer wieder vorgehalten werden kann. Der Therapeut muss sich deshalb im Mehrpersonensetting wesentlich aktiver und direktiver verhalten als im Setting der Einzeltherapie. Er muss auf der einen Seite das therapeutische Geschehen so weit im Griff behalten, dass es nicht destruktiv entgleist, er muss auf der andern Seite den Patienten ermöglichen, offener miteinander zu sprechen. Bleibt der Therapeut passiv, so entwickelt sich der Streit zwischen den Partnern in ähnlicher Weise wie zu Hause, was die Klienten dem Therapeuten zum Vorwurf machen« (Willi 2005, S. 66).

Unter diesen Bedingungen ist es viel schwieriger, zu den Menschen eine vertrauensvolle Beziehung aufzubauen.
- Die *Auftragsklärung* ist ein zentraler Bestandteil der systemischen Therapie und hängt teils von äußeren Bedingungen ab, also davon, ob es sich z. B. um einen Auftrag für ein Gutachten, zur Abklärung und Beratung, bei Notfallsituation und Krisenintervention, zur stationären Aufnahme oder zur ambulanten Psychotherapie handelt. Klientenseitig erweisen sich Aufträge oft als unklar (»Wir möchten eine glücklichere Ehe führen«) oder als ambivalent (»Die Zwänge sind für meine Angehörigen schon belastend, aber sie geben mir auch Halt«). Im Mehrpersonensetting können sie zudem divergieren oder sich konkurrenzieren (die eine Seite will Therapie, die andere nicht). Im Therapieverlauf können Aufträge auch wechseln, etwa von einer Angsttherapie zu einer Paarproblematik. Dabei kann es zu »gerutschten Übergängen« (= rascher Wechsel von einem gerade in Bearbeitung stehenden Auftrag zum nächsten, vgl. Dörner 1990) kommen, sodass daraus eine Konfusion des Auftrags resultiert. Schließlich ergeben sich für eine »adaptive«

Therapie immer wieder Situationen, in denen ein Auftrag überhaupt erst durch das Therapie*angebot* zustande kommt.
- Systemische Therapeuten sind es gewohnt, sich an den *Ressourcen* der Menschen zu orientieren statt an Pathologie und Dysfunktion. Damit ist mehr als eine Floskel gemeint, es impliziert eine Grundhaltung,

»die in der Heilpädagogik Förderdiagnostik heißt. Gemeint ist eine gezielte Erkundung jener ›Ressourcen‹, die versprechen, Ansatzpunkte für hilfreiche therapeutische Maßnahmen zu bieten. In diesem Sinn schlug ich vor einiger Zeit das Konzept der ›Überlebensdiagnostik‹ vor. Dies meint ein gezieltes Bemühen des Helfers, auf die Bedingungen zu achten, die es dem Hilfesuchenden ermöglicht haben, sein bisheriges Leben mindestens insoweit zu meistern, als er noch lebt [...]. ›Überlebensdiagnostik‹ zielt auf die Erkundung und Nutzung von Ressourcen und bahnt die Aktivierung eigener Mittel des Klienten, um das Problem zu bewältigen« (Ludewig 2003, S. 317).

- Die Abwendung von den Defiziten und die Hinwendung zu den Ressourcen erleichtern auch eine *wertschätzende Beschreibung* der Menschen und ihrer Handlungen. Es kann für KlientInnen sehr entlastend sein, ihre Geschichte so zu verstehen, dass ein Verhaltensmuster, das heute für sie problematisch ist, zu einem früheren Zeitpunkt ihrer Biografie als eine adäquate oder sogar überlebenswichtige Strategie verstanden werden kann.
- Orientierung am *Problemsystem*.

Ein Problem kennzeichnet das System

In der Therapiepraxis orientieren wir uns am Konzept des *problem-determined system* (des problemdeterminierten Systems oder, kurz: des Problemsystems; vgl. Anderson u. Goolishian 1990; Ludewig 2000). Dieser Ansatz stellt nicht die Struktureinheiten »Paar, Familie« ins Zentrum, sondern das »beklagte Problem« bzw. das *Sozialsystem, das sich durch Kommunikation und Interaktion um das Problem herum konstituiert und es aufrechterhält*. Da Pamela von Fachleuten mit guten Gründen als krank diagnostiziert wird, macht sich ihre Mutter verständlicherweise Sorgen um sie. Spricht sie aber von dieser Sorge, so flüchtet Pamela zur Großmutter. Diese wiederum macht der Mutter Vorwürfe. Mit andern Worten: Die »Kommunikation« über den als leiderzeugend und veränderungsbedürftig bewerteten Sachverhalt ist das

Problem, nicht »die Familie«, auch nicht die beiden »Mutter-Tochter-Dyaden« oder die »Großmutter«. Nicht einmal »der Sachverhalt an sich (ist) das Problem, sondern die darüber etablierte und dauerhaft konservierte Kommunikation« (Ludewig 1991, S. 6).

Mit anderen Worten: Nicht das (Familien-)System erzeugt das Problem (= systemdeterminiertes Problem), sondern umgekehrt, das Problem kennzeichnet das System (= problemdeterminiertes System).

Ursprünglich stützte sich der Problemsystemansatz konzeptuell auf neuere Hermeneutik und auf den sozialen Konstruktionismus (Gergen 2002), und er verstand sich als postmoderner, linguistischer Kollaborationsansatz. Dadurch grenzte er sich gegenüber einer »modernistischen« Sicht der Therapie als eines »vom Therapeuten gesteuerten Unterfangens« ab (Anderson 1999, S. 45). Vielen Fachleuten, einschließlich uns selbst, erleichterte er ein Umdenken und eine Relativierung der eigenen Expertise (und einen multilateralen Anschluss an die Menschen als eine therapeutische Conditio sine qua non).

Das »Problemsystem Pamela« umfasst (aus der Sicht der Mutter) Pamela selbst, die Mutter, die Großmutter, die Hausärztin und weitere Fachleute. Im Zentrum stehen indessen die drei Frauen. Wie kann man sie zur Zusammenarbeit gewinnen? Es ist wenig Erfolg versprechend, hinzugehen und ihnen Kooperation zu verordnen. Hingegen bietet sich ein adaptives Vorgehen an.

Aber was heißt das nun konkret? Eine Supervision ist kein philosophisches Seminar und keine Selbstverwirklichungsbühne für belesene SupervisorInnen. Im Rahmen einer aktiven und interventionsfreudigen Therapieform hat die Supervisandin einen Anspruch auf Handlungsempfehlungen.

Handlungsvorschläge

Nachdem Pamela in der Klinik bekundet hat, dass sie eine Therapie ablehnt, und da keine gesetzliche Auflagen für einen Klinikaufenthalt bestehen (z. B. ein sogenannter FFE = Fürsorgerischer Freiheitsentzug bei akuter Gefährdung von eigenem oder fremdem Leib und Leben), und in Anbetracht der Tatsache, dass sie volljährig und nicht bevormundet ist und nun Aufnahme in der eigenen Familie gefunden hat, ist die Auftragslage für eine »Therapie« problematisch. Insofern ist ein sowohl ethisch wie pragmatisch bestimmbares Dilemma gegeben. Einerseits: Von außen gesehen, sind die Menschen ganz offensichtlich durch die wechselseitig-zirkuläre Bedingtheit ihrer Verhaltensweisen in ein Drama verwickelt, dessen Ausgang aus klinischer Perspektive nichts Gutes erwarten lässt. Anderseits besteht kein Auftrag zur Intervention, und ohne Auftrag zu handeln gilt in der Psychotherapie als eine Falle, da die Therapie in diesem Fall zu stagnieren oder zu scheitern droht.

Aus psychiatrischer Sicht besteht allenfalls die Notwendigkeit, den Status quo mit der zuweisenden Hausärztin zu besprechen (genau dies hat der zuständige Oberarzt der Supervisandin empfohlen). Am Telefon habe die Hausärztin festgehalten: »Ich kenne die Familie seit vielen Jahren. Wenn Pamela bei ihrer Großmutter ist, dann ist sie in einem Nest, aus dem sie so rasch niemand rausbringt, und das geht dann so lange, bis die Großmutter überfordert ist und Pamela zur Mutter umzieht. Was man da machen kann, weiß ich auch nicht, weil, das ist irgendwie festgefahren. In ein paar Monaten wird mich dann die Mutter anrufen, weil Pamela wieder depressiv ist oder Tabletten geschluckt hat.«

Um die Supervisandin nicht in ein »Sandwich« zwischen den Möglichkeiten im Kontext ihrer Klinik und jenen im Kontext der freiberuflichen Praxis (= Realität des Supervisors) zu »klemmen«, wird folgende Empfehlungen abgegeben: »Ein nicht zu unterschätzender Faktor für jede Therapieentscheidung ist der relevante Arbeitskontext. In der Klinik sind gewisse Handlungen eher bzw. weniger oder anders möglich als in der ambulanten Praxis und umgekehrt. Wenn Sie wollen, können wir ein Vorgehen durchspielen, das von Voraussetzungen ausgeht, als wären sie frei in Ihren (Kontext-)Entscheidungen. Was Sie daraus für den Klinikkontext herausnehmen, müssten Sie dann allerdings selbst entscheiden.«

Obwohl keine Klinik einen Auftrag für die Therapie mit abwesenden Patienten vorsieht, ist die Supervisandin damit einverstanden, ein Szenario zur Herstellung eines kooperativen Arbeitskontextes zu entwickeln (Exploration eines Problemsystems). Am ehesten schien Pamelas Mutter an einer Zusammenarbeit interessiert zu sein und einen Veränderungsprozess in Gang setzen zu wollen (sie machte am Telefon einen leidenden Eindruck, was auf eine Veränderungsmotivation hindeutet).

Im Rollenspiel wird das Gespräch mit der Mutter gespielt. Die Supervisandin übernimmt dabei die Rolle der Mutter, da sie diese im Telefonkontakt direkt erlebt hat, und sie kennt auch die anamnestische Aktenlage, derweil der Supervisor den Therapeuten spielt.

SUPERVISOR: Gesetzt den Fall, es gäbe irgendeine Methode, die dazu führen würde, dass Ihre Tochter Pamela professionelle Hilfe annehmen könnte, wie wichtig wäre für Sie eine solche Methode?
»MUTTER«: Das wäre sehr wichtig. Seit vielen Jahren hoffe ich, dass endlich jemand meiner Tochter helfen könnte.
SUPERVISOR: Gesetzt den Fall, Pamelas Großmutter würde hier sitzen, und ich würde ihr die gleiche Frage stellen. Was würde sie darauf sagen?
»MUTTER«: Meine Mutter ist sehr selbstsicher. Sie hält nichts von Psychotherapie. Im Gegenteil, sie glaubt, dass ich an den Problemen von Pamela schuld bin, weil ich die Psychiatrie und Psychologen ins Spiel gebracht habe. Meine Mutter glaubt, das sei alles des Teufels.
SUPERVISOR: Und was würde Pamela dazu sagen?
»MUTTER«: Sie würde meiner Mutter beipflichten. Zumindest in der Zeit, wo sie bei ihr wohnt. Wenn sie nämlich wieder bei mir ist, nachdem meine Mutter den Löffel hingeschmissen hat, dann ruft Pamela jeweils nach Hilfe. Sie sagt: »Ruf die Hausärztin an, sie soll mich einweisen!«
SUPERVISOR: Und was würde die Großmutter dazu sagen?
»MUTTER«: Das weiß ich nicht. Weil, Pamela ist ja dann wieder bei mir, und meine Mutter zieht sich zurück.
SUPERVISOR: Aha! Interessant. Sie ist in diesem Moment also nicht gegen die Psychiatrie?
»MUTTER«: Wie meinen Sie das? Also, ich denke schon, dass sie dagegen ist. Nur eben, sie zieht sich in diesem Zeitpunkt zurück und sagt nichts mehr dazu.
SUPERVISOR: Eben, das meine ich, sie ist vielleicht theoretisch dagegen. Aber sie hat damit keine Wirkung. Ganz im Gegenteil zur jetzigen Situation, wo der Effekt ihrer Anti-Therapiehaltung einschneidend ist.
»MUTTER«: Ja, das stimmt.
SUPERVISOR: Die Großmutter ist also, was die Auswirkungen ihres Denkens betrifft, einmal dafür, einmal dagegen?
»MUTTER«: Wenn man es so sehen will, ja, das stimmt.
SUPERVISOR: Das tönt aber nicht gerade nach einer selbstsicheren Haltung. Sie sagten ja, Ihre Mutter sei sehr selbstsicher.
»MUTTER«: Ich weiß nicht, ob es das Gleiche ist, sie ist sehr dominant. Ich kenne sie nicht anders, sie war immer dominant, und ich musste spuren.
SUPERVISOR: Sie meinen, Ihre Mutter musste immer alles alleine entscheiden, sie ist immer auf sich selbst angewiesen gewesen?
»MUTTER«: Also, mein Vater ... er ist schon vor 20 Jahren gestorben, also, er ist Lehrer gewesen und sehr introvertiert, und er hat alles, was Familie betrifft, meiner Mutter überlassen.
SUPERVISOR: Kann man sagen, Ihr verstorbener Vater hat es sich offensichtlich auch leisten können, alles Familiäre der Mutter zu überantworten? Ich meine, das ist ja nur unter der Voraussetzung möglich, dass er es

Ihrer Mutter auch zutraute. Offenbar hat er sie als ziemlich tapfer und belastungsfähig erlebt?
»MUTTER«: So habe ich es mir noch nie überlegt. Aber es stimmt. Mein Vater hat zu allem, was die Mutter sagte, immer Ja gesagt. Meine Mutter hat einmal gesagt, er sei das Kind in der Familie, das nicht erwachsen werden wolle.
SUPERVISOR: Heißt das, falls man mit Ihrer Mutter gemeinsam kochen will, muss man erst einmal Ja zu ihrem Menu sagen können?
»MUTTER«: Ja, das stimmt [langes Nachdenken]. Ich bin mit ihr immer im Clinch gewesen. Ich habe nie Ja gesagt, immer Nein [Pause]. Vielleicht bin ich ja ganz ähnlich wie sie.
SUPERVISOR: Interessante Hypothese. Falls was daran sein sollte, was würden Sie einem engagierten Helfer raten, was müsste er oder sie tun oder eben gerade nicht tun, um Sie zur Kooperation zu gewinnen? Was müsste dabei beachtet werden? Wo wären die Fallen?

Die Supervisandin ist vorerst über zwei Dinge etwas verblüfft; zum einen über die an sich simple Erkenntnis, dass man am Ende des kurzen Gesprächs auch der Großmutter gute Gründe für ihre Anti-Psychiatrie-Haltung zuschreiben kann. Statt dass eine »eigenbrötlerische, alte Dame« in ihr gesehen wird, wird nunmehr ihre »Mutter-Courage-Seite« angesprochen, der man Sympathien entgegenbringt. Immerhin hat die Großmutter praktisch im Alleingang eine Familie durchgebracht. Zum anderen: Plötzlich sieht sie eine Lösung, wie die Therapie »angepackt« werden könnte. Ihr Ausspruch tönt erstaunt:

SUPERVISANDIN: Aha, ich sehe, ohne die Großmutter läuft hier nichts!

Aus dieser Hypothese ergibt sich die Frage, wie man einen »passenden« Beziehungskontext herstellt, der die Neugier der Großmutter weckt und ihr gestattet, ohne Gesichtsverlust ins Therapieboot einzusteigen. Der Supervisandin dämmert es zusehends, dass es darum gehen muss, Kontexte der »gemeinsam angewandten Vernunft« zu organisieren, und dass Pamelas Mutter dabei eine Schlüsselrolle bekleidet; denn wenn überhaupt eine Fachperson noch den Weg zur Großmutter findet, dann womöglich mithilfe der Mutter.

Zwar zwingen Forschungsergebnisse zum unerfreulichen Schluss, dass

»Menschen lieber gegeneinander wetteifern als füreinander arbeiten. Wenn aber nennenswerte Anreize auf dem Spiel stehen, entfalten sie

Fähigkeiten zur Zusammenarbeit, die man nicht für möglich gehalten hätte« (Mann 1991, S. 109).

Wenn es gelingt, sie zu einer Reihe gemeinsamer und für sie bedeutsamer Ziele zusammenzubringen, kann trotz Rivalität und Feindseligkeiten Kooperation hergestellt werden. Daraus ergeben sich aus systemischer Sicht folgende grundsätzlichen Empfehlungen:

- Stellen Sie einen Kontext her, der für die Betroffenen attraktiv genug ist, damit sie überhaupt »ins Therapieboot« einsteigen (= Exploration des Problemsystems).
- Arbeiten Sie die gemeinsamen Ziele heraus, die in Bezug auf das Problem für alle bedeutsam sind (= Transformation eines Problemsystems in ein Therapiesystem).
- Begleiten Sie die Menschen in der Umsetzung der Ziele und bei der Bewältigung von Schwierigkeiten, die sich ihnen entgegenstellen (= Gestaltung des Therapiesystems).

Nicht von ungefähr setzen Lehrbücher mit ihren Empfehlungen zu dem Zeitpunkt an, »wenn die Familie da ist: Gesprächsbeginn, Begrüßung und Joining« (Wirsching u. Scheib 2002, S. 155). In 25 % der Fälle, in denen Menschen von einer Psychotherapie profitieren könnten, sind sie aber »nicht da« (Grawe 2005). Die klinische Forschung stellt eine eklatante Inkongruenz zwischen der Qualität präventiver und therapeutischer Angebote bei psychischen Leiden einerseits und dem Grad ihrer Inanspruchnahme anderseits fest. Fatalerweise ist die Unterbehandlung gerade in der Kindheit und Jugend manifest, da, wo die meisten psychischen Störungen ihren (Entwicklungs-)Anfang haben (Wittchen u. Jacobi 2005).

Für gewöhnlich wird davon ausgegangen, dass hilfebedürftige Menschen, die kein Interesse an einer Hilfe zeigen oder diese verweigern, keine Motivation »haben«. So aufgefasst, ist Therapiemotivation offenbar eine Größe, die im Menschen schlummert, bis sie sich endlich bemerkbar macht und den Patienten in die Therapie bewegt. Pamelas Mutter sagte am Telefon: »Sie [Pamela] hat kein Interesse an einer Therapie!« Daraus zu schließen, dass sie für eine Therapie nicht motiviert ist, wäre voreilig. Tatsächlich sind Menschen immer irgendwie motiviert, fragt sich nur, auf welche Ziele hin. Therapiemotivation ist ein Konstrukt mit variabler wissenschaftlicher Auslegung, vergleichbar mit dem Konstrukt »romantische Liebe« oder »Intelligenz«, wissenschaftlich sind sie das, was man misst. Ist ein Mensch motiviert, dann ist er sichtlich bemüht, ein Ziel zu erreichen. Die Wahl von Zielen entspricht indessen einem kontextsensitiven Prozess. Die Annahme, dass Pamela in einem Kontext großmütterlicher Totalversorgung (Familienanschluss, warmes Bett, Verständnis, TV) gut motiviert ist, diesen Kontext zu bewahren, hat etwas für sich.

Neuere Forschungsergebnisse sprechen dafür, dass in der psychischen Gesundheitsvorsorge ein proaktives und interaktives Vorgehen sinnvoll ist. Geht man aktiv auf psychisch leidende Menschen zu (im Sinne der Kontextveränderung), so finden sich in Bezug auf ihre Therapiemotivation erstaunlicherweise vergleichbare empirische Ergebnisse wie bei jenen, die von selber kommen (Prochaska 2001).

Unserer Meinung nach wird in der Praxis das Verständnis der Therapiemotivation als ein Stufenprozess nicht genügend berücksichtigt (Liechti 2009). Motivation ist ein Prozess, der von außen – allerdings in beide Richtungen – beeinflusst werden kann. Eine erfolgreiche Motivationspraxis erfordert einen »stufengerechten« Umgang mit den Menschen und ihren Ängsten. Sie gehört in die Verantwortung der Fachperson und ist ein wesentlicher Teil der Systemkompetenz. Daraus ergibt sich folgende Maxime: *Menschen sind grundsätzlich motiviert und kooperativ – nichtmotivierend und nichtkooperativ sind allenfalls die von Fachleuten angebotenen Kontexte.*

Außer in der Orientierung an Kontexten sehen wir zudem in der feinfühligen Wahrnehmung von und im Umgang mit Ambivalenzen eine Voraussetzung für eine erfolgreiche Veränderungstherapie. Ambivalenz ist insofern eine Systemressource, als sie den Blick in mehr als eine Richtung zulässt. Es geht um das subtile Spiel zwischen Erhalten und Wandel, Stase und Auflösung. Jede Struktur unterliegt dieser Ambivalenz, ja sie lebt davon. Zum einen von der Invarianz und »Steifheit«, die schützen und stützen, allerdings auf Kosten von Freiheitsgraden, Variation und Optionen. Um angepasst zu bleiben, müssen sich Strukturen zum andern stets auch wandeln: »Das gesunde System [...] lässt sich mit einem Akrobaten auf einem Hochseil vergleichen« (Bateson 1983), der Verlust seiner Flexibilität besiegelt seinen Tod. In den prägnanten Worten von Konrad Lorenz (1973, S. 260; Hervorh. im Orig.):

»Struktur ist Angepasstheit im fertigen Zustand, sie muss, zumindest teilweise, wieder *ab- und umgebaut* werden, wenn weitere Anpassungen vor sich gehen, neues Wissen erworben werden soll.«

Jede Fachperson kennt die unersprießlichen Interaktionen mit »fundamentalistisch« eingestellten Menschen. Ohne Ambivalenz gibt es keine Aussicht auf Veränderung, und TherapeutInnen sind die »Anwälte dieser Ambivalenz«. In festgefahrenen Situationen geht es darum, die Angst vor Ambivalenzen, Zweifeln und Unsicherheit zu mindern und dadurch einer kreativen Verunsicherung Platz zu schaffen (Morphogenese). Umgekehrt, in allzu labilen Situationen geht es darum, erst einmal Sicherheit herzustellen (Morphostase).

Was zeigt das Interview sonst noch? In Anlehnung an Weiss und Haertel-Weiss (2001, S. 16) können folgende Charakteristika hervorgehoben werden:

- Der Konflikt wird nicht aus der Lebensgeschichte der Patientin erklärt, sondern als Ausdruck eines (Mehrgenerationen-)Beziehungsproblems gedeutet (gemeint sind hier vorrangig die Probleme im Beziehungsdreieck Pamela-Mutter-Großmutter). Dementsprechend beziehen sich die Fragen hauptsächlich auf die Gegenwart und die Zukunft.
- Der Supervisor nimmt eine aktive Rolle ein und stellt eine Reihe von Fragen (öffnenden, zirkulären, provokativen, tentativen = im Sinne eines »Versuchsballons«).
- Der Großteil der Fragen bezieht nichtanwesende Dritte mit ein.
- Hinter den Fragen verbirgt sich die Maxime: »Es könnte auch ganz anders sein.« Der Supervisor zielt durch »Hypothetisieren« darauf ab, Optionen zu mehren, Ambivalenzen zu entdecken, unterschiedliche Perspektiven ins Bewusstsein zu bringen und das Denken zu flexibilisieren.
- Es schimmert eine klare Strategie durch: Der Supervisor möchte die Menschen, die in das Problem verstrickt sind, live zusammenführen. Seine Hypothese lautet: Bis zum Beweis des Gegenteils schlummern in den Beziehungsnetzen, die durch Loyalität und Verpflichtung geprägt sind, Selbstheilungskräfte. Diese sind durch negative Erfahrungen, Überforderung und Ängste verschüttet, nicht aber verloren. Insofern bringt er eine Lenkungsabsicht in den Dialog ein.

- Negativ bewertete Sachverhalte werden vom Supervisor »positiv konnotiert«.

In der Folge nimmt sich die Supervisandin vor, die Mutter zu einem Erstinterview einzuladen. Der durch den Problemsystemansatz ausgelöste elegante Dreh der Perspektive leuchtet ihr unmittelbar ein. Sie ist überzeugt, dass sie das mit der Mutter hinkriegt und dass sich damit ein Weg eröffnen könnte – wenn auch nicht auf Anhieb –, jene Menschen live zusammenzuführen, die das Leid, ohne es zu wissen oder zu wollen, aufrechterhalten. Wie so oft wurde die Supervisandin aber vom Klinikalltag überrollt. Das Interview mit der Mutter hat nie stattgefunden.

Devisen für die systemische Arbeit
Diese Supervisandin existiert nicht »real«, aber wir treffen sie immer wieder an. Daher möchten wir ihr die folgenden sieben Devisen mit auf den Weg geben (Liechti u. Liechti-Darbellay 2010):

1. Hilfesuchende schildern im Erstkontakt ein Drama, dem sie entrinnen möchten, aber nicht können. Hören Sie ihnen gut zu, um rasch eine Vorstellung davon zu gewinnen, welche Namen, Rollen und Beziehungen als einflussreich auf das beklagte Problem erlebt werden.
2. Legen Sie Wert darauf, die problemrelevanten Interaktionspartner persönlich kennenzulernen; denn in jedem therapeutischen Einzelfall liegen womöglich zentrale Faktoren, die ein (biologisches, psychisches, soziales) Problem aufrechterhalten, in der zwischenmenschlichen Kommunikation und in Interaktionsmustern um das Problem herum (und nicht in einem unzureichend angelegten Lösungspotenzial der Menschen).
3. Interpretieren Sie sogenannte Widerstände gegenüber dem Einbezug von wichtigen Bezugspersonen als ein vorläufiges »Ja, aber«: »Ja, es wäre vielleicht hilfreich, aber es ist unmöglich.«
4. Bieten Sie den Hilfesuchenden eine sichere Beziehung, und stellen Sie ihnen in taktvoller Weise erhellende Fragen, um – stets in ihrem Auftrag – die (angstauslösenden) Verhältnisse zu explorieren und zu klären.
5. Arbeiten Sie mit den Ambivalenzen der Menschen. Lassen Sie sich nicht allzu sehr von deren scheinbar unverrückbaren Positionen beeindrucken (z. B. die Revolte eines Jugendlichen

gegenüber seinen Eltern bzw. eine »Überreaktion« der Eltern gegenüber ihrem Kind, die verzweifelten Rückzugstendenzen eines Depressiven, die »Unzugänglichkeit« oder »Uneinsichtigkeit« einer Essgestörten oder die »unversöhnlichen« Streitigkeiten eines Paares). Gehen Sie davon aus, dass Menschen aus ihrer Sicht immer »gute« Gründe für das Einnehmen einer Position haben, auch wenn sie von außen gesehen als »negativ« erscheint (die enervierende »Coolness« und der tief hängende Hosenboden eines Jugendlichen entspringen allem anderen als Gleichgültigkeit). Schaffen Sie in der Beziehung einen »sicheren Ort«, damit Ambivalenzen überhaupt Platz haben. Mitunter entpuppen sie sich als starke (vermiedene) Loyalitätsgefühle.

6. Der gelingende Live-Einbezug der Menschen, die in das Problem involviert sind, bedeutet oft einen entscheidenden Schritt zu einer nachhaltigen Lösung des Problems. Insofern werden dabei relevante Wirkfaktoren der Psychotherapie aktiviert, als »Veränderungen von Erwartungen [...] besonders wirksam durch *Veränderung der faktischen Verhältnisse* herbeigeführt werden« (Grawe 1998, S. 70, Hervorh.: J. L. u. M. L.-D.).

7. Beachten Sie: Hinter dem Selbstverständlichen verbirgt sich oft das Schwierigste.

Klientenorientierte Indikation

> »Nach unserem Verständnis können Verhaltensmodelle oder -schemata
> weder wahr oder falsch noch genau oder ungenau sein,
> sie sind vielmehr danach zu beurteilen, inwieweit sie brauchbar oder
> unbrauchbar für den Zweck sind, dem sie dienen sollen.«
> Bandler, Grinder und Satir (1999)

Expertendefinierte versus klientenorientierte Indikation

In Fachkreisen herrscht das Bild der »klassischen« Paar- und Familientherapie vor, so wie sie ab Mitte des vorigen Jahrhunderts konzipiert wurde und wie sie Eingang in die aktuellen Lehrbücher zu Psychiatrie und Psychotherapie gefunden hat (Wirsching u. Scheib 2002; Perrez u. Baumann 2005).

Die (Lehr-)Meinung geht dahin, dass es eine Frage der expertendefinierten (selektiven bzw. methodendefinierten) Indikation sei, ob in einer bestimmten Therapiesituation Angehörige einbezogen werden sollen. »Expertendefiniert« heißt diese Indikationsform deshalb, weil dabei eine Expertenperson dem Einzelfall je nach der diagnostizierten Störung das passende – d. h. empirisch bestvalidierte – Verfahren zuordnet. Bei dieser Zuordnung geht es sowohl um grundsätzliche Fragen wie »Ist Psychotherapie überhaupt angebracht?« wie auch um differenziertere Fragen bezüglich der Methode, des Settings und der Kombination mit anderen Hilfen (Fiedler 2003).

Wo immer die empirische Validierung einer Methode fortgeschritten ist – man denke an die Chemotherapie bei häufigen Krebserkrankungen oder an Impfung –, ist die methodendefinierte Indikation vorzuziehen. In der Psychotherapieforschung scheint indessen ein gemeinsamer Nenner (noch) nicht gefunden zu sein. Nach Jahrzehnten erfolgreicher Therapieforschung sagte Klaus Grawe kurz vor seinem Tod (Grawe u. Fliegel 2005, S. 128): »Es ist eine noch offene Frage, wie die Psychotherapie am besten weiterentwickelt werden kann.« Unter den offenen Fragen spielen jene der Messbarkeit von Prozessen in triadischen und n-Adischen Beziehungen auf der Basis nichtlinearer Dynamiken sowie die Frage nach Kontexteinflüssen eine gewichtige Rolle.

Ist die expertenorientierte Indikation auf die optimale Passung zwischen Diagnose und Manual ausgerichtet, so zielt die »klientendefinierte« Indikation (sie wird auch als adaptiv, prozess- oder kooperationsorientiert bezeichnet) auf die fluktuierenden Gegebenheiten eines sich entwickelnden Therapiesystems ab. Dabei steht nicht ein bestimmtes Verfahren im Zentrum, sondern ein Vorgehen, das die eingesetzte Methodik an die flexible Zielerreichung anpasst (vgl. Bastine 1981; Mattejat 1997; Schweitzer u. von Schlippe 2006). Eine so arbeitende Fachperson

> »konstruiert ihr Verhalten jeweils neu im Hinblick auf die Erfordernisse der Situation und auf der Grundlage ihrer bisher entwickelten persönlichen und fachlichen Möglichkeiten im Hinblick auf das angestrebte Veränderungsziel« (Ambühl u. Grawe 1989, S. 2, zur Arbeitsweise eines »heuristisch« arbeitenden Therapeuten).

Fallbeispiel 9: Ich lass mir meine Eltern nicht wegnehmen
Standortbestimmung in einem Werkheim für betreuungsbedürftige Menschen. Anwesend sind der 31-jährige Heimbewohner Max K., seine Eltern, sein Beistand, die Psychiaterin (die ursprünglich vor allem der Medikamente wegen einbezogen wurde) sowie die Heimleitung und eine Vertreterin des Heimpersonals, das für die Betreuung des geistig leicht behinderten Max zuständig ist. Anlass zur Sitzung gab das Heimweh von Max. Die Heimleitung hatte den Eindruck, dass Max mit seinem Heimweh das Team spaltete. Im Namen des Heimwehs weigerte er sich nämlich, in der Küche zu helfen oder auch nur einen einzigen Teller abzuräumen. Wenn ihn das Personal an seine (durchaus angemessenen) Pflichten erinnerte, reagierte er gereizt bis ausfällig. Aber auch auf Versuche, ihn zu trösten und ihm Verständnis entgegenzubringen, reagierte er, paradoxerweise, abweisend. Dann schloss er sich ins Zimmer ein und wiederholte stets nur den einen Satz: »Ich lass mir meine Eltern nicht wegnehmen!«

Telefongespräche vor der Standortsitzung ließen erkennen, dass die Helfer den wunden Punkt erkannt hatten. Die Eltern und insbesondere der Vater verhielten sich gegenüber den Wünschen ihres Sohnes, das Heim zu verlassen und nach Hause zurückzukehren, ausgesprochen ambivalent. Das war umso erstaunlicher, als bereits frühere Heimunterbringungen in einer ähnlichen Sackgasse geendet hatten und weil die wenigen Weekends, die Max zu Hause verbrachte, die Eltern an den Rand der Erschöpfung trieben. Suchaktionen und nötig gewordene Polizeieinsätze, nachdem Max davongelaufen war und sich in der Öffentlichkeit auffällig verhalten hatte, bereiteten den Eltern Sorgen. Gegen das aktuelle Heim hatten sie eigentlich nichts einzuwenden, im Gegenteil, der Vater lobte es über die Maßen.

Nun, an einem kalten Novembernachmittag, sitzt Max mit düsterem Ausdruck und umrahmt von seinen Eltern in der Standortsitzung, und auf die wohlgemeinte Frage der Heimleitung, wie er sich denn im Heim fühle, sagt er mit suchendem Blicken zum Vater: »Ich lass mir meine Eltern nicht wegnehmen!«

Alle Anwesenden richten ihren Blick auf die Eltern und warten auf ihre Stellungnahme. Diese schauen ihren Sohn sprachlos an. Max wiederholt leise seine Botschaft: »Ich lass mir doch meine Eltern nicht wegnehmen!« In allen Helferköpfen scheinen sich dieselbe Ratlosigkeit und die Frage einzustellen: »Wie kann man den Vater bzw. beide Eltern dazu bewegen, dass sie in diesen Sekunden nicht schweigen, sondern reagieren und klar Stellung beziehen?« Es wäre doch so einfach! Der Vater könnte seinem Sohn in die Augen schauen, die Hand auf seinen Arm legen und ruhig sagen: »Max, ich weiß, dass du gerne nach Hause kommen möchtest. Wir haben es in der Vergangenheit unzählige Male versucht. Es tut mir so leid, feststellen zu müssen, dass es nicht geht. Du kannst nichts dafür, auch wir Eltern nicht und auch das Heim nicht. Ich und deine Mutter, wir Eltern sind außerstande, dich wieder nach Hause zu nehmen. Es ist einfach zu viel für uns. Wir bleiben deine Eltern, wir kommen dich besuchen, wann immer du es möchtest, und wir haben dich uneingeschränkt lieb. Doch jetzt ist es an der Zeit zu akzeptieren, dein Zuhause ist das Werkheim. Das ist die Realität.«

Was macht es so schwierig für den Vater, diese Sätze auszusprechen? Was lässt ihn stattdessen Löcher in die Luft starren?

Während dieser Standortbestimmung im Werkheim werden verschiedene Probleme deutlich. So gibt es die elterliche Sorge, für Max einen neuen Heimplatz zu suchen, falls sich das »Heimwehproblem« nicht lösen lässt. Es gibt das deklarierte Heimweh von Max und das Problem des Heims, das sich als ausgespielt erlebt und sich ja auch den anderen Heimbewohnern gegenüber verantwortlich fühlt (die Heimleiterin: »Wir sind daran interessiert, Max die Integration in unserer Institution zu erleichtern, doch es müssen alle ihren Teil dazu beitragen, sonst kommen wir langsam an unsere Grenzen«).

Auch für die anwesende Psychiaterin ergibt sich eine schwierige Lage. An sich vertrat sie die Medikamentenfrage. Soll sie trotzdem etwas sagen oder doch nicht? Wenn ja, was kann sie überhaupt beitragen? Fehlt es ihr doch an einem expliziten Therapieauftrag in Bezug auf die stagnierende Entwicklung. Nicht einmal ein gemeinsamer Nenner der Problembeschreibung war auszumachen. Die Sichtweisen und Interessen verliefen in unterschiedliche Richtungen. Auf jeden Fall sind die Bedingungen für irgendein expertendefiniertes Prozedere nicht gegeben (z. B. fehlt ein lerntheoretisch abgestütztes operantes Programm, das zum Ziel hat, Max dabei beizustehen, sich an neue Rahmenbedingungen zu gewöhnen). Im Sinne der adaptiven Indikation macht die Psychiaterin folgendes Angebot.

THERAPEUTIN: Wenn ich mich jetzt zur Situation äußere, dann tue ich das aus einer Außenperspektive. Eigentlich beschränkt sich mein Auftrag ja auf die Medikamentenfrage. Trotzdem erlaube ich mir, etwas zur jetzigen Situation zu sagen. Vielleicht sage ich dabei Dinge, die gleich verraten, dass ich überhaupt nichts verstanden habe. Dann bitt ich Sie darum, es mir zu sagen und mir zu helfen, es besser zu verstehen. Was mich sehr beeindruckt, das ist das allseitige Engagement. [Zu Max:] Ihr Vertrauen in Ihre Eltern, [zu den Eltern:] Ihr Engagement für Ihren Sohn, Ihre Treue und Verlässlichkeit, [zu den Heimprofessionellen:] es beeindruckt mich auch, dass Sie es sich als professionelle Institution alles andere als leicht machen. Ihre Schilderungen zu den Vorkommnissen um das Heimweh von Max und wie sie damit umgehen finde ich sehr professionell. Ich habe den Eindruck, dass Sie einen sehr umsichtigen und engagierten Stil pflegen ... Soweit ich die jetzige Sachlage beurteilen kann, ist trotz allseitigen Bemühens eine gewisse Pattsituation eingetreten. Was ich Ihnen anbieten kann, ist, dass wir im Rahmen einiger Therapiesitzungen nach alternativen Wegen suchen ... Ich meine, es sollte Lösungen geben, die Max dienen und die von allen anderen unterstützt werden können. Allerdings gibt es Lösungen nicht ohne gründliche Gespräche. Ich biete ihnen solche Gespräche an. Mein Angebot ist allerdings an eine Bedingung geknüpft. [Zu den Eltern:] Als Erstes möchte ich mit Ihnen sprechen, denn niemand kennt Max so gut wie Sie. Sie müssten bereit sein, mir zu helfen, die Lebenssituation Ihres Sohnes im Detail zu verstehen.

Die Eltern sagen zu, während Max außerstande ist, eine eigene Meinung dazu zu äußern. Er bestätigt aber das Vorgehen, nachdem ihm die Eltern gut zugeredet haben. In den folgenden Gesprächen mit den Eltern erzählt der Vater, wie er während seiner Jugend als ältester Sohn die Verantwortung für die an multipler Sklerose erkrankten Mutter übernehmen musste, während sein eigener Vater als Handelsreisender oft tagelang von zu Hause fernblieb. In der elterlichen Ehebeziehung zeigen sich »auf Max umgeleitete« Konflikte. Die von ihrem Charakter her eher lebensfrohe Mutter macht ihrem Mann den Vorwurf, er lasse jegliche Lebensfreude vermissen und entziehe sich gemeinsamen Paaraktivitäten, derweil er sich in die Arbeit und in die Sorge um Max verbeiße. Die Eltern sprechen gemeinsam auch zahlreiche Kränkungen und Verletzungen an, wie sie Familien mit einem benachteiligten Kind gerade im Umgang mit professionellen Helfern und Hilfeinstitutionen zuhauf widerfahren. Ein weiteres Thema betrifft die noch lebende 87-jährige Mutter der Mutter, die ihren Schwiegersohn nie gemocht hat, ebenso wenig wie den behinderten Max. Mithin zog sich ein Riss durch Familie und Generationen, der ihnen die Kraft nahm, sich als Individuen sowie in den Beziehungen weiterzuentwickeln.

Die Therapeutin verständigt sich auch mit dem Heimteam. Die zuständigen Professionellen zeigen sich umso motivierter, mit Max »einen Weg« zu finden, je deutlicher es Zeichen dafür gibt, dass die Eltern mit ihnen am gleichen Strang ziehen. »Über den Berg« ist die Therapie nach anderthalb Jahren, als die Eltern eine 14-tägige Reise nach Australien buchten und der Vater es dabei aushält, Max zu Hause (= im Heim) zurückzulassen.

Im Verlaufe dieser »Therapie« gibt es weder einen Auftrag noch eine Diagnose. Der Prozess beginnt vielmehr mit einem therapeutischen Angebot, das aus der Beobachtung entsteht, dass Menschen einander in unglücklicher Weise beeinflussen:

> »Es ist bemerkenswert, dass Biografen, Romanautoren und Bühnenschriftsteller das Verhalten ihrer Personen immer mithilfe des Einflusses erklären, den andere Menschen auf sie ausüben. Selten oder nie nehmen sie zu Traditionen oder Rollen und ähnlichen überindividuellen Abstraktionen als erklärende Prinzipien Zuflucht. Wie so oft, scheint auch hier die Intuition von Schriftstellern den gewichtigen Behauptungen von Sozialforschern überlegen zu sein« (Murdock 1971, zit. nach Blok 1985, S. 92).

Offenbar haben »adaptive« Therapeuten mit Schriftstellern gemeinsam, dass sie sich für die Idiosynkrasie der individuellen Biografie interessieren und dass sie die »Hauptpersonen« auf ihrem Weg eng begleiten und unterstützen.

Paar- und Familientherapie, so wie sie in aktuellen Lehrbüchern zur Psychotherapie behandelt werden, beziehen sich zum großen Teil auf eine expertendefinierte und methodenorientierte Indikation. Vielleicht liegt ein Grund für diese Bevorzugung darin, dass so die Lehre einfacher zu vermitteln ist (deklaratives Wissen, das von Therapieprozessen unabhängig ist, kann in Tabellen dargestellt und auswendig gelernt werden).

Die »klassische« Sichtweise kommt auch in den Leitlinien der Arbeitsgemeinschaft Wissenschaftlich-Medizinische Fachgesellschaften (AWMF) zum Ausdruck (Scheib u. Wirsching 2002). Gemäß diesen Kriterien ist die Paar- und Familientherapie – in Abgrenzung zu individuumzentrierten Verfahren – dann indiziert, wenn:

- das klinische Problem eines Patienten eng verknüpft ist mit Problemen in seinen Paar- oder Familienbeziehungen und diese Beziehungsprobleme ohne Familientherapie nicht oder nur viel langwieriger lösbar sind
- mehrere Familienmitglieder zugleich psychotherapeutischer Behandlung bedürfen oder die individuelle psychotherapeutische Behandlung eines Familienmitgliedes gesundheitsgefährdende Beziehungskrisen bei seinen Angehörigen ausgelöst hat
- chronische oder sehr belastende akute Krankheitsprozesse eines Patienten die Bewältigungsprozesse seiner Angehörigen erschöpft haben, sodass bei ihnen Dekompensation droht
- familiäre Ressourcen für das Weiterleben eines erkrankten Mitgliedes in der Familie, alternativ zu langfristiger Hospitalisierung oder Heimunterbringung, aktiviert werden sollen
- andere Familienmitglieder einen wesentlichen Beitrag zur Bewältigung oder Milderung der klinischen Problematik des Patienten leisten können und dieser Beitrag ohne die Einbeziehung dieser Familienmitglieder in die Therapie nicht bzw. nur unzureichend aktivierbar ist.

Diese Herangehensweise setzt im klassischen Sinn das Individuum ins Zentrum der Betrachtung und stellt ihm die Paar- und Familientherapie als eine Methodik mit begrenzter Anwendung gegenüber. Um Risiken und negative Folgen dieser Methode für die Hilfesuchenden zu vermeiden, werden entsprechende Kontraindikationen angegeben.

Demzufolge ist auf Paar- und Familientherapie (unter anderem) dann zu verzichten, wenn im Verlauf erkennbar wird, dass unerwünschte Wirkungen auftreten, oder wenn im Rahmen der Auftragsklärung deutlich wird, dass die Gesprächsteilnehmer einer Paar- oder Familientherapie gegenüber ablehnend eingestellt sind (Wirsching u. Scheib 2002).

In einem gewissen Kontrast dazu betrachten wir gerade in solcherart »kontraindizierten« Fällen die »adaptive Indikation« für ein systemtherapeutisches Verfahren als gegeben. Allerdings setzt es am Kontext an, nicht am Individuum, generiert dadurch neue Informationen, Sichtweisen und Unterschiede in einem Therapiesystem und bringt somit stagnierende Entwicklung in Gang.

Unterschiede herausarbeiten
Die Aufgabe besteht darin, Hilfesuchende auf Unterschiede aufmerksam zu machen.

> »Was aber ist ein Unterschied? Ein Unterschied ist ein sehr spezieller und dunkler Begriff. Ganz sicher ist er kein Ding oder Ereignis [...]. Ein Unterschied ist etwas Abstraktes [...] In der Welt des Geistes kann nichts – das, was nicht ist – eine Ursache sein. In den Naturwissenschaften fragen wir nach Ursachen und erwarten, dass sie existieren und ›real‹ sind. Denken Sie aber daran, dass sich null von eins unterscheidet, und weil das so ist, kann null in der psychologischen Welt, der Welt der Kommunikation, eine Ursache sein. Der Brief, den man nicht schreibt, kann eine wütende Erwiderung auslösen« (Bateson 1983, S. 580).

Wenn Max sagt: »Ich lass mir doch meine Eltern nicht wegnehmen!«, dann lautet vielleicht die Gegenfrage der Therapeutin: »Ist es denn überhaupt möglich, dass irgendjemand Ihnen die Eltern wegnehmen kann?« Und damit erzeugt sie einen Unterschied (Unterschied über die Zeit ist Veränderung).

Psychisch leidende Menschen sind nicht (nur) in ihrer »Welt« gefangen, sondern auch in ihren Beschreibungen davon. Sie sind sich kaum bewusst, dass sie mit ihren Worten aus der Vielfalt dieser Welt mehr aus- als einschließen. Dadurch werden zwar das Gefühl der Kontrolle *über* die Welt verbessert und entsprechende Ängste gemildert, allerdings zum Preis einer zunehmenden Verarmung des Erlebens *in* der Welt bis zur totalen Vereinsamung. Therapie bedeutet daher stets auch eine Ermutigung zur Bereicherung mit Perspektiven. Der Sprachforscher Alfred Korzybski (1879–1950) bewies seinen Studenten die Unmöglichkeit, eine »vollständige« Beschreibung oder Landkarte anzufertigen, indem er sie beispielsweise einen Apfel beschreiben ließ und für jede vermeintlich abschließende Antwort gleich mehrere weiterführende Zusatzfragen stellte (Rapoport 1972). Daher gilt die Maxime: Helfen Sie den Menschen, die Dinge anders, von einer anderen Seite oder Perspektive aus zu sehen und bisherige Wörter, Begriffe, Bilder etc. zu hinterfragen, relativieren, verflüssigen. In jedem Apfel steckt ein Universum.

Fährten aufnehmen

Eine prozess- oder klientendefinierte Indikation ist eine Therapieempfehlung, die nicht einseitig von Fachleuten vorgegeben, sondern im Gespräch mit Hilfesuchenden erarbeitet wird. Das gilt auch hinsichtlich des Einbezugs Dritter. Einer der Gedanken in diesem Buch besteht in der (funktionalen, psychodynamisch inspirierten) Annahme, dass die ablehnende Haltung gegenüber dem Einbezug von Angehörigen das Ergebnis von Vermeidungslernen darstellt. So aufgefasst, schützen sich Menschen damit vor (weiteren?, vermeintlichen?) traumatischen Erfahrungen, negativen Erlebnissen, unverarbeiteten »Komplexen«, Ambivalenzen, Konflikt- und Bestrafungsängsten. Diese Annahme geht von einer Logik des mehr oder weniger bewussten »Ja, aber« aus (»Ja, vom Kopf her gesehen wäre es richtig, meine Eltern einzubeziehen, aber vom Gefühl her ist es unmöglich«).

Die »wahrste« Wahrheit ist in diesem Fall jene der Klienten. Ein sich an demokratischen Spielregeln und einem »informierten Konsens« orientierendes Therapiegespräch kommt dieser Wahrheit auf die Spur. Dabei hält sich die Fachperson an das konkrete Thema der Systemerweiterung, lässt es nicht aus den Augen und lenkt es in zunehmend fruchtbare, klärende Bahnen, damit die Hilfe suchende Person ihre eigene Positionen dazu einnehmen und Absichten entwickeln kann (sokratisches Gespräch, vgl. Heckmann, 1993). Treten »Widerstände« auf, so generiert die Fachperson neue Hypothesen (»Könnte es sein, dass ich etwas noch nicht ganz verstanden habe?«). Während die (Leit-)Idee der Systemerweiterung den roten Faden bildet, arbeitet sich die Fachperson von Hypothese zu Hypothese vor, als wären es Eisschollen in einem Fluss, den es zu überqueren gilt. Die einen Eisstücke tragen mehr, die anderen halten weniger aus oder brechen weg. Grundsätzlich gilt: Je besser der Therapeut die Gründe für den »Widerstand« gegen den Einbezug von Angehörigen versteht, desto eher kann er der Patientin helfen, ihrerseits das Pro und Kontra eines Einbezugs realistischer einzuschätzen.

Fallbeispiel 10: Wo ist mein Zuhause?
Das folgende Beispiel stammt aus einem Erstinterview mit einer 27-jährigen alleinstehenden Frau, Isabelle N., die in einem Erschöpfungszustand erscheint, weil sie wegen nächtlicher Bulimie-Anfälle im Stundenrhythmus kaum noch zu Schlaf kommt. Sie ist Einzelkind, die Eltern sind geschieden.

PATIENTIN: In der letzten Zeit habe ich verzweifelt nach jemandem gesucht, zu dem ich schlafen gehen könnte, doch es hat sich einfach nichts ergeben. Und zu meiner Mutter ... da habe ich das Gefühl ... also, sie hat ohnehin nur ein Bett ... Und irgendwie hält mich einfach etwas davon ab. Ich bin jetzt 27-jährig ... und zu meinem Vater kann ich auch nicht gehen, einfach weil mich zu viel an die früheren Probleme erinnert. Nein, also das ginge auch nicht. Also, ich muss irgendwie doch alleine klarkommen.
THERAPEUT: Darf ich Sie etwas fragen? Vielleicht ist es eine merkwürdige Frage.
PATIENTIN: Ja, sicher.
THERAPEUT: Gesetzt den Fall, es gäbe irgendeine Methode, die sofort und radikal wirkt. Diese Wundermethode vermag Sie zwar nicht vor der Bulimie zu schützen, aber immerhin vor all den schlechten Gefühlen, den Ängsten, Scham- und Schuldgefühlen, die sie mit sich bringt. Da stünden Sie nun, Sie und die Bulimie, die Ihnen die Nächte schwer macht. Nun wären Sie also in der Lage, *absolut frei* zu entscheiden, bei wem Sie die Nächte verbringen möchten. Bei wem würden Sie die nächste Nacht verbringen?
PATIENTIN: Das ist schwierig zu sagen. Am liebsten bei einer Freundin. Aber das habe ich bereits aufgegeben, weil, da würde ich mich schämen, wenn ich dann doch einen Essanfall hätte. Ich habe sie auch schon gefragt, und sie hat dann nach einiger Überlegung abgelehnt. Das hat mich sehr gekränkt, ehrlich gesagt ... Ja, es klingt komisch, aber am liebsten bei der Mutter ... und das tut auch weh, weil ich jetzt merke, wie sehr mir das fehlt. Ich meine, dass ich diesen Ort nicht habe, wo ich nach Hause gehen kann. Aber ich möchte es auch nicht erwarten, weil ... die Eltern sind ja eigentlich nicht mehr für mich verantwortlich [lange Pause] ...
THERAPEUT: Noch eine andere Frage. Falls es eine solche Methode gäbe, und sie würde dazu führen, dass wir hier in Anwesenheit dieser Menschen,

zum Beispiel mit Ihrer Freundin oder Ihrer Mutter, diese Fragen erörtern könnten ... ohne Scham, ohne Schuldgefühle und auch ohne Angst, dass Sie dabei die Selbstständigkeit verlören ..., wie wichtig wäre für Sie eine solche Methode, sagen wir, auf einer Skala 1 bis 10, 10 bedeutete sehr wichtig?

PATIENTIN: Also ... schon 8 oder 9 [Klientin beginnt still zu weinen]. Ich weiß, dass ich meine Mutter mit meinen Problemen belaste. Sie gibt mir zu spüren, dass ich jetzt endlich selbstständig sein sollte ... dass ich sie in Ruhe lassen soll.

THERAPEUT: Verstehe ich Sie richtig, Sie gehen davon aus, dass Ihre Mutter kein Interesse hat, die Nächte mit ihrer erwachsenen Tochter zu verbringen?

PATIENTIN: Ja. Sie gibt es mir zu spüren.

THERAPEUT: Und wie macht sie das?

PATIENTIN: Wenn es mir schlecht geht, dann reagiert sie ungeduldig und hat keine Zeit.

THERAPEUT: Gesetzt den Fall, Ihre Mutter säße hier mit uns, und sie würde nun protestieren und behaupten, das sei nicht Ungeduld, sondern das sei wirklich nur Überforderung ... Schuldgefühle, schlechte Mutter und so ... Sie halte es einfach nicht aus zuzusehen, wie sehr ihre geliebte Tochter leidet.

PATIENTIN: Das kann ich mir nicht vorstellen!

THERAPEUT: Gibt es in Ihrem Umfeld Menschen, die sich das durchaus vorstellen könnten?

PATIENTIN (nach langer Überlegung): Vielleicht meine Freundin. Ja, sie hat einmal gesagt, meine Mutter habe ein schlechtes Gewissen wegen der Scheidung. Das sehe ich aber nicht so.

THERAPEUT: Wie sicher sind Sie in Ihrer Einschätzung, sagen wir in Prozent?

PATIENTIN: 99 Prozent!

THERAPEUT: Aha. Sie sind sich ziemlich sicher.

PATIENTIN: Ja.

THERAPEUT: Aber eben nur *ziemlich*. Gesetzt den Fall, Sie würden sich täuschen, das eine Prozent – beziehungsweise Ihre Freundin – wäre dann näher bei der Wahrheit. Wie wichtig wäre Ihnen diese Erkenntnis, sagen wir auf einer Skala von 1 bis 10?

PATIENTIN: Ich kann mir das zwar nicht vorstellen, aber das wäre schon eine neue Sichtweise. Ja, das wäre für mich neu, es wäre sehr wichtig, also 10. Aber meine Erfahrungen sind anders. Ich kenne doch meine Mutter.

THERAPEUT: Sie erwähnen Ihre *Erfahrungen* mit der Mutter ... Könnte es sein, dass sich da zwischen Ihnen und Ihrer Mutter eine Art Teppichmuster eingespielt hat, sodass die Mutter in diesem Mutter-Tochter-Teppich gar nicht anders weben kann als ungeduldig, auch wenn sie selber es vielleicht ganz anders erlebt?

PATIENTIN (lange Pause): So habe ich mir das noch nie überlegt.
THERAPEUT: Wäre es für Sie ein gangbarer Weg, die Mutter zu einer Sitzung einzuladen, um das Teppichmuster der Beziehung allenfalls aus einer neuen Perspektive zu betrachten?
PATIENTIN: Ja, schon. Nur glaube ich nicht, dass sie kommen möchte.
THERAPEUT: Eines muss klar sein: Ob Sie die Mutter einladen möchten oder nicht, das ist letztlich Ihre eigene Entscheidung. Ich kann allenfalls Fragen stellen. Falls Sie es wünschen, dann bestünde ein erster Schritt beispielsweise darin, dass Sie die Mutter einfach mal darauf ansprechen. Falls sie die Einladung ablehnt, wäre das für Sie ja nichts Neues. Ihre 99 Prozent kämen dann einfach zum Zug. In der nächsten Sitzung könnten wir uns dann überlegen, ob Sie das so akzeptieren oder doch weiter hinterfragen möchten ...

Haltung und Fragenmethodik der Fachperson sind systemisch-beziehungsorientiert. Das Gespräch zielt darauf ab, die Wirklichkeitskonstruktionen der Klientin in Bezug auf die Einbeziehung der Mutter zu stören oder anzuregen (konstruktivistischer Zugang). Dabei lässt sich der Therapeut vom (bindungstheoretischen) Konzept führen, dass die Patientin im Verlaufe ihrer Entwicklung ein »unsicheres« Beziehungsmodell (in der Sprache der Bindungstheorie: »inneres Arbeitsmodell«) aufgebaut hat. So gesehen, ist sie nicht »Opfer einer kalten Mutter«, sondern gefangen in den kognitiv-affektiven Vermeidungsschemata sowie in der sich selbst erfüllenden und perpetuierenden Dynamik auf der Beziehungsebene. Teils als »Opfer«, teils als »Urheberin« ist sie zirkulär-kausal in das Netz der kybernetischen Kreisläufe eingebunden.

Um leidaufrechterhaltende Muster nachhaltig zu unterbrechen, haben bereits die Familientherapiepioniere propagiert, problemrelevante Personen physisch einzubeziehen (in der ihnen eigentümlichen Sprache): »Der Therapeut muss die Personen zusammenführen, um sie unabhängiger zu machen« (Haley 1979, S. 20). In neuer Lesart wird dadurch der (systemische) Arbeitskontext optimiert, sodass sich sowohl autoorganisatorische Prozesse wie auch erlebnisaktivierende und sinnlich-korrektive Erfahrungen einstellen.

Die Hypothese, dass Hilfesuchende die Einbeziehung signifikanter anderer grundsätzlich wünschen, schließt nicht aus, dass es gute Gründe für ihre Verwerfung gibt – etwa bei Missbrauchserfahrungen. Mitunter haben Patienten auch die schlechte Erfahrung gemacht, dass sie ihre Angehörigen vor Schuldzuweisungen schützen müssen. Das Verwerfungsrecht bleibt immer aufseiten der Klientel (im Sinn des »plébiscite quotidien«, vgl. Renan 1882, das echte Freiwilligkeit anstrebt). Außerdem sollte das Risiko einer »Theoriegegenübertragung« ausgeräumt werden, das sich dadurch ausdrückt, dass KlientInnen ihre Angehörigen einladen, weil sie sich mit der Fachperson und ihrer Therapietheorie identifizieren (Hubble et al. 2001). Hierzu sind Verbesserungs- und Verschlimmerungsfragen geeignet, etwa wie folgt:

- Sie haben sich nun entschieden, Ihre Mutter zu einer Sitzung einzuladen. Ganz konkret, woran würden Sie nach dieser Sitzung erkennen, dass die Entscheidung falsch (richtig) war?
- Wie müsste die Sitzung konkret verlaufen, damit Sie an ihrem Ende immer noch (überhaupt nicht mehr) den Eindruck haben würden, dass die Entscheidung richtig (falsch) war?
- Welche Kommentare könnten wichtige Bezugspersonen beisteuern, sodass Sie sich mit Ihrer Entscheidung sicherer oder unsicherer fühlen?

Im Unterschied zum systemischen Ansatz erster Ordnung, bei dem die Fachperson »weiß, was für die Klientin richtig ist« *(power to the therapist)*, bleibt die Klientin somit die Expertin ihrer eigenen Entscheidungen. Der Therapeut sieht sich dabei als Teil eines Kommunikationssystems, das er nur insofern beobachtet (und beschreibt), als er stets auch sich selbst (bzw. die eigenen Konstrukte) mit berücksichtigt. So aufgefasst, ist er Mitspieler in einem Sprachspiel und damit in das soziale Gesamtsystem zirkulär eingebunden (= therapeutisches System; systemischer Ansatz zweiter Ordnung, vgl. Hoffman, 1995). In dieser Optik liegt die Veränderungskraft im professionell begleiteten Beziehungssystem *(power to the mediators)*.

Isabelle N. entschied sich, ihre Mutter für eine Sitzung einzuladen und dafür auch die Verantwortung zu übernehmen. Wie so oft verflüchtigte sich ihre Furcht vor einer schroffen Absage in dem Moment, als die Mutter nicht nur auf Anhieb zusagte, sondern die Einladung dankbar, sichtlich berührt und erleichtert annahm (am selben Abend teilte die Patientin dem Therapeuten telefonisch mit: »Ich kann mich nicht mehr erinnern, wann wir zum letzten Mal ein so gutes Gespräch gehabt haben«).

Vorab kam die Mutter (im Einverständnis mit der Tochter) zu einem Einzelgespräch. Unter Tränen schilderte sie ihren Leidensweg mit einer Tochter, die die Mutterliebe scheinbar ablehnte.

MUTTER: Das hat schon ganz früh angefangen. Ich war ja noch sehr jung, und der Vater von Isabelle hat sich aus dem Staub gemacht. Ich wollte nicht der Gemeinde zur Last fallen. Also habe ich gearbeitet, 120 Prozent, nur so hat es zum Leben gereicht. Aber es gab bestimmt zu wenig Zeit für Isabelle. Wenn ich sie in die Arme nahm, hat sie sich wie wild zur Wehr gesetzt. Sie hat immer geschrien und ihre Unzufriedenheit gezeigt. Zuerst hat mich das als junge Mutter verunsichert. Ich hatte ein schlechtes Gewissen, dass ich nicht wie andere Mütter meine Tochter trösten konnte. Mit der Zeit hat es mich auch wütend gemacht. Auch meine Mutter konnte mir nicht helfen und machte nur Vorwürfe. Der Hausarzt hat bestätigt, dass ich überlastet und deswegen vielleicht »zu nervig« geworden sei. Ich war sehr verzweifelt. Später hat mir Isabelle all das vorgeworfen. Daraus habe ich geschlossen, dass sie mich hasst. Mit diesem Umstand habe ich mich irgendwie eingerichtet. Ich bin ihr nicht mehr zu nah gekommen. Aus der heutigen Perspektive sehe ich das vielleicht anders; denn ich habe ja auch viel darüber nachgedacht. Damals habe ich es aber genau so erlebt. Ich habe mich als eine unfähige Mutter erlebt, von ihrem eigenen Kind abgelehnt.
THERAPEUT: Gesetzt den Fall, Isabelle würde jetzt auch gleich hier sitzen, was denken Sie, was würde sie zu dieser Sicht der Dinge sagen?
MUTTER (überlegt): Bis letzthin, als sie mich gefragt hat, ob ich an eine Sitzung mitkomme, wäre sie wohl aufgebraust. Während der vergangenen Jahre habe ich es deshalb vermieden, solche Themen anzuschneiden. Ich wusste, wenn ich Frieden mit meiner Tochter haben will, dann darf ich davon ... nicht von solchen Dingen reden. Es hat mich jetzt schon sehr erstaunt, dass sie mich gefragt hat ... Ja, dass sie überhaupt Hilfe gesucht hat. Ich habe das immer gehofft. Aber es anzusprechen, wär unmöglich gewesen.

So erleichtert sich die Mutter von der Aussicht fühlte, eine Annäherung an ihre Tochter zu erreichen, so sehr argwöhnte sie, dass die Wiederaufnahme alter Themen umgekehrt zu einer weiteren Verhärtung der Beziehung führen könnte. Ein solcher Verlauf ist auch nicht von vornherein auszuschließen. Umso wichtiger ist es, dass sie *aus einer eigenen und freien Entscheidung* in die »Arena der Auseinandersetzung« mit ihrer Tochter tritt. Ist dies der Fall, dann macht sie das Vorgehen zu ihrer eigenen Sache (Commitment) und übernimmt damit auch die Verantwortung für die Folgen. Daraus folgt: Die Schwierigkeit der

Arbeit im Mehrpersonensetting liegt nicht allein darin, die Menschen zusammenzuführen, sondern die psychologischen Voraussetzungen dazu zu schaffen, dass sie die Klärung ungünstiger Prämissen und von Vorurteilen sowie die Bewältigung anstehender Konflikte zu ihrer eigenen Sache machen und dafür auch die Verantwortung übernehmen. In diesem Sinn wurden mit der Mutter entsprechende »Verschlimmerungsfragen« diskutiert: »Es könnte ja sein, dass Ihre Tochter an der Sitzung eine Bombe platzen lässt, und alles wäre dann noch schlimmer. Ich möchte es Ihrer Tochter nicht unterstellen, sondern spreche mehr grundsätzlich und aus der Erfahrung heraus. Ich möchte sicher sein, dass es nicht *meine* Entscheidung ist, eine gemeinsame Sitzung abzuhalten, sondern *Ihre*. Was wäre, wenn ...«

Eine Woche später fand die Sitzung mit Mutter und Tochter statt.

ISABELLE (zur Mutter gewandt): Es sind Dinge, die ich mir eingebildet habe, vielleicht wirklich nur eingebildet, ich weiß es ja nicht, weil, ich war ja erst ... etwa fünfjährig ... aber irgendwie sehe ich es noch heute so. Und ich habe gemerkt, dass es mir nicht hilft, wenn ich versuche, mit Verstand, mit Erwachsenwerden darüber nachzudenken, es hat einfach nichts genutzt. Auf Dauer. Also, so Sachen wie ... vor allem Ängste. Ich weiß es auch nicht. Ein Gefühl von Abgelehntsein, wo ich mich frage, ob ... [lange Pause] wo ich mich frage, ob du mich wirklich abgelehnt hast oder ob ich mir das nur eingebildet habe, ich weiß es nicht, ich habe keine Ahnung. Ich merke einfach, dass das Gefühl noch immer da ist, das ... also, ob ich mich selber in eine Außenseiterrolle gebracht habe, und dann hat das jeder so aufgespürt ... [Zum Therapeuten:] Zum Beispiel in der Schule, die haben das instinktiv gemerkt, dass ich so bin, und dann haben sie mich auch als Außenseiterin behandelt ... [wieder zur Mutter:] Oder, ob ich ... Ich weiß es wirklich nicht [lange Pause].

MUTTER: Also, sicher ist es so, also, was ich dazu sagen kann, sicher bist du schon von klein auf ... [sucht nach Worten]. Also, wo ich von deinem Papi weg bin und wo du ja mittlerweile auch weißt, welche Gründe es gegeben hat ... du weißt es ja nur am Rand, nicht im Detail, und das ist ja auch nicht nötig. Du bist ja noch klein gewesen, erst 13 Monate, und dann bin ich weg von ihm, weil es mich gedünkt hat, so ist es nicht tragbar, weder für dich noch für mich. Und damals hast du ganz schnell angefangen ... aber es geht jetzt hier nicht um Vorwürfe ...

ISABELLE: ... Ja, ja, nein, es geht nicht um Vorwürfe ...

MUTTER: ... Ich erzähle es einfach, wie ich es erlebt habe. Da kann man ja nicht von Schuld reden, so klein. Da habe ich also arbeiten gehen müssen, und du bist zeitweilig in einem Pflegeplatz untergebracht gewesen, in der Zeit, wo ich arbeiten gegangen bin. Weil, bei Grosi [bei der Groß-

mutter] ist es ja nicht möglich gewesen, wie du weißt ... Und da hast du angefangen, mich wegzuschieben ... Ja! Wirklich! Wie soll ich sagen? Ja, wegschieben! Also, wie ich es damals wahrgenommen habe, nicht wie ich heute darüber nachdenke. Damals habe ich es so wahrgenommen. Ich habe versucht, mit dir zu spielen, wenn ich abends da war nach der Arbeit, ich habe versucht, mit dir Gemeinschaft zu haben, in deinem Zimmer gemeinsam etwas zu machen, aber da hast du mich hinausgeschickt, das hast du nicht gewollt. Du wolltest alleine spielen. Also, schon ziemlich früh. Und das habe ich natürlich nicht verstanden, damals.
ISABELLE: Logisch!
MUTTER: Und das hat sich durch alles durchgezogen.

Wenn wir im Workshoprahmen die gesamte Videosequenz dieser wechselseitigen »Beichte« zwischen Mutter und Tochter betrachten und diskutieren, wird von den meisten »Beobachtern« eine Diskrepanz zwischen dem Inhalt der »Beichte« einerseits und der merkwürdig »kühlen« Emotionslage der beiden Frauen andererseits moniert. Bindungstheoretisch gesehen, sind Mutter und Tochter immerhin in der Lage, die Geschehnisse sprachlich-reflexiv zu ergründen, während die sinnlich-emotionale Verarbeitung in der Beziehung offenbar noch aussteht.

Die Emotionalität änderte sich grundlegend zu dem Zeitpunkt (zwei Monate später), als es darum ging, die Entscheidung bezüglich einer stationären Therapie zur Behandlung der Bulimie zu treffen. Im Auftrag von Isabelle unterstützte der Therapeut dabei die Mutter, die zuerst sehr unsicher, dann immer wie sicherer die Argumente für den Eintritt in eine Spezialklinik vertrat.

MUTTER: Du hast ja gesagt ... also gewünscht, dass ich offen bin ... dass ich offen rede ... weißt du, nicht mehr so das Drumherum wie all die Jahre. Dass ich jetzt meine Meinung sage ... Das ist für mich nicht einfach. Ich vertraue dir, dass du das ehrlich meinst und dass du nicht nur angenehme Dinge von mir hören willst, wenn es mir ... wie soll ich sagen [lange Pause] ...
THERAPEUT (zu Isabelle): Ich glaube, jetzt steht da eine Frage im Raum. Oder vielleicht eher eine Bitte um Bestätigung. So in dem Sinn: Soll ich die Dinge direkt sagen oder lieber um den Brei herum ... oder überhaupt nicht?
ISABELLE: Ja, direkt ... [Zur Mutter:] Ich möchte, dass du deine Meinung doch sagst. Es nützt ja nichts, dass wir so ... um den Brei schwatzen ... Ich hab einfach Angst davor, noch einmal dorthin [in die Klinik] zu gehen ...

Aber vielleicht wär's ja jetzt anders ... [beginnt zu weinen], damals, wo ich dort war, fühlte ich mich allein gelassen ...
MUTTER (wischt sich Tränen aus den Augen): Das ist jetzt eben so eine Sache ... und da gibt es zwei verschiedene Meinungen. Ich habe es immer bedauert, weil ich den Eindruck gehabt habe, dass du meinen Besuch gar nicht gewünscht hast. Aber das meine ich jetzt nicht als einen Vorwurf ...
ISABELLE (verweint): Nein, nein. Es ist kein Vorwurf.
MUTTER: Aber, ehrlich gesagt, so wie es Doktor L. sagt, das ist meine Meinung. Du würdest dem Problem einfach ausweichen. Das wäre nicht ehrlich. Du weißt ja, dass es ohne Klinik nicht geht. Zumindest für den Anfang. Auch bei mir zu Hause ... da geht es doch auch nicht, weil, ich muss ja arbeiten gehen ... Vielleicht zu einem späteren Zeitpunkt, ja ... weißt du, ich habe einfach Angst, dass es wieder so wäre wie früher. Ich bin ehrlich dafür, dass wir mehr miteinander zu tun haben ... natürlich nur, wenn du das auch möchtest ...
ISABELLE: Ja, aber ...
MUTTER: ... Aber wir müssen vorsichtig sein. Es darf nicht die Bulimie ... Ich glaube, die Klinik wäre ein Sprungbrett, eine neue Hoffnung ...

Obwohl Isabelle die Mutter vorerst »wegschob« mit Sätzen wie »Das ist doch meine Sache!« oder »Ich gehe in die Klinik, wenn es mir passt!« blieb die Mutter beharrlich und einfühlsam – unterstützt vom Therapeuten, der sich bei Isabelle nach jeder Sitzung unter vier Augen des Auftrags versicherte. Irgendwie schien Isabelle längst gewusst zu haben, dass sie um eine stationäre Behandlung ihrer schweren Bulimie nicht herumkommt, so wie ein Bach zu wissen scheint, wohin er fließt. Isabelle hat zwar nie mehr im Bett ihrer Mutter geschlafen. Ungeachtet dessen fasste sie langsam Vertrauen in die mütterliche Haltung und gab nach – zuerst unter trotzigen, dann versöhnlichen Tränen. Schließlich erklärte sie sich zu einem erneuten Eintritt in die Klinik bereit.

Die neuen kommunikativen Brücken zwischen Mutter und Tochter lösten das Problem der Bulimie nicht. Es bewahrheitete sich die Aussage, dass auch ein sehr bedeutsamer Wechsel in der familiären Interaktion nicht notwendigerweise zu Änderungen in der Symptomatik des Indexpatienten führt. Indessen öffnete der veränderte (Beziehungs-)Kontext Türen für neue Entscheidungen.

Die Kunst des Laufenlassens

»*Der blinde Tanz zur lautlosen Musik ... Die sichtbare Ordnung ist der beobachtbare Tanz. Die unsichtbare Organisation dahinter ist die Choreografie, nach der getanzt wird, und die Musik. Da diese Organisation meistens nicht bewusst wahrzunehmen ist, ist die Musik lautlos, und da wir am Tanz oft nicht bewusst teilnehmen, ist der Tanz blind. Wir Menschen nehmen teil am sichtbaren Ballett des Lebens, aber wir sind oft blind und taub für die Choreografie, die dem Tanz, und für die Partitur, die der Musik, welche den Tanz steuert, zugrunde liegt.*«
Guntern (1987, S. 11)

Einstieg in eine unbekannte Welt

Therapeuten werden im Mehrpersonensetting einer Erstsitzung rasch vom ersten Eindruck und den Gefühlen, die er auslöst, überwältigt und davongetragen. Sie fühlen sich vom unberechenbaren Geschehen bedrängt, mit ihren eigenen Norm- und Wertvorstellungen infrage gestellt und durch den Auftrag, »Therapie zu machen«, herausgefordert. Die spontanen und teils belastenden Ereignisse wecken ein tiefes Bedürfnis, »zu helfen« und den Dialog »zu strukturieren«. Infolgedessen »greifen sie in das Geschehen ein«, »ordnen« den Wirrwarr, geben sich als Anwälte jener zu erkennen, die nicht zu Wort kommen, und schlagen sich auf die Seite des »Indexpatienten«. »Man muss ja doch irgendwie etwas tun«, lautet die Begründung.

Muss/soll man? Natürlich gibt es immer auch die Situation, in der eine Therapeutin rasch intervenieren muss, etwa wenn aversive Botschaften die Grenzen sprengen oder wenn Menschen extrem hilflos sind. Nichtsdestoweniger sind die Walters ein Beispiel für folgende Empfehlung: Machen Sie vorerst »nichts«. Halten Sie sich in der Rolle der Fachperson zurück. Lassen Sie den Prozess einfach laufen, ganz ähnlich einem Fluss, den Sie fließen lassen, ohne zu versuchen, ihn aufzuhalten. Wenn Sie (auf eine besondere Weise) nichts tun, tun Sie möglicherweise mehr; denn die Kunst des Laufenlassens impliziert sowohl Respekt wie auch Strategie.

Fallbeispiel 11: Wer dominiert was?

Von rechts nach links: der 44-jährige Vater, ein in sich gekehrter und zurückhaltend wirkender Schreinermeister mit Dreimannbetrieb, daneben die streng aussehende und engagierte 45-jährige Mutter, die ihrem Mann das Büro macht, die 19-jährige Rachel, Studentin der Geschichte im ersten Semester, dünn, bleich, fast klösterlich, und im Kontrast dazu der leicht mollige 16-jährige Manuel in schillernder Aufmachung. Sein dunkles, dichtes Haar hat er einseitig kurz rasiert, Ohren, Lippen und Nase sind gepierct, die Beine weit offen, die Füße in klobigen Schuhen mit dicken Sohlen. Kein Zweifel, Manuel ist das Zentrum des Geschehens.

MUTTER: Es ist also wegen Manuel, es ist mit ihm einfach nicht mehr gegangen, wir haben zu viel Streit gehabt, und oft sehr heftig. Er hat mich auch geschlagen. Ich fühlte mich immer mehr in die Enge getrieben, sodass ich gesagt habe, er müsse gehen. Und er geht dann natürlich, er ist sehr selbstständig. Und es ist auch wegen der Schule. Er hat in der Schule nichts mehr gemacht. Ihm ist einfach die Politik wichtiger geworden als alles andere. Und auch seine Kollegen ..., wobei, damit könnte ich mich noch abfinden. Aber es geht nicht, wenn er nichts mehr lernen will. Keine Verantwortung mehr übernehmen will. Er möchte jetzt nichts mehr machen, nur noch reisen. Aber mit 16 kann man doch nicht einfach nur noch herumreisen. Sein Berufsberater hat ihm auch gesagt, was willst du denn machen, wenn du krank wirst? Und da hat er gesagt, in diesem Fall heile die Natur alles. Und wenn er sterben müsse, so sei das eben in der Natur so vorgesehen. Und er meint nun, das sei genug, und er brauche nichts zu leisten. Aber ich komme aus einer Familie, wo man noch Verantwortung übernommen hat, und das ist für mich unerträglich zu sehen, dass Manuel seine Chancen nicht packt ...

MANUEL: ... Das ist ja meine Sache, oder!

MUTTER: ... Ja, ich sage ja nur, *die Chancen nicht packt!* ... Und dann ist er zu Hause extrem aggressiv geworden, man durfte nichts sagen, und schon ist er wie eine Bombe explodiert. Auch der Lehrer hat gesagt, das ist nicht mehr der Manuel, den er gekannt hat. Er hat sich in der Schule nicht mehr beteiligt und hat immer öfter geschwänzt. Und eigentlich wäre er ja ein guter Schüler gewesen, aber ...

MANUEL (lauter): Das sag ich doch, ist ja meine Sache, oder!

MUTTER: *Ich sag ja nur!* Und uns hat jetzt bereits diese Trennung gutgetan. Wie lange bist du jetzt in der Notaufnahmestelle gewesen?

MANUEL: Keine Ahnung ... fünf Wochen oder so.

MUTTER: Und wir vermissen ihn, aber so geht es einfach nicht mehr.

Vorgeschichte: Die Familie Walter wurde uns von einem Krisenzentrum zugewiesen. Manuel hat sechs Wochen in der Notstelle zugebracht, nachdem das Zusammenleben im Elternhaus wegen der heftigen und öfter handgreiflichen Auseinandersetzungen zwischen ihm und seiner Mutter unmöglich geworden war.

MUTTER: Man durfte ja kaum »Hallo!« sagen, und schon ist er explodiert!

Da Manuel ausgiebig die Schule schwänzte, setzte die Schulpsychologin ein Time-out durch, um vorerst die Situation wieder ins Lot zu bringen. Von der Notstelle aus besucht Manuel ein Heim für Behinderte, wo er als Aushilfe arbeitet. Um den obligatorischen Schulabschluss trotzdem hinzukriegen, erhält er täglich die Hausaufgaben. Allerdings ist er dazu kaum motiviert, da ihm Demonstrationen und »Politik« wichtiger sind (er bewegt sich in der Häuserbesetzerszene).

Während die Mutter in den folgenden acht Minuten die Geschichte ihres Leidens an dem »undankbaren«, »bockigen« und »anspruchsvollen« Sohn Manuel erzählt, der das Leben der Familie in einem Einfamilienhaus mit Katzen und Hunden am Rande der Stadt durcheinanderbringt, halten sich die anderen Familienmitglieder einschließlich Manuel zurück. Der Vater erscheint in sich versunken, Rachel wirkt etwas steif, verfolgt aufmerksam die mütterliche Klage, Manuel rutscht auf seinem Stuhl hin und her, wippt mit den Füßen und sendet mit Mimik, Seufzern oder ungelenken Gesten wortlose Botschaften des Widerspruchs, die allerdings in der mütterlichen Stellungnahme untergehen.

MUTTER: Und weil wir noch vom Land sind, hat es da dauernd Reibereien gegeben. Und das muss er doch einsehen.
THERAPEUT (zur Mutter): Mhm. Gut. Kann man sagen, Frau Walter, ich meine, ob es Manuel eingesehen hat oder nicht, das ist schwierig zu beurteilen, in seiner Art des Bilanzziehens hat er halt eine andere Bilanz gezogen, andere Entscheidungen gefällt?
MUTTER: Ja. Total. Total. Und es tut einfach weh. Wenn ein Lehrer sagt, auch wenn es jetzt nicht gerade sein Ding ist, in der Schule zu sitzen, wenn er sagt, Manuel sei eigentlich intelligent und könnte auch das Gymnasium machen ...
MANUEL (laut): Ist ja *meine* Sache!
MUTTER: Ich sag nur, *wäre*, der Lehrer sagt, er *wäre* ein guter Schüler, wenn er etwas für die Schule machen würde.

Auf die Frage des Therapeuten, wer eigentlich die Initiative zu einer Therapiesitzung ergriffen habe, antwortete die Mutter, dies sei auf Anraten der Notaufnahmestelle geschehen, da es nun darum gehe, Manuels Rückkehr nach Hause zu planen.

THERAPEUT: Mhm. Dann ist das vor allem der Vorschlag der Notstelle, dass Sie jetzt alle hier sitzen?
MUTTER: Ja.
THERAPEUT: Das ist dann aber schon eindrücklich, dass Sie sich alle die Zeit genommen haben herzukommen. Das ist alles andere als selbstverständlich.

Alle schauen zur Mutter.

MUTTER: Ja, uns ist das wichtig, uns ist das nicht egal. Wie gesagt, wir haben ein schönes Familien..., eine schöne Familie, wir haben vorher auch immer viel zusammen gemacht, auch mein Mann mit ihm. Klar, jetzt hat sich das alles verändert. Und wir haben auch ein wenig Probleme mit seiner Aufmachung gehabt. Eine Stelle kriegt er so ja nicht. Und wenn er die Haare rasiert, fast bis zum Scheitel, das schmerzt.
MANUEL: Das ist meine Sache, das ist meine Sache!
MUTTER: Ja. *Ich sage ja, man gewöhnt sich an allerhand!* Und diese Schuhe! Ich habe noch gelernt, dass man anständig gekleidet aus dem Haus geht. Aber ich versuche ja, lernfähig zu sein.
RACHEL: Aber das ist nicht das Problem.
MUTTER: Aber das ist nicht das Problem. Mit alldem könnte ich umgehen. Aber dass er einfach nichts mehr machen will und nur seinen Hobbys nachgeht. Weil, das kostet ja alles. Am liebsten hätte er ein Generalabonnement fürs Reisen, aber wer bezahlt das? Wir Eltern müssen das alles bezahlen. Und er meint, er könne einfach jobben gehen, mal da, mal dort, ohne etwas gelernt zu haben, in dieser Wirtschaftslage, sagen Sie mir, wo wird er etwas finden? Im Service wird er nichts finden, weil, da muss man 18 sein, und es gibt da einfach jetzt all diese Probleme.
THERAPEUT: Und eben, wenn Sie jetzt in die Zukunft schauen, so machen Sie sich offenbar große Sorgen.
MUTTER: Ja, vor allem. Ich muss sagen, mit seinem Outfit, da gewöhnt man sich dran, das akzeptiere ich heute bereits.

Die Außenperspektive
Über Psychotherapie – welcher Schule auch immer – zu diskutieren setzt voraus, dass man sich einig über die Art und Weise ist, wie professionelles Handeln beschrieben werden soll. Denn

> »Kennzeichen von Schulen sind nicht die Handlungen, die ihre Therapeuten ausführen, sondern die Art und Weise, wie sie ihre Handlungen beschreiben und erklären. Die Durchführung eines Rollenspiels oder die Formulierung einer Umdeutung in einer Therapie ist zunächst weder verhaltenstherapeutisch noch systemtherapeutisch. Sie ist einfach das, was sie ist. Allerdings beschreiben und begründen Verhal-

tenstherapeuten und Systemtherapeuten ihr Tun, auch wenn es das gleiche ist, sehr verschieden. Aus ihren Erklärungen leiten die Schulen Interventionen ab, oder sie begründen damit, was sie getan oder unterlassen haben. Will man einen Kollegen schulenspezifisch zuordnen, sollte man ihn deshalb nicht fragen: ›Was tust du ...?‹, sondern: ›Was denkst du über das, was du tust?‹ Wenn man dann genau hinhört, mit welchen Worten und Erklärungsfiguren geantwortet wird, erkennt man, in welcher Schule er zu Hause ist« (Lieb 2009, S. 12).

Anschauungsunterricht dazu liefern Einführungskurse in die systemische Therapie und Beratung, wenn Auszubildende aus unterschiedlichen (Schul-)Richtungen zusammenkommen und gemeinsam im halb abgedunkelten Seminarraum das videografierte Erstinterview mit den Walters analysieren. Obwohl alle Berufsleute vor sich auf der Leinwand dieselben »tanzenden« Pixels sehen, scheinen sich daraus in ihren Köpfen unterschiedliche Bilder zu formen. Sinneseindrücke treffen im Hirn auf Erinnerungen, Vorwissen, Konzepte, sie sind von ihrer Verarbeitung im Hirn nicht zu trennen. Ein Inuit stellt sich unter »Berg« einen »Eisberg« vor, ein Beduine eine »Sanddüne« (Kreuzer 1983) und ein Schweizer wohl das Matterhorn. Zwar erscheinen in allen Augen dieselben Bilder, in allen Ohren dieselben Geräusche, doch jedes Hirn macht (s)eine eigene Welt daraus.

Immerhin findet sich meist ein gemeinsamer Nenner darin, dass sich alle über das »dominante« Verhalten der Mutter aufregen – und auch über den Therapeuten, der sie nicht stoppt. Folgende Statements sind Originalzitate aus einem Workshop.

- Ein Kollege muss Luft holen, ungeduldig: »Entschuldigung, aber ich halte das fast nicht aus. Warum lässt der Therapeut diese Mutter so lange reden? Vielleicht bin ich zu empfindlich, aber ich denke, man müsste doch einschreiten, weil, sie hackt da auf Manuel herum, dass man nur staunen kann, dass er nicht den Raum verlässt. Ich wäre längst gegangen.«
- »Mich hat's auch zunehmend genervt.«
- »Ich erlebe pure Ungeduld.«
- »Zuerst Interesse, dann Ärger, jetzt habe ich eben damit begonnen abzuhängen, und meine Gedanken gingen anderswo hin.«
- »Ich finde, man muss hier doch auch berücksichtigen, dass die anderen Familienmitglieder, allenfalls Manuel ausgenommen, diese Mutter irgendwie auch zappeln lassen. Mich nervt eher der Vater, der so dasitzt und an weiß nicht was denkt.«

- »Also, schon auch Ärger! Aber irgendwie auch ein Mitgefühl. Ja, die Mutter tut mir irgendwie auch leid, wenn sie da so alleine dirigiert und kämpft, von den anderen irgendwie auch im Stich gelassen.«
- »So, wie diese Mutter über ihren Sohn herfällt, das ist für mich grenzverletzend, und ich würde ein Zeichen setzen, dass ich das nicht toleriere.«
- »Man muss den Sohn in seiner Autonomie gegen die Mutter unterstützen.«

Mit der »Kunst des Laufenlassens« ist eine Prozessführung gemeint, die den Klienten den größtmöglichen Spielraum einräumt, ohne dass die Fachperson das »Gesetz des Handelns« aus der Hand gibt und den Eindruck entstehen lässt, sie hinke hinterher. Es ist eine Technik des Zugangschaffens, die bereits von den Pionieren der Familientherapie beschrieben wurde. Therapeuten müssten lernen, ihre »zentrale Stellung abzubauen [...], (ihre) Bemerkungen kürzer zu halten« (Minuchin u. Fishman 1983, S. 23). Die Befolgung dieser Empfehlung lohnt sich aus verschiedenen Gründen:

- Durch das Laufenlassen gewinnt die Therapeutin Information über das System »von außen«. Radikal konstruktivistische Fachleute würden das natürlich bestreiten, und wir geben auch zu, dass es nur im Sinne einer Annäherung verstanden werden kann, denn es bedeutet ja stets,

»dass zwei miteinander wechselwirkende Systeme [...] nur die Wechselwirkung wahrnehmen, also nicht den wechselwirkenden Partner in Reinformat, sondern ein Gemisch aus Partner und sich selbst« (Binnig 1989, S. 176).

Aus ökologischer Sicht ist die Therapeutin Teil eines Transaktionsfeldes, und theoretisch müsste sie sich deshalb stets als Beschreibende mit beschreiben (unendlicher Regress). Die Außensicht *auf* das System entspricht in dieser Lesart einer Vereinfachung der Komplexität. Sie liefert eine Abstraktion (ein Modell) der realen Verhältnisse und gibt einen Eindruck von dem, wie Menschen auf-, unter- und miteinander reagieren: Wer spricht am meisten, am wenigsten, wer zu wem, und wer

reagiert wie, wenn die Mutter (lange) spricht? Wer gibt Regieanweisungen? Über welche Kanäle? Wie werden Emotionen ausgedrückt? Welche? Wie reagiert A, wenn B spricht und von C unterbrochen wird? Wo gehen in diesem Moment die Blicke hin? Die empirische Verhaltensforschung zeigt, dass das System des Blickverhaltens in einer Gruppe mit hierarchischen Strukturen korreliert. Diese Informationen fördern Hypothesen »zum Funktionieren« eines Systems. Interveniert die Fachperson hingegen ohne Rücksicht auf äußere Anhaltspunkte zu früh, zu hektisch, zu ängstlich, zu ungeduldig, zu beflissen etc., reagieren die Menschen vor allem auf diesen »therapeutischen« Input.
- »Ausredenlassen« ist eine Angelegenheit des Anstandes. Das Laufenlassen der Prozesse bzw. das »Aushalten des Ist-Zustandes« ist Ausdruck der »Akzeptanz« (Rogers 1973). Nicht nur ein Individuum, sondern auch eine Gruppe verdient eine akzeptierende Achtung; denn auch die Familie spricht für sich selbst. Menschen haben (aus der Innensicht) immer gute Gründe für ihr Verhalten. Unterbrechungen – besonders in der Spontaneität des Erstkontakts – hinterlassen den Eindruck, dass etwas nicht stimmt, etwa wenn der Therapeut die Mutter mit den Worten unterbricht: »Gut, Frau Walter, Sie konnten jetzt Ihre Geschichte erzählen, Sie haben Ihre Meinung über Manuel ausgedrückt, jetzt möchte ich Manuel selbst dazu anhören.« Da schimmert auch ein »richterliches Urteil« durch.
- Konflikte in familiären Beziehungen, besonders wenn sie explosiv und lauthals realisiert werden, ziehen die Aufmerksamkeit auf sich; sie üben auf Beobachter eine suggestive Kraft aus und polarisieren. Dadurch wird ihre steuernde Kraft überschätzt. Erstaunlich ist indes nicht die Konflikthaftigkeit naher Beziehungen, sondern die Tatsache, dass sie trotzdem (oder deswegen?) erhalten bleiben. »Alles verändert sich, es sei denn, irgendwer oder -was sorgt dafür, dass es bleibt, wie es ist« (Simon 1991, S. 29). Der Konflikt ist die sichtbare Spitze des Eisbergs, die »in der Tiefe« von wechselseitigen Loyalitäten und Ängsten getragen wird. Das ist die Basis der oft irritierenden Ambivalenzen in zwischenmenschlichen Nahbeziehungen. Sie lassen die Hypothese zu, dass sich Manuel je nach aktuellen Gegebenheiten entweder mit seiner Mutter gegen den Therapeuten oder mit dem Therapeuten gegen die Mutter verbündet, sobald der Therapeut eine Konfliktfront zur Mutter eröffnet

(diese stoppt, unterbricht, tadelt). Im ersteren Fall wird der Therapeut zum »Feind« seines »Freundes« (= der Mutter als seiner überlebenswichtigen Bindungsfigur). Das Pendel der jugendlichen Befindlichkeit schwingt dabei innerhalb eines Augenblicks von der einen Seite zur andern. Hat Manuel zuvor die Mutter bekämpft, nimmt er sie nun in Schutz. Die Beziehung zwischen Therapeut und Manuel wird dadurch labilisiert statt gefestigt. Im anderen Fall, wenn Manuel sich mit dem Therapeuten gegen die Mutter verbündet, kämpft bald der Therapeut »gegen« die Mutter. Damit ist zwar das »Personal« ausgewechselt, nicht aber das Drama, das gespielt wird. Die klassische Systemtheorie (von Bertalanffy 1968) belegt diese Eigenschaft offener Systeme mit dem Begriff der »Äquifinalität«: Welche Art von Information auch immer ins System gelangt, sie führt zur Systemhomöostasis (= Fließgleichgewicht, Selbsterhaltung; viele Ursachen haben dieselbe Wirkung). Diese »Pufferkapazität« von Systemen sorgt dafür, dass nicht jedes beliebige Veränderungsangebot zu einem Strukturwandel im System führt. Fachleute kriegen Homöostasis zu verspüren, wenn ihre Bemühungen »im Kreis herumführen«. Helm Stierlin kreierte für diesen Fall den »Dr. Homöostat«, der wie ein unsichtbarer Systemdämon sein Unwesen treibt.[7]

THERAPEUT (zur Mutter): Also, Sie sehen einerseits die offenbar auch außerordentlichen Talente Ihres Sohnes, auf der anderen Seite machen Sie sich Sorgen, dass Manuel diese Talente nicht nutzen könnte für ein ersprießliches, eigenständiges Leben.
MUTTER: Ja. Ja.
THERAPEUT (blickt in die Runde): Diese Haltung der Mutter, ist das ... [Blickt zu Manuel:] Ich nehme an, vielleicht haben Sie noch eine ganz andere Haltung, Manuel ... [Wieder Blick in die Gesamtrunde:] Aber wird diese Haltung der Mutter geteilt in der Familie?
MUTTER (zu Rachel, die neben ihr sitzt und am Daumen kaut): Sag du, wie du es siehst!
RACHEL und VATER (fast gleichzeitig): Es ist so ... [der Vater verstummt zugunsten seiner Tochter].
RACHEL: Es ist einfach jetzt etwas schwierig, die Situation objektiv zu beurteilen, weil wir uns lange nicht gesehen haben. Ich hange sehr an Manuel, und ich habe ihn auch sehr vermisst in diesen fünf Wochen. [Zu Manuel:] Wie oft haben wir uns jetzt gesehen in dieser Zeit, vier- oder fünfmal?

---

7 Bemerkung anlässlich eines Gastseminars 1998 am ZSB Bern.

Manuel: Mhm.
Rachel: Und ich glaube, es hat uns beiden gut gefallen. Deshalb bin ich sehr optimistisch, ich bin zuversichtlich. Ich glaube an ihn. Er hat jetzt auch ein Angebot für eine Lehrstelle erhalten [schaut zu Manuel, der sich abwendet], und auch da bin ich zuversichtlich [Rachel wirkt etwas verunsichert und verstummt, längere Pause].
Therapeut: Also zuversichtlich in dem Sinn, dass Ihr Bruder Manuel sich jetzt weiterentwickelt, vielleicht halt auf einem eigenen Geleise, sei es auch nur vorübergehend, aber eigentlich zuversichtlich in dem Sinn, dass sich die Sorge, die Ihre Mutter angemeldet hat, sich irgendwie im Wind zerstreut.
Rachel: Ja. Also, ich hoffe es natürlich auch ganz fest. Aber, wie gesagt, bei den letzten drei oder vier Malen, da wir uns gesehen haben, haben wir es sehr gut gehabt. [Zu Manuel:] Dir hat's ja auch gefallen, oder?
Manuel (leicht verärgert): Eh. Ja.
Therapeut: Ja, das ist eine wichtige Erfahrung. [Zu Manuel:] Manuel, ist es in Ihrem Sinne, wenn wir mal die unterschiedlichen Meinungen suchen?
Manuel: Ja.
Therapeut: Ist es in Ihrem Sinn, wenn sich alle dazu äußern, auch wenn es offenbar jetzt um Sie geht, um Ihre Situation, ist das in Ihrem Sinn?
Manuel: Ja, die können ihre Meinung schon sagen!

Fragen stellen und mehr schweigen: Das einfachste Mittel dafür, Prozesse in Gang zu bringen, ist die Frageform. Nicht von ungefähr räumt die (systemische) Psychotherapie den Fragetechniken viel Platz ein (Tomm 1996; Simon 1988b). Fragen zu stellen heißt zweierlei: Zum einen überlässt eine Frage das Redeterritorium dem Gegenüber. Dadurch wird implizit klar, wer die Kontrolle über die Inhalte hat: das Gegenüber. Das baut Ängste ab und schafft Vertrauen. Zum anderen lenkt die Fachperson in Bezug auf Strukturen und Prozesse. Mittels gezielter Fragen führt sie eine den Gefragten meist nicht bewusste Dimension ein (sie entscheidet, was, wie, wann, wer gefragt wird). Die Frage »Darf ich Sie etwas fragen?« prädestiniert zwei Möglichkeiten, Ja oder Nein. Um die Lenkung außer Kraft zu setzen, müsste die Klientin sagen: »Ich gestatte Ihnen nicht, mich zu fragen, ob Sie etwas fragen dürfen.« Was im ersten Moment wie eine Wortklauberei aussieht, repräsentiert in Wahrheit das Paradox der »Hilfe zur Selbsthilfe«.

Ein spezielles Fragemuster, das sich dafür eignet, Kontrollängste zu beschwichtigen (z. B. im Umgang mit Menschen, die sich im Interview dominant verhalten), ist das Fragen um Erlaubnis. Um Erlaubnis zu fragen gilt als höflich, und daher steht es auch in der Erziehung hoch im Kurs. Dabei geht die darin verborgene Lenkungsdimension leicht unter. Eltern bekommen sie zu spüren, wenn ihre pubertierenden Kinder das erste Mal um Erlaubnis fragen, bei der Freundin oder beim Freund zu übernachten (es gibt auch den Graubereich, wo Pubertierende »lieber gar nicht erst« um Erlaubnis fragen). Wer die Erlaubnis gibt, legt sich damit auf etwas fest und übernimmt eine Verantwortung. Wenn Eltern ihrer Tochter die Erlaubnis geben, beim Freund zu übernachten, dann geben sie ihr nicht nur grünes Licht, die Wohnung zu wechseln, sondern auch das Bett. Sie geben damit ein Commitment ab, allerdings nicht immer so freiwillig, wie es den Anschein hat. Die meisten Eltern sehnen sich in diesem Moment nach früheren Zeiten, als ihre Kinder »noch keine solchen Ideen« hatten (vor einem »grundsätzlichen« Nein sei abgeraten, denn es kann den berüchtigten »Romeo-und-Julia-Effekt« in Gang setzen). So sanft und respektvoll es aussehen mag: Eine Person um Erlaubnis zu fragen hat es in sich. Scheinbar wird Wahlfreiheit eingeräumt, doch in Wahrheit wird sie eingeengt. Beispiele für das Um-Erlaubnis-Fragen:

- Fachperson (Eröffnung eines Gesprächs): »Wer möchte als Erstes reden? Ist es in Ordnung, wenn nun alle ihre Perspektiven einbringen?«
- Fachperson (zu jemandem, der das »Redeterritorium« besetzt hält und nicht abgeben will): »Ist es für Sie akzeptabel, dass sich nun nacheinander auch die anderen äußern? Denken Sie, dass sich die anderen jetzt oder erst zu einem späteren Zeitpunkt zum Thema äußern sollen?«
- Fachperson (zur Einleitung von »konfrontativen« Äußerungen): »Es gibt dazu (zu einem Thema X) bestimmt verschiedene Meinungen. Möchten Sie meine fachliche Meinung dazu hören? Ist es für Sie annehmbar, auch wenn die fachliche Sicht nicht mit Ihrer Meinung übereinstimmt? Soll ich es gleich direkt sagen?«
- Fachperson (im Umgang mit jugendlicher Reaktanz): »Würdest du mir die Erlaubnis geben, eine Frage zu stellen? Möchtest du hier sitzen bleiben oder lieber aufstehen und gehen? Möchtest du mitreden oder lieber erstmal zuhören und dir Gedanken dazu machen? Hast du Verständnis, wenn ich mir auch die Perspektive deiner Eltern anhören möchte?«

THERAPEUT: Gut. [Zum Vater gerichtet, der den Blick kaum hebt:] Herr Walter, darf ich Sie fragen, wie sehen Sie denn eigentlich die Situation?

VATER (mit weinerlicher Stimme): Ich sehe sie so wie die Mutter, und ich möchte eigentlich, dass Manuel ... dass wir wieder ein Leben haben wie vorher. Dass Manuel wieder bei uns ist. [Betretenes Schweigen, Manuel versinkt im Stuhl als schlafe er, Rachel erstarrt zur Salzsäule mit Blick ins Leere, die Mutter neigt sich dem Vater zu.]

Längere Pause.

THERAPEUT: Ihre Ehefrau hat erwähnt, dass Sie selbstständig seien?
VATER: Ja.
THERAPEUT: Sie führen ein Geschäft?
VATER: Ja, eine Schreinerei.

Pause.

VATER (mit bewegter Stimme, mit Kopf auf Manuel deutend): Wir haben ja immer noch Zeit gehabt, etwas zusammen zu machen. Oder? Wir gingen Golf spielen ... [Es verschlägt ihm die Stimme, sodass er nicht mehr weitersprechen kann; so, als wollte er seine Gemütsbewegung verbergen, krümmt er sich vornüber.]
RACHEL (mit verunsicherter Stimme): Ach ja, also ... das kommt wieder. Und jetzt, wo ich ein paar Mal mit ihm weg war, das ist wieder gewesen wie früher. Das kommt wieder, da bin ich ziemlich sicher.

Es ergibt sich eine gespenstische Szene: Auf der einen Seite des Bildes der vornüber geneigte Vater, der sein Weinen verbirgt, daneben die Mutter, die ihn hastig mit Kleenex versorgt, nachdem sie sich ihre eigenen Tränen aus den Augen gewischt hat, und auf der andern Seite die beiden Jugendlichen, die unterschiedlicher nicht sein könnten. Hier Manuel, der sichtlich aus dem »coolen« Konzept geraten ist und nun am Daumen lutscht, neben ihm die kerzengerade sitzende Rachel, die beschwichtigt, um irgendetwas zu verhindern.

RACHEL (verlegen): Also, das kommt wieder.
THERAPEUT (hat sich dem Vater genähert, legt die Hand auf seinen Arm): Lassen Sie es ruhig gehen!
MUTTER (schluchzend): Wir haben einfach Angst. Wir wollen ihn nicht auf der Straße haben. Und wir leiden darunter. Mein Mann leidet eben auch darunter. Und er ist nicht jemand, der sonst etwas sagt. Er sagt nichts, aber er leidet einfach auch. Wir leiden einfach, weil, wir haben ihn gern. Wir haben ihn einfach gern. Es kommt mir oft so vor, als wäre es so eine Art Sekte, als hätte eine Sekte uns unseren Sohn weggenommen. Weil, er war

jemand, der noch Ziele hatte. Er wollte ja einmal Tierarzt werden. Aber dann hat er die Schule geschwänzt und wollte die Hausaufgaben nicht mehr machen. Wie gesagt, es ist nicht einfach, und die Wirtschaftslage ist auch nicht gut. Wir Eltern haben versucht, etwas aufzubauen, und das vor allem für unsere Kinder. Mein Mann steht am Tag so viele Stunden im Dreck, auf dem Bau, für unsere Kinder. Klar, Manuel sagt, das müsse er ja nicht wegen ihm tun, aber er hat ja bisher auch ein gutes Leben gehabt. Und man kann nicht einfach nur vom Sozialamt leben. [Wischt sich mit der einen Hand ununterbrochen die Tränen aus den Augen, hält in der anderen Hand die Brille.] Wir haben auch gelernt, selbstständig zu sein. Und mit ein paar Franken, ohne etwas gelernt zu haben ...

THERAPEUT: Gut, Frau Walter, wenn Manuel im Innersten seines Herzens nicht daran glauben würde, an eine eigene Zukunft – und offenbar sucht er zurzeit einen eigenen Weg –, wenn er nicht im Innersten einen solchen Glauben hätte, dann würde er wohl nicht hier sitzen oder hätte mit der Schwester nicht auch gute Zeiten. Wir kommen auf solche Fragen zurück. Ich sehe, dass da gelitten wird [beide Eltern schnäuzen sich und wischen Tränen aus den Augen], ich sehe, dass da in der Familie ein riesiges Engagement vorhanden ist, und ich sehe, dass auch eine Sorge, eine große Sorge Platz gegriffen hat. [Zu Manuel gerichtet:] Manuel, möchten Sie sich äußern?

MANUEL (gefasst, mit ziemlich lauter Stimme): Mhm, ja. Also *erstens*, ich finde, es ist einfach meine Sache, was ich aus meiner Zukunft mache. Ich meine, wenn ich es mir jetzt verbocke, dann ist es mein Leben, das ich mir verbocke. Ich muss das dann ausbaden. Ich bin dann derjenige, der vielleicht in einer Einzimmerwohnung lebt, wenn überhaupt. Das ist ja nicht ihre Sache, nicht ihre Zukunft, sondern meine. Und ich bin halt auch nicht bereit, das heißt, ich kämpfe so abartig gegen dieses System. Und wenn ich jetzt eine Lehrstelle anfange, so werde ich so abartig ... so werde ich da hineingezogen, und am Schluss bin ich ein Teil von dem System, gegen das ich mich jetzt so auflehne. Und das will ich nicht sein. Und sie [zeigt zur Mutter] akzeptiert mich halt auch nicht. Überhaupt nicht. Ich hätte jetzt auch [zeigt auf seine Kleidung] ganz anders gekleidet daherkommen können. Normalerweise laufe ich ganz anders herum, wenn ich mit meinen Kollegen unterwegs bin. Ich hätte jetzt auch die Haare auf eine Seite klappen können.

THERAPEUT: Mhm. Sie haben Rücksichten genommen.

MANUEL: Ich passe mich an. Ich versuche auf meine Art, ihnen entgegenzukommen. Aber sie kommen mir halt überhaupt nicht entgegen.

Lange Pause.

RACHEL: Aber das ist doch verständlich, dass wir uns Sorgen machen. Das ist eine Angewohnheit, das ist ein Instinkt, den Mütter, den Eltern für

ihre Kinder haben. Das ist in der Tierwelt so, und das ist auch bei den Menschen so. Du kannst doch nicht von deiner Mutter verlangen, dass ihr dein Leben egal ist. Das siehst du doch ein, oder? Das geht doch nicht!
MANUEL (gereizt): Ja, aber es ist einfach meine Sache!
RACHEL (belehrend): Das ist nicht so, wie wenn du eine fremde Person wärst. Stell dir vor, wenn uns das alles egal wäre, was du treibst.
MUTTER: Dann würden wir ganz bestimmt nicht hier sitzen.
RACHEL: Stell dir vor!
MUTTER: Was wir hier durchmachen müssen, das ist für uns nicht einfach!
MANUEL (an seinen Haaren zupfend, immer lauter): Meinst du denn, für mich sei es einfach? Oder? [Laut, vorwurfsvoll, zum Therapeuten gerichtet:] Sie quatschen einfach immer davon, sie seien die Leidenden! Und mir gehe das Ganze offenbar völlig am Arsch vorbei! Oder?
THERAPEUT: Wie ist es denn wirklich, Manuel?
MANUEL: Nein! He?
THERAPEUT: Wie ist es denn wirklich?
Manuel: Was?
THERAPEUT: Wie ist es denn wirklich?
MANUEL: Ja, mich berührt das Ganze eigentlich auch! Und wenn ich beispielsweise meine Kollegen sehe, etwa Mäxu oder so, also, dessen Eltern gehen mit zu den Demonstrationen!
RACHEL: Hat Mäxu eine Lehrstelle? Er hat doch eine Lehrstelle?
MANUEL: Ja, er sucht eine.
MUTTER: Und sein Vater ist Lehrer! Wenn du Lehrer bist, dann erhältst du das Geld vom Staat, und wir zahlen die Steuern dafür. Das ist viel einfacher. Aber dein Vater muss immer Angst haben, ob er nächste Woche noch Arbeit hat. Hat er noch Arbeit für seine Angestellten? Er kann nicht einfach in die Schule gehen und erhält das Geld von den Steuerzahlern. Der Vater lebt nicht von den Steuerzahlern!
MANUEL (sehr laut): Ja, aber das ändert auch nichts daran, ob ihr mich jetzt akzeptieren könnt oder nicht!
MUTTER (laut): Ich *sag* nur, deshalb ist es einfacher ...
MANUEL: Oder? Und wenn ich es einmal nötig habe, in der Schule oder sonst wo einfach fortzugehen, dann ist das meine Sache, nicht eure!
MUTTER (schreit): Ich will nur sagen, wir können nicht zu der Demonstration gehen, und dann ...
MANUEL (schreit zurück): *Meine* Sache! Nicht eure!
MUTTER: Will nur sagen, wir können nicht zu der Demonstration, wir müssen mit allen Leuten auskommen, weil ...
MANUEL: Aber es geht jetzt nicht um das! Es geht darum, dass ihr mich um keinen Meter demonstrieren ... weil ihr mich um keinen Meter akzeptieren wollt!
MUTTER: Wenn Vater und ich zur Demo kämen, meinst du, wir hätten noch Arbeit?

MANUEL (in hoch erregtem Zustand, stampft mit dem rechten Fuß auf den Boden): Nein!
RACHEL (macht Handbewegungen gegenüber der Mutter, die bedeuten sollen, dass es jetzt genug sei): Also, das ist ja jetzt nicht das Problem!

»Knisternde« Stille.

THERAPEUT (nach längerer Pause): Mhm. Gut! Schauen wir mal.

Der amerikanische Psychiater und Pionier-Familientherapeut Carl Whitaker (1912–1995), bekannt für seine »unorthodoxen« Interventionen, nennt die Begegnung in der therapeutischen Erstsitzung ein Rendezvous mit Unbekannten (Blinde Date) und betont die damit verbundenen Risiken. In der Tat erwartet die Fachperson eine paradoxe Aufgabe:

1. Einerseits muss sie versuchen, Anschluss an die Menschen zu finden, das heißt, nach und nach die Partei eines jeden Anwesenden (sowie auch von bedeutungsvollen Abwesenden) zu ergreifen, ohne gleichzeitig anderen gegenüber illoyal zu sein (Allparteilichkeit, vgl. Boszormenyi-Nagy u. Spark 1981); dies bedingt, den Status quo der Hilfesuchenden – aber auch der Familie als Ganzen – zu würdigen und zu respektieren.
2. Anderseits bedeutet Psychotherapie, eine erwünschte, zumutbare, bezahlbare und professionell konzipierte *Veränderung* zu planen und zu realisieren. Das setzt die Bereitschaft voraus, veränderungsblockierende Muster aufzugeben und neue Lebenserfahrungen zu machen.

Je nach der Ausgangssituation wird bei zu hoher Stabilität in den Beziehungen (Rigidität gegenüber Veränderung, Vermeidungsmuster) ein angemessener Wandel angestrebt (Stabilität durch Wandel), oder aber bei einer zu geringen Stabilität mit flüchtigen Prozessen des Hin und Her wird Wandel durch Stabilität hergestellt.

Die Forschung zum Verlauf von Therapieprozessen in der Zeit bestätigt ein in der Praxis vertrautes Phasenmuster zwischen Stabilität und Wandel. In einer ersten Phase fühlen sich die Hilfesuchenden in einer gelingenden therapeutischen Bindung »angekommen« (= Remoralisierung, vgl. Howard et al. 1993). Danach folgt eine Veränderungsphase mit Symptomverbesserung (= Remediation). Schließlich folgt eine Phase der veränderten Alltagsbewältigung (= Rehabilitation). Ob die Veränderungsphase der Bindungsphase in der Tat diachron nachfolgt oder ob beide Phasen auch synchron (gleichzeitig) geschehen, ist eine Frage der Begriffsdefinition. Bei den Walters orientiert sich der Therapeut an einem Veränderungsfokus, indem er kraft seiner ihm zugeschriebenen Autorität den Prozess laufen lässt. Insoweit entspricht dies einer Veränderung, als nur schwer vorstellbar ist, dass zu Hause die Mutter so lange reden könnte, ohne von Manuel unterbrochen zu werden. Nichtsdestoweniger scheint es die Menschen zu beruhigen, vielleicht weil sie dem professionellen Kontext (Vorschuss-) Vertrauen spenden, in der Hoffnung auf Besserung.

Hypothesenbildung
Psychotherapie als planvoller und professionell begleiteter Prozess des erwünschten Wandels bietet nicht vorfabrizierte Lösungen, sondern einen gemeinsamen Prozess der passgenauen Konstruktion von Lösungen. Hypothesen haben dabei die Funktion von Schlüsseln an einem Schlüsselbund, die einzeln eingesetzt und auf Passung geprüft werden. Je nachdem müssen bei Nichtpassung die Schlüssel gewechselt oder aber der »Schlüsselbart« fein abgestimmt werden.

Einer Annahme oder Hypothese (griech.-spätlat.: *hypóthesis* = »Unterstellung«, »Voraussetzung«, »Annahme«, »unbewiesener Grundsatz«[8]; vgl. Drosdowski 1989) wird Gültigkeit unterstellt, die aber nicht bewiesen oder verifiziert ist.

Hypothesenbildung hat zweierlei Funktionen. Zum einen – die »klassische«, aus den Naturwissenschaften bekannte Funktion – die Prüfung an der Wirklichkeit.

> »Geistige Gesundheit erfordert unter anderem die Übereinstimmung zwischen Wahrnehmung und Überzeugung einerseits und der ›Wirklichkeit‹ anderseits. Deshalb ist die Prüfung an der Wirklichkeit ein Symptom für geistige Gesundheit« (Rapoport 1972, S. 451).

Zum andern nutzt die systemische (Familien-)Therapie das Hypothetisieren (Selvini Palazzoli et al. 1980), um in einem Gespräch alternative Sichtweisen anzuregen und das Denken der Menschen zu öffnen und zu »verflüssigen«. Ein Gespräch verläuft in dem Maß »öffnend«, wie in seinem Verlauf (linguistische) Kontexte bzw. Anreize geschaffen

---

8 Siehe auch: http://de.wikipedia.org/wiki/Hypothese [11.11.2010].

werden, die einen Wechsel der Denkrahmen und Sichtweisen erleichtern. Systemische Hypothesen ergeben sich einerseits aus der Ad-hoc-Einschätzung einer Klientensituation und andererseits aus fachlichen Annahmen über (nach Schwing u. Fryszer 2006, S. 135):

- die Beziehungen im Klientensystem,
- die Wechselwirkungen zwischen Symptomen und Beziehungen,
- die Zusammenhänge zwischen Klienten- und Helfersystem,
- die Zusammenhänge zwischen Symptom und Geschichte des Systems
- die Zusammenhänge zwischen internalen Arbeitsmodellen aus früheren Systemen, die der Betreffende in aktuellen Systemen reproduziert, und, wie wir meinen,
- die Zusammenhänge zwischen bewussten und nichtbewussten Mustern (z. B. in Bezug auf einen »Störungsgewinn«).

Systemisches Hypothetisieren ist durch zwei Merkmale gekennzeichnet: zum einen die Beweglichkeit der Therapeutin und zum anderen ihre (sokratische) Redlichkeit, die Dinge nur infrage zu stellen, ohne gleichzeitig absolute Wahrheit zu postulieren. Hypothetisieren basiert auf der Funktionsweise eines Systems aus der Außenperspektive. Hypothesen aufzustellen und Meinungen immer wieder infrage zu stellen trägt auch dazu bei, dass sinnvolle Ziele gefunden, Sichtweisen, Erwartungen und Wertvorstellungen erfasst und interaktionelle Abläufe besser verstanden werden. Vor diesem Hintergrund kann die Informationsfülle eingeordnet und strukturiert werden.

Entscheidendes Kriterium ist dabei nicht die »Wahrheit« – systemische Hypothesen sind nicht Prüfungen der Wirklichkeit; sie dürfen sogar »ganz falsch«, »provokativ«, »unzeitgemäß«, »erfrischend«, »witzig« oder »nichtssagend« sein, nur eines müssen sie immer sein, wenn sie ihre Aufgaben erfüllen sollen: sinnvoll und passend (das impliziert auch den Anstand, den Takt, die Zumutbarkeit). So gesehen, geht es nicht

> »darum, die eine ›richtige‹, sondern eine sinnvolle Hypothese zu finden oder, vielleicht besser: zu erfinden. Diese Hypothese sollte dann jederzeit aufgrund neuer Informationen verworfen, modifiziert oder durch eine zutreffendere ersetzt werden können« (Stierlin 1988, S. 62).

Was ihre Struktur betrifft, so werden folgende Kriterien für systemische Hypothesen genannt (Sanders u. Ratzke 1999):

- Sie sollten Aussagen über Beziehungen zwischen den Personen eines Behandlungssystems machen und möglichst viele an dem Problem oder Symptom beteiligte Personen oder Institutionen (z. B. Hausarzt, Lehrer, Jugendamt, Heim) einbeziehen.
- Sie sollten sich auf das Wie und Wozu beziehen, d. h. Vermutungen über die Wirkung und Funktion des Problems oder Symptoms formulieren.
- Sie sollten kurzfristiger Natur sein, d. h. eine geringe Zeitstabilität aufweisen.
- Sie sollten Vergangenheit, Gegenwart und Zukunft miteinander verbinden und dabei vor allem auf die Zukunft bezogen sein.
- Sie sollten wohlwollende Unterstellungen beinhalten, positiv konnotiert und frei von Interesse sein.
- Sie sollten Vermutungen über Verknüpfungen von Handlungen spezifischer Personen in spezifischen Raum-Zeit-Kontexten aufstellen (Rekontextualisierung).
- Und wir meinen, sie sollten immer in Frageform formuliert und den Klienten zur Überprüfung angeboten werden.

Eine Sammlung von Originalstatements aus Workshops mit EinsteigerInnen, die das videografierte Erstgespräch mit der Familie Walter verfolgt haben, enthält folgende Hypothesen über das »Funktionieren« des Systems:

- »Manuel läuft nicht davon, weil er von irgendetwas zurückgehalten wird. Dieser ›Leim‹ interessiert mich. Meine Hypothese ist, dass er in einem Dreieck zwischen Vater und Mutter gefangen ist. Es kommt mir vor, als würde Manuel den Paarkonflikt ausleben, den die Eltern nicht aushalten.«
- »Vermutlich kennen die Menschen das Muster seit Jahren, man hat sich einfach daran gewöhnt. Es ist zwar von außen gesehen anstrengend, von innen verleiht es vielleicht auch eine gewisse Identität und Stabilität.«
- »Alles dreht irgendwie im Kreis. Die Mutter klagt Manuel an, dann setzt sich Manuel zur Wehr, allerdings ineffizient, er sagt immer wieder ›Das ist meine Sache‹, aber sonst passiert nichts.

Rachel beschwichtigt, und der Vater bleibt irgendwie neutral dazwischen. Er ist gewissermaßen das Bremspedal, während Manuel das Gaspedal drückt. So bleibt das Ganze stehen.«
- »Es gibt auch ganz andere Kreisläufe. Zum Beispiel, wenn Rachel beschwichtigt, dann hat das einen beruhigenden Einfluss sowohl auf die Mutter wie auch auf Manuel. Manuel hört dann sofort auf, mit der Mutter zu streiten, und lässt sich von seiner Schwester dreinreden. Und zudem habe ich auch den Eindruck, dass Rachel den lauten Konflikt zwischen Manuel und Mutter deshalb drosselt, um den Vater zu schützen.«

Auch diagnoselastige Hypothesen werden ausgedrückt, etwa: »Meine Hypothese ist, dass eine Abklärung ergeben wird, dass Manuel an einer Impulsstörung leidet. Daher sollte eine sorgfältige Diagnostik geschehen, da eine Pharmakotherapie viel bringen kann. Die Angehörigen benötigen zusätzlich eine psychoedukative Begleitung.«

Die unterschiedlichen Hypothesen und Erklärungsversuche können in eine Dimension zwischen den Polen »personenbezogen« und »systembezogen« eingereiht werden, wobei die beiden Pole durch folgende Muster repräsentiert werden:

- *Personenbezogen:* Der Vertreter dieser Hypothese arbeitet seit Jahren in einer psychiatrischen Akutklinik. Auf seiner Abteilung erlebt er Personen, die aus allen sozialen Netzen herausgefallen sind und professionelle Unterstützung benötigen. Er beschreibt sowohl das Verhalten auf der Ebene der Individuen wie auch die wechselseitigen Einflussnahmen auf der Beziehungsebene (z. B. die Mutter lasse die anderen nicht zu Wort kommen, lasse ihnen keinen Raum). Daraus zieht er für die Therapie seine Schlüsse. In seinem Aufmerksamkeitsfokus steht Manuel als ein Jugendlicher mit einer psychischen Störung: »Möglicherweise leidet Manuel an einer Persönlichkeitsstörung. Die Familiendynamik ist zu rigid, um die daraus resultierenden Probleme aufzufangen. Stattdessen reißt die Mutter alles an sich. Der Vater kann ihr nicht standhalten. Es besteht ein Dauerstress. Die Menschen können sich darin nicht entfalten. Manuel ist die einzige Person, die es wagt aufzubegehren. Das finde ich sehr mutig. Aber er braucht professionelle Hilfe, andernfalls manövriert er sich ins Outside, wie so viele Jugendliche, die in ihrer Familie keinen Platz finden. Man muss Manuel im Rahmen einer störungsspezifischen Therapie helfen. Auch von einer entsprechenden Gruppentherapie könnte er profitieren, unter der Voraussetzung, dass er vor der Familiendynamik geschützt wird. Hierzu wäre begleitende Angehörigenarbeit nützlich.

- *Systembezogen:* Die Vertreterin dieser Hypothese hat seit Jahren Therapieerfahrung in der systemischen Ambulanz. Sie ist es gewohnt, das Umfeld mit in die Therapieplanung und in ihr Therapiehandeln einzubeziehen. Sie hat wenig Klientel aus dem Bereich der »randständigen« Menschen. Sie definiert Manuel als den identifizierten (designierten oder Index-)Patienten, dessen Verhalten überhaupt erst zum Kontakt mit Professionellen geführt hat. Das »rebellische Verhalten« selbst beschreibt sie in einem die gesamte Familie umfassenden (Sinn-)Zusammenhang. Daraus zieht sie für die Therapie ihre Schlüsse. In ihrem Aufmerksamkeitsfokus stehen sowohl das Systemganze wie auch die Subsysteme (Hypothesen: Manuel wird die Rolle des Sündenbocks zugewiesen, elterliche Verantwortungen werden an Rachel delegiert, Konflikte werden auf Manuel umgeleitet und so weiter): »Ich sehe mehr die Funktion von Manuels Rebellion in einer Familie, die von Ängsten überschwemmt ist. Auf mich wirkt Manuel wie eine tickende Bombe, und eine Bombe wird ja immer von jemandem für ›etwas‹ gelegt, sie hat einen Sinn oder eine Funktion. In der Therapie ›nur‹ die Bombe zu entschärfen, wenn ich das so sagen darf, greift zu kurz. Für mich ist Manuels Aufbegehren nur ein Hinweis auf die Notwendigkeit, dass sich das ganze System verändern muss, nicht allein einzelne Familienmitglieder. Wenn der Vater aktiver wird, dann kann sich die Mutter eher zurücklehnen, und dadurch erhält Rachel mehr Zeit für ihr Studium, statt dass sie ›Großmutter‹ spielen muss, und all das wiederum hat zur Folge, dass Manuels Rebellion der Boden entzogen wird. Die Frage ist nur, wo setzt man an?«

Zwei Perspektiven, zwei Interpretationen. Zwei Versuche, das Wahrgenommene in einen Zusammenhang zu bringen und einzuordnen. Die hier absichtlich pointiert gehaltene Darstellung soll indessen nicht polarisieren, sondern ganz im Gegenteil für die Relativität und relative Gültigkeit unterschiedlicher Sichtweisen stehen.

Fragen
Der Systemiker liebstes Kind war lange Zeit die Behauptung, das System müsse sich verändern, damit sich das Symptom verbessert. Heekerens (Heekerens 2002, S. 176) macht indessen darauf aufmerksam, dass ein empirischer Nachweis der Richtigkeit dieser Behauptung fehlt – und zwar nicht, weil nicht danach gesucht worden wäre, sondern weil er nicht gefunden wurde. Mit andern Worten: Systemiker müssen sich damit abfinden, dass folgende Behauptungen empirisch *nicht* erhärtet sind (nach Sulz u. Heekerens 2002, S. 239):

1. Systemänderungen sind notwendig für Änderungen beim Indexpatienten.
2. Veränderungen beim Indexpatienten zeigen Systemänderungen an.
3. Bedeutsame Wechsel in der familiären Interaktion führen notwendigerweise zu Änderungen in der Symptomatik des Indexpatienten.

Dessen ungeachtet geht es in der Therapiepraxis darum, »festgefahrene« Muster in der Kommunikation und Interaktion zu unterbrechen, sie mit neueren, »passenderen« Verhaltens- und Interaktionsmustern zu »überschreiben«, Ängste abzubauen, (Selbst-)Erkenntnisse zu fördern, neue Sichtweisen anzustoßen und Wohlbefinden zu mehren. Hilfe soll nach dem Prinzip der kleinstmöglichen Intervention (Hilfe zur Selbsthilfe) geschehen mit dem Ziel, die systemeigenen Selbstheilungskräfte zu mobilisieren. Erst wenn Manuel seinen Eltern nicht mehr beweisen muss, dass er recht hat, kann er sich wirklich fragen, was für ihn am besten ist.

Folgende Fragen können dem Therapeuten dienen, in unterschiedlicher Zusammensetzung des Settings neue Perspektiven zu eröffnen:

- *Fragen an Manuel:* Was müssten Sie tun, um die Situation in der Familie, Ihre eigene Situation zu verschlimmern? Falls Sie in der Rolle der Mutter wären, was würden Sie Manuel empfehlen? Erleben Sie die Mutter als »böse« oder einfach nur als »überfordert«? Was müsste der Vater tun, damit die Mutter sich zurücknehmen kann? Was hätte das für Folgen für Rachel?
- *Fragen an den Vater:* Falls die Mutter weniger Verantwortung in der Familie übernehmen würde, wie würde sich das auf Rachel

auswirken? Auf Sie? Falls Sie sich verändern würden, wer würde das am ehesten begrüßen, merken? Woran würde das Rachel erkennen? Welche Auswirkungen hätte das auf Manuel?
- *Fragen an die Mutter:* Könnte es sein, dass Manuel aus demselben »Kraftholz« geschnitzt ist wie Sie? Was finden Sie an diesem Holz günstig? In welchen Situationen ist dieses Holz weniger gefragt? Gibt es andere Menschen in der Familie, die aus diesem Holz geschnitzt sind? Wie hätte Ihre Mutter reagiert, wenn sich deren Tochter gleich wie Manuel, gleich wie Rachel verhalten hätte? Wie würden Sie einer fremden Person gegenüber die Vorzüge von Manuel beschreiben? Erleben Sie das Verhalten von Manuel eher als »undankbar« oder eher als »pubertär«? Gesetzt den Fall, in einem Jahr wären die Probleme gelöst, was wäre beim Vater anders?
- *Fragen an Rachel:* Wenn wir in einem Jahr wieder zusammensitzen und zurückschauen, was würden Sie mir im besten Fall erzählen? Im schlechtesten Fall? Welche Veränderungen würden Sie über sich selbst berichten? Gesetzt den Fall, sie gewinnen einen Jahresaufenthalt in Australien, was wird aus der Familie werden, wenn sie den Gewinn heute umsetzen?

Im Unterschied zur Psychoedukation, wo es (vor allem) um die Vermittlung von relevantem Faktenwissen geht – konkrete Antworten auf konkrete Fragen – haben systemische Fragetechniken und Hypothesenbildung einen andern Zweck. Sie sind vielmehr dazu geeignet, gewohnte Denk-, Fühl- und Verhaltensprozesse zu aktivieren und in neue Bahnen zu lenken. Faktenvermittelnde und prozessaktivierende Techniken ergänzen sich wechselseitig und gehören mithin zum Rüstzeug einer Psychotherapie, die sich nicht mehr an Schulen, sondern an den Erfordernissen des Einzelfalls orientiert. Weil systemische Fragetechniken nicht an den erwarteten Kommunikationsschemata ansetzen, stattdessen oft ungewöhnlich, mitunter provokativ daher kommen, setzen sie ein Gespür für die Ressourcen der Menschen und für das ihnen Zumutbare voraus. Auch Fragen haben, wie jeder andere Satz auch, nicht »an sich« einen Wert, sondern sie entfalten eine erhoffte Wirkung in einem entsprechenden Sprechkontext. So antwortete ein Firmenberater und Vater eines depressiven Sohnes auf die mittlerweile weltberühmte »Wunderfrage«: »Ja, das ist die Wunderfrage von Steve de Shazer. Ist der nicht gestorben?«

Settings und Aufträge

> »Da die Therapie ein sich kontinuierlich verändernder, fließender,
> sich entwickelnder Prozess ist, muss die TherapeutIn in der Lage sein,
> Ziele neu zu bestimmen und Fortschritte zu beurteilen.
> Neue Informationen können die Beurteilung des Falles verfeinern
> und die TherapeutIn für Richtungsänderungen offenhalten.«
> Berg (1998)

Ein Einzelgespräch mit Wunsch nach Paartherapie

Anlässlich einer Supervision in unserer Einrichtung stellte ein Kollege aus der psychiatrischen Klinik den Fall eines depressiven Mannes vor, der wegen Suizidalität hospitalisiert war und in der Klinik von ihm betreut wurde. Es ging dem Patienten nun deutlich besser, sodass sein Austritt ins Auge gefasst wurde. Der Patient wünschte als Nachbetreuung eine Paartherapie, da er wichtige Gründe der Depression in seiner Ehe sah, und er wünschte die Therapie bei dem Kollegen, zu dem er während der Klinikzeit großes Vertrauen gefasst hatte. Der Therapeut zeigte sich verunsichert bei der Frage, ob er das Mandat übernehmen soll. Er argumentierte, der Patient habe ja seiner Ehefrau gegenüber, was die therapeutische Beziehung betrifft, einen »Vorteil« (bzw. umgekehrt die Ehefrau einen »Nachteil«), was die Neutralität verletze und die Paartherapie von vornherein zum Scheitern bringen könnte. Das Problem des Kollegen gibt uns Anlass, am Beispiel eines typischen Verlaufs einer systemischen Therapie in wechselnden Settings (siehe die »Gublers«, Fallbeispiel 12) diese und ähnliche Themen zum Mehrpersonensetting zu erörtern.

Wie konsequent soll das (Paar-)Setting sein?

Regeln von der Art wie »Paartherapie verlangt ein konsequentes Paarsetting« oder »Einzelgespräche bzw. die Erweiterung des Settings über das Paar hinaus sind im Rahmen der Paartherapie zu vermeiden« sind unter TherapeutInnen weit verbreitet. Ihre Begründung findet sich im Bestreben, allseitig Fairness walten zu lassen, und im hippokratischen Imperativ, im Zweifelsfall nicht zu schaden. Denn ohne Zweifel besteht die Gefahr, dass sich der Therapeut, falls er das Mandat übernimmt, eine unrühmliche Rolle in einem Ehekonflikt verschafft, wo seine Überforderung Schaden anrichten könnte (z. B. als Rivale der Ehefrau oder als Schutzengel des Ehemannes).

Auch für die wissenschaftliche Erforschung des Therapiegeschehens gibt es legitime Gründe, das Setting konstant zu halten, da ein erweitertes Mehrpersonensetting – wenn überhaupt – nur mit großem Aufwand messtechnisch zu bewältigen ist. Mitunter liegen die Gründe für ein definiertes Setting aber auch in den strukturellen bzw. angebotsseitigen Erwartungen einer Einrichtung (z. B. analytische, Paar- oder verhaltenstherapeutische Angebote mit den entsprechenden Traditionen).

Offensichtlich erlauben es angebotsseitige Gründe, die Wahl eines bestimmten Paartherapiesettings hinreichend zu rechtfertigen. Anderseits stellt eine konsequente »Kundenorientierung« nicht in erster Linie die angebotsseitige Eigenpositionierung in den Vordergrund, sondern berücksichtigt vordringlich die nachfrageseitigen Vorstellungen und Anliegen der Hilfesuchenden, die als mündige, gleichberechtigte und für sich sachverständige Mitmenschen in die Problemlöseprozesse einbezogen werden. Dies bedeutet, dass Fachleute sich auch bezüglich Settingfragen im Sinne der adaptiven Indikation »an den Erwartungen, Zielen, Bedürfnissen und Wünschen der Hilfesuchenden orientieren« (Schmitt u. Rehm 2001, S. 68). Dementsprechend lässt sich das konsequente systemische Vorgehen weniger an einem konstant gehaltenen Setting ablesen als vielmehr am Prozessverlauf in *variablen* Settings bzw. daran, in welchem Ausmaß sich Hilfesuchende kooperativ in den Therapieprozess einbringen. Selbstredend zieht ein Settingwechsel eine Neudefinition des Auftrages und der Therapieziele nach sich.

Fallbeispiel 12: Wechselnde Settings, wechselnde Aufträge
Frau Gubler meldet sich per Telefon zu einer Erstsitzung. Sie kommt auf Empfehlung von Dr. K., bei dem sie ein Dreivierteljahr in psychiatrischer Behandlung gewesen ist. Zuvor war sie bereits bei einem anderen Therapeuten in Einzeltherapie gewesen.

Die elegant wirkende Klientin, 44, ist gelernte Verkäuferin, war vorübergehend selbstständig Erwerbende, seit Kurzem ist sie in einer Teilzeitanstellung. Sie ist mit zwei jüngeren Brüdern in einem strenggläubigen Elternhaus aufgewachsen. Verheiratet seit 18 Jahren, lebt sie zusammen mit dem Ehemann und mit der 14-jährigen Tochter Melanie in einem Einfamilienhaus aus den 70er-Jahren.

Im Verlaufe der Psychotherapie hat sie sich so weit entwickelt, dass sie nun eine Paartherapie wünscht; denn neben persönlichen Schwierigkeiten gebe es Probleme in der Ehebeziehung. Sie fühle sich oft allein gelassen. Sie habe ihrem Mann mit der Trennung gedroht, möchte indes, ehe sie diesen Schritt in Tat umsetze, das Angebot einer Eheberatung in Anspruch nehmen, gegebenenfalls als Trennungsvorbereitung.

Erstkontakt im Einzelsetting

Die Therapie bei den Gublers hat mit einem Einzelgespräch mit Frau Gubler und dem Wunsch nach Paartherapie begonnen. Die drei wichtigsten Gründe, die Paare in die Paartherapie führen, liegen 1) in einem Symptom eines Partners, 2) in einem Problem eines Kindes und 3) in der Beziehung selbst (»Wunsch nach Eheberatung«, Haley 1979). Hinzu kommen in einer eher ländlichen Gegend, wo die Generationen noch nahe beieinanderwohnen, 4) Probleme mit den Herkunftsfamilien.

Die Therapeutin überlässt es Frau Gubler zu entscheiden, zu einer nächsten Sitzung zu zweit oder alleine herzukommen, d. h., sie macht ein niederschwelliges Angebot. Das gibt grundsätzlich auch jenen eine Chance, von einem paartherapeutischen Angebot Gebrauch zu machen, die erst einmal außerstande sind, ihren Partner oder andere Angehörige zu einem Mitkommen zu bewegen. Zudem ist jene Person, die den Termin wahrnimmt,

> »ja häufig genau diejenige, der das Problem am meisten zu schaffen macht, und mithin bereit, gemeinsam mit dem Therapeuten darauf hinzuarbeiten, dass im Umfeld der beklagten Situation ›etwas anderes‹ geschieht« (de Shazer 1989, S. 148).

Die Therapeutin als Geheimnisträgerin

Eine häufige Frage in Bezug auf wechselnde Settings lautet: Läuft die Therapeutin nicht in ein Loyalitätsproblem hinein, wenn sie sich einerseits auf ein Einzelgespräch mit Frau Gubler einlässt und dadurch auch zur »Geheimnisträgerin« werden kann, anderseits Paarsitzungen in Aussicht stellt?

Im Schutz der professionellen Arbeitsbeziehung vertraut der Klient der Fachperson private und oft regressive Inhalte an und kann damit rechnen, dass dies keine Auswirkungen auf die Alltagswelt außerhalb des Settings hat. In diesem Rahmen können Dinge ausgesprochen werden, die nicht für andere Ohren gedacht sind (obwohl die Informationen möglicherweise einiges veränderten, falls sie offengelegt würden). Das ist die große Stärke des traditionellen Einzelsettings, dass Menschen, die in ihrem alltäglichen Erleben auf beschämende Weise verletzt und durch seelisches Leid geprüft werden, einen sicheren Ort des Verständnisses finden, wo sie sich aussprechen können, ohne anderen gegenüber dazu Rechenschaft ablegen zu müssen.

Wenn ein Klient der Therapeutin beispielsweise das »Geheimnis« anvertraut, dass er eine Außenbeziehung pflege: »Ich bin froh, dass ich offen reden kann, weil meine Frau dies nicht verkraften würde. Ich habe vor drei Monaten eine Jugendfreundin wiedergetroffen, und da hat es einfach gefunkt«, dann hat dies für die Fachperson im klassischen Einzelsetting keine unangenehmen Konsequenzen, da sie durch die Abstinenzregel vor der Konfrontation mit bedeutsamen Bezugspersonen »geschützt« ist.

Anders im systemischen Setting, wo die Therapeutin in diesem Fall und im Hinblick auf eine nächste gemeinsame Paarsitzung eine Doublebind-Situation riskiert. Denn wenn sie das »Geheimnis« für sich behält, definiert sie sich als Komplizin des Klienten, wenn sie es ausplaudert, dann wird sie zur Komplizin seiner Ehefrau. In beiden Fällen ist eine Paartherapie, die auf allseitigem Vertrauen, auf Echtheit und Professionalität fußt, unmöglich (wenn der eine oder andere Partner weiß, dass die Fachperson zur einseitigen Komplizenschaft willig ist, dann ergibt sich daraus der Schluss, dass sie entweder »überfordert«, »unprofessionell« oder »korrupt« ist).

Wenn im systemischen Mehrpersonensetting eine Außenbeziehung gebeichtet wird ohne Bereitschaft, die Verhältnisse zu klären, bleibt nur die klare Abgrenzung: »Sie werden Ihre Gründe haben, wenn Sie Ihrer Ehefrau diese Beziehung verschweigen. Was mich betrifft, so muss ich leider sagen, dass unter diesen Umständen eine Paartherapie unmöglich ist, weil ich beiden Partnern gegenüber verlässlich und glaubwürdig sein muss. Stellen Sie sich vor, es wäre umgekehrt, und Sie wären an der Stelle Ihrer Ehefrau! Würden Sie mir noch vertrauen? Ich sehe für das weitere Vorgehen zwei Möglichkeiten, entweder Sie erklären sich bereit, Ihrer Ehefrau reinen Wein einzuschenken – dabei könnte ich Ihnen als Unterstützung dienen –, oder aber wir brechen hier die Therapie ab.«

Es kommt auch vor, dass das systemische Mehrpersonensetting als Angelpunkt für einen Rosenkrieg herausgefordert wird (die Therapeutin wird von der einen oder anderen Seite aufgefordert, Zeugenschaft zu leisten, Videobänder abzugeben oder Berichte zu verfassen). Folgende Argumentation trägt zu einer raschen Klärung bei: »Ich bin gerne bereit, einen Bericht zu den bisherigen Sitzungen zu verfassen. Er müsste allerdings von beiden Partnern gutgeheißen werden.« Damit ist die Sache in den meisten Fällen erledigt.

In der überwiegenden Mehrzahl der Fälle liegen die Gründe für »Geheimnisse« in den Ängsten vor Konflikten, die nicht ausgetragen werden. Werden Therapeuten trianguliert und unter Druck gesetzt, so steht in der Regel keine bewusste Absicht dahinter, die Therapeutin zu instrumentalisieren; es ist vielmehr Ausdruck von Beziehungs- und Prozessblindheit. Dessen ungeachtet ist es angebracht, in einem systemischen Mehrpersonensetting eine Sprache zu wählen, die potenziell auf allen Seiten – auch gegenüber Abwesenden – anschlussfähig ist.

Folgende Empfehlungen tragen dazu bei, Loyalitätskonflikte zu vermeiden und in unterschiedlichen Settings eine vertrauensvolle Beziehung und Allparteilichkeit herzustellen:

- Klären Sie die Klientel bereits in der ersten Sitzung über die schwierigen Verhältnisse der Vertrauensbildung in unterschiedlichen Settings auf, und übertragen Sie ihr jene Verantwortung, die Sie ihr nicht abnehmen können (z. B. die Verantwortung, dass zu Hause die Inhalte aus Gesprächen im Einzelsetting nicht »missbraucht« werden).
- Informieren Sie die Klientel, dass Paartherapie einen subtilen Prozess in der Kommunikation und Interaktion darstellt, der von allen Seiten Achtsamkeit verlangt.
- Antizipieren Sie explizit, dass es im Verlauf einer Therapie trotz allseitigen Bemühens zu Missverständnissen kommt, die auch eine Chance beinhalten, sofern sie geklärt werden.
- Benutzen Sie in Einzelgesprächen die rhetorische Form des Spiegelns. Wenn ein Partner über den anderen schlecht redet, dann sagen Sie: »So wie Sie das erleben und so wie Sie mir das jetzt mitteilen, aus Ihrer Perspektive, so gesehen, kann ich Ihren Ärger über Ihren Ehemann gut verstehen.«
- Kommunizieren Sie in Einzelgesprächen stets in der Vorstellung, dass Ihnen das Problemsystem über die Schultern blickt. Reden Sie so, wie Sie es tun würden, wenn alle relevanten Nichtanwesenden anwesend wären.

Erstgespräch mit Frau Gubler: Frau Gubler berichtet von ihrer Geschichte und den diversen problematischen Zeiten. Sie hat 1995 einen eigenen Kinder- und Spielwarenladen eröffnet, der so gut lief, dass sie nach drei Jahren schwarze Zahlen schrieb. Wegen gesundheitlicher Probleme und der Belastung durch die Alzheimer-Krankheit ihres Vaters musste sie aber das Geschäft wieder liquidieren. Seit Herbst letzten Jahres hat sie zusätzlich psychische Probleme, dadurch auch ca. 25 kg abgenommen. Sie habe anfang des Jahres Selbstmordgedanken gehabt, jetzt gehe es wieder etwas aufwärts. Ihr Mann, Verkaufsleiter im Detailhandel in einem Geschäft in Basel, verlasse das Haus morgens um sieben Uhr und komme abends meistens ca. um 19.30 Uhr nach Hause. Dazu spiele er Fußball, bis vor Kurzem war er auch Trainer, und habe sehr viel Zeit in diesen Bereich investiert. Ihre Klagen sind, dass er überhaupt keine finanzielle Verantwortung übernehme, dass er sogar finanziell abhängig von seinen Eltern sei und dass dies die Ehe sehr beeinträchtige. Sie selber habe die Beziehung zu ihren Schwiegereltern abgebrochen, weil sie ihre grenzverletzenden Attacken nicht mehr aushielt.

Im Weiteren sei die Beziehung zwischen Vater und Tochter Melanie sehr schwierig geworden, und es gebe viel Streit. Am Wochenende finde man sich kaum zu gemeinsamen Aktivitäten. Ihr Mann habe sich schon früh distanziert, auch aus einer gewissen Enttäuschung heraus, dass es keinen Sohn gegeben habe. Auf die Probleme angesprochen, sage er oft, es komme schon wieder gut, und er habe keinen Psychiater nötig. Auch die Schwiegereltern sähen nichts Gutes im Vorschlag, eine Paartherapie aufzusuchen, weil: »Man weiß ja, das endet immer mit Scheidung«. Auf Anraten einer guten Freundin habe sie ihren Mann kürzlich in einem Brief vor die Wahl gestellt, entweder die Trennung zu akzeptieren oder in eine Therapie mitzukommen. Aber eigentlich möchte sie sich nicht trennen, denn sie habe ihren Mann trotz allem lieb, und im Übrigen mache ihr die Frage »Was danach?« Angst. Sie hoffe, dass er für eine Therapie zu bewegen sei. Diesbezüglich habe sie auch große Erwartungen an die Therapeutin.

Kommentar: Das Fass scheint am Überlaufen zu sein, und Frau Gubler spürt deutlich, dass sich nun etwas ändern muss – sogar eine Trennung fasst sie ins Auge. Deutliche Leidenszeichen sind offenbar seit Längerem vorhanden, bis anhin allerdings ohne Wirkung auf ein gemeinsames Klärungsbedürfnis. Bis zum Abbruch des Kontakts mit den Schwiegereltern zog sie im Dreieck mit ihrem Ehemann und seinen Eltern den Kürzeren. Mit der Aufnahme des Kontakts zur Therapeutin hofft sie nun, einiges in Bewegung zu setzen und vor allem den Ehemann zur Zusammenarbeit zu bringen.

Vom Einzelgespräch zum Paarsetting
An diesem Punkt erarbeiten die Therapeutin und Frau Gubler gemeinsam eine erste Problembeschreibung und konstituieren sich dadurch zu den »ersten Mitgliedern« eines Problemsystems. Wer gehört noch dazu? Die Therapeutin nimmt hier eine gegenüber Lösungsmöglichkeiten parteiliche Haltung ein, indem sie den Wunsch von Frau Gubler, ihren Mann »an Bord« zu holen, positiv bewertet. Wenn Paare mit ihren Herkunftsfamilien oder ihren Kindern verstrickt sind, sucht mitunter nur der eine Partner Hilfe, während sich der andere zurückzieht. Dieses einseitige Therapiesetting würde dadurch zum Angelpunkt für prekäre Gleichgewichte; denn wenn Einzelgespräche über längere Zeit geführt werden, ohne dass gleichzeitig die anderen in das Problem involvierten Menschen einbezogen werden, entstehen »Bündnisse im Dunkeln« (Haley 1979, S. 21). Wichtige, aber nicht einbezogene Angehörige nehmen Einfluss auf die Therapie, und es kann geschehen, dass sich infolgedessen die Therapie »im Kreis dreht«. Daher wird eine systemisch arbeitende Therapeutin im Rahmen von Einzelgesprächen auf Indikatoren achten, die für eine personelle Erweiterung des Settings sprechen; dies sind unter anderem (angelehnt an Berg 1992, S. 121):

- wenn ein Klient oder eine Klientin den Wunsch nach Paartherapie (oder Familientherapie) äußert,
- wenn sich ein Klient oder eine Klientin besonders schützend oder geheimnisumwittert vor ihre Partnerbeziehung stellt,
- wenn die Partnerbeziehung Probleme schafft, die das Sozial- und/oder Erziehungsverhalten eines Klienten oder einer Klientin massiv beeinflussen,
- wenn die Partnerbeziehung mit Übergriffen, Misshandlungen oder (Drogen-)Missbrauch einherzugehen scheint,
- wenn die Herkunftsfamilie eines Klienten oder einer Klientin zwingenden Einfluss auf das Beziehungsverhalten ausübt,
- wenn der Eindruck entsteht, dass ein Klient oder eine Klientin oder deren Partner sich des »Geheimdienstmodells« bedienen, d. h. im Geheimen die Fäden ziehen,

- wenn Therapieprozesse stagnieren (das Gefühl entsteht, sich im Kreis herumzudrehen).

Es sind beinahe sechs Wochen vergangen, und es haben drei Einzelgespräche mit Frau Gubler stattgefunden. Es ist deutlich geworden, dass die Frage, ob ihr Ehemann einbezogen werden soll, allein ihrem Ermessen unterlag (keine Äußerungen ließen Zweifel entstehen, dass er auch käme, wenn er gefragt würde). Die Zeit, die sie sich bis zur Umsetzung ihrer Entscheidung nahm, schien Ausdruck einer Ambivalenz zu sein. Diese wurde in den Einzelgesprächen aufgenommen, da das Thema für die Klientin offensichtlich relevant war, und um problematische Erwartungen zu klären, etwa die Erwartungen:

- Die Therapeutin könnte ihren Ehemann »therapieren«, um die Ehe zu retten.
- Die Therapeutin würde ihn dazu motivieren, sich seinerseits nun einer längeren Einzeltherapie zu unterziehen.
- Nur der Ehemann müsste sich verändern, um die Beziehung zu verbessern (da die Klientin ja bereits seit Jahren an Veränderungen gearbeitet hat).
- Die lang ersehnte und ambivalent erwartete Therapie würde gleich Wunder vollbringen.

Folgende Fragen dienten unter anderen der Klärung:

- »Gesetzt den Fall, Ihr Ehemann hätte Vorbehalte gegenüber einer Therapie, würden Sie das respektieren und ihm eine Chance geben, den Zugang zu finden?«
- »Falles er es vorzieht, vorerst zu einem Einzelgespräch zu kommen, worin sehen Sie für sich die Vorteile, die Nachteile, die Risiken?«
- »Wenn er seinerseits Vorstellungen haben sollte, was sich in der Ehe verändern sollte, würden Sie das akzeptieren?«
- »Wie sehen sie meine Rolle als Fachperson?«
- »Wenn ich im Fall des Konflikts zwischen Ihnen beiden nicht Ihre Partei ergreife, wäre dies für Sie eine Enttäuschung?«
- »Woran würden Sie erkennen, dass die Therapie gescheitert ist?«

Insofern war Frau Gubler bereit für den Einbezug ihres Ehemannes, als sie akzeptierte, dass die Therapeutin nicht Partei ergreifen werde (allenfalls Partei für gemeinsam in der Beziehung erlittenes Leid), dass der Ehemann nicht als »Patient«, »Schuldner« oder »Sündenbock« einbezogen werde und dass die Therapie auch scheitern könne. Der Ehemann entschied sich, erst einmal zu einer Einzelsitzung herzukommen.

Erstgespräch mit Herrn Gubler: Die Therapeutin bedankt sich bei Herrn Gubler für sein Kommen und fragt ihn, ob er gegenüber der Therapeutin nicht den Eindruck von Parteilichkeit habe, was er erstaunt verneint. Im Gegenteil, er sei neugierig geworden, weil seine Frau seit Therapiebeginn viel selbstkritischer und ihm gegenüber weicher geworden sei. Er habe schon seit längerer Zeit das Bedürfnis empfunden, hierherzukommen, habe aber aus diversen Gründen die Termine immer wieder verschieben müssen. Vor allem habe er jetzt erkennen müssen, dass es seiner Frau ernst mit der Trennung sei. Für ihn komme eine Trennung nicht infrage, aber eine Ehetherapie schon. Anhand eines Fragebogens wertet er als die drei dringlichsten Problembereiche: 1. fehlende gemeinsame Zeit und fehlende gemeinsame Interessen, 2. Arbeitsauftteilung (Teilung von Verantwortung, Haushaltsarbeiten, Hausrenovationsarbeiten), 3. Sexualität, die seit einigen Jahren darniederliege.

Als zusätzlichen Punkt erwähnt er das gestörte Verhältnis zur Tochter Melanie. Seine Frau verwöhne die Tochter, und wenn er einmal eingreife, so sei gleich Feuer im Dach. Vor allem ärgere er sich über das freche Verhalten der Tochter ihm, aber auch seinen Eltern gegenüber. Die Beziehung zwischen seiner Frau und seiner eigenen Mutter sei extrem schwierig, die beiden Frauen seien hintereinander wie Katz und Maus. Kürzlich habe seine Frau den Kontakt zu seinen Eltern abgebrochen. Er könne nicht verstehen, warum sich seine Frau so maßlos über seine Mutter ärgere, wo diese doch schon ein gewisses Alter habe. Verschlimmert habe sich die Situation mit den gesundheitlichen Problemen seiner Frau, nachdem sie vor ca. drei Jahren das Geschäft aufgegeben habe. Rückblickend habe er den Eindruck, sie habe zu viel Druck aushalten und zu viel Verantwortung tragen müssen. Er seinerseits habe möglicherweise zu viel auswärts gearbeitet oder zu viel Zeit in seine Leidenschaft, den Fußball, investiert. Er liebe zwar die Arbeit und positiven Stress, könne aber ganz schlecht Nein sagen. Er brauche den Fußball als Ventil und als Ausgleich.

Kommentar: Es ist Frau Gubler offenbar gelungen, ihrem Mann gegenüber ein positives Bild einer fairen Therapeutin zu zeichnen, die es vermeidet, Sündenböcke zu suchen, und stattdessen neugierig auf unterschiedliche Perspektiven ist. Vielleicht aber hat Frau Gubler sich und ihre Ansprüche dank therapeutischer Unterstützung einfach wirksamer durchgesetzt.

Die Therapeutin spricht gleich zu Beginn das Problem der Parteilichkeit an, um einerseits Herrn Gubler die Chance zu eröffnen, diesbezügliches Unrechtserleben zu äußern, und anderseits eine kommunikative Verantwortlichkeit zu klären (»Jeder Versuch, sich mitzuteilen, kann nur mit dem Wohlwollen des anderen gelingen«, Frisch 1972).

Herr Gubler gibt sich äußert kooperativ. Paar- oder gar Familiensitzungen stellen für ihn angeblich keine Belastung dar, seine geschäftliche Position erlaubt es ihm, am späten Nachmittag oder frühen Abend zu kommen. Seine für Verkaufsberater nicht ganz untypische Eloquenz fördert zwar den Dialog im Einzelgespräch, könnte aber in der Paarbeziehung das Gegenteil bewirken.

Beschwichtigungshaltung und Abgrenzungsschwierigkeiten in Beruf und Hobby einerseits – und das Gefühl, in einem von (drei) Frauen dominierten Haushalt ausgegrenzt zu sein anderseits, werden im Gespräch als Hypothese erhärtet. Außer um Probleme in der Paarbeziehung geht es auch um Erziehungsfragen. Es gibt gute Gründe für die Hypothese, dass es zwischen Melanie und ihren Eltern einerseits und über die drei Generationen anderseits »pathologische« Dreiecksbildungen gibt.

Für die Therapeutin steht die Frage an, ob dieses Thema mit Herrn und Frau Gubler bald angesprochen werden soll. Darin liegt auch eine ethische Implikation: Einerseits weiß die Therapeutin, dass entwicklungsblockierende und leiderzeugende Muster in pathologischen Triaden erfahrungsgemäß effizienter im familientherapeutischen Setting angegangen werden, anderseits besteht ein Auftrag zur Paartherapie. Soll sie im Paargespräch über der Möglichkeit einer familientherapeutischen Intervention informieren?

Vom Paarsetting zum Familiensetting

Aus der Sicht der strukturellen Familientherapie übernimmt das auffällige Verhalten eines Kindes die Funktion eines Regulators in der Ausbalancierung der elterlichen Dyade (Byng-Hall 1980). Weil es den Eltern nicht möglich ist, zwischen Partnerdyade und Elterntriade hinreichend zu differenzieren, werden Konflikte über das Kind umgeleitet oder an das Kind delegiert. Unter diesem Aspekt kann argumentiert werden, dass das Kind Vorrecht auf Hilfe hat, wenn es Grund zur Annahme gibt, dass es leidet oder in seiner Entwicklung irgendwie gefährdet ist.

Paargespräche in der Sackgasse
Herr Gubler teilt seiner Frau mit, dass er die Beziehung erhalten möchte, dass für ihn keine Alternative infrage komme. Er sei auch bereit, die Arbeitsauftilung anzuschauen, ihm sei erst seit einem Jahr, seit der psychischen und körperlichen Krise seiner Frau, bewusst geworden, wie schlimm es um die Ehe stehe. Für Frau Gubler ist im Gegensatz zu ihrem Mann die Konfliktkultur ein ganz wichtiges Thema; das wichtigste Thema aus ihrer Sicht ist der Vertrauensverlust, den sie während der letzten Jahre schleichend erlitten hat. Sie kann sich zurzeit nicht vorstellen, dass und wie dieses Vertrauen wieder wachsen könnte. Sie ist außerstande, hier auch nur ein Ziel zu formulieren. An diesem Punkt äußert Frau Gubler mit Tränen in den Augen ihre Befürchtung, dass es zu spät für eine gemeinsame Therapie sein könnte. Während Jahren habe sie vergeblich darauf gewartet, dass Herr Gubler als Vater, aber auch als Ehemann gegenüber seinen Eltern klar Stellung beziehen würde. Und jetzt sei sie nicht mehr sicher, ob sie es überhaupt noch schaffe. Sie erlebe »eine einzige große Unordnung in der Familie, im Haus und in meinem Leben«. Diese Information scheint Herrn Gubler zu überfordern, zumindest zeigt er sich stumm und brütend, und ein ratloses Schweigen macht sich breit.

Aus dieser etwas starren und perspektivlosen Situation heraus spricht die Therapeutin die Frage an, wie es den beiden in ihrer Elternrolle ergehe. Damit hat sie offenbar für beide ein zentrales und zugleich weniger persönlich bedrohliches Thema angesprochen, und das Gespräch wird sogleich lebhafter.

Die Vater-Tochter-Beziehung ist laut Frau Gubler seit jeher unglücklich gelaufen. Die Tochter habe sich offenbar schon früh durchgesetzt, wo immer sie konnte, und habe weder den Willen noch die Person ihres Vaters je respektiert. Dies habe ein intolerables Ausmaß angenommen und dazu geführt, dass sie heute ihren Vater wie einen Trottel behandle und sich von ihm nichts mehr sagen lasse. Herr Gubler führt ins Feld, er habe, was die Erziehung von Melanie betreffe, schon lange nichts mehr zu bestellen. Es sei auch alles andere als lustig, vonseiten seiner Mutter dauernd Vorwürfe anhören zu müssen, Melanie sei den Großeltern gegenüber respektlos und melde sich zu wenig bei ihnen. Wo immer er seine Tochter zur Rechenschaft ziehen wolle, komme seine Frau dazwischen und habe bestimmt etwas auszusetzen, sei es am falschen Stil oder am falschen Zeitpunkt. Frau Gubler begründet ihre kritische Haltung damit, dass ihr Mann nicht wirklich auf die Bedürfnisse von Melanie eingegangen sei, sondern einfach reagiert habe, wenn er sich gestört fühlte.

Auf die Frage, welches Problem sie als Erstes angehen möchten, den Paarkonflikt oder die Erziehungsfragen, einigen sich die Eltern auf die Probleme im Umgang mit Melanie.

Die Therapeutin würdigt abschließend die Bereitschaft von Frau und Herrn Gubler, in diesem Rahmen schwierige Themen anzusprechen und die dazugehörigen Emotionen auszuhalten, aber auch ihren elterlichen Willen, der Tochter Melanie Aufmerksamkeit, Raum und Zeit zur Verfügung zu stellen. Des Weiteren konnotiert sie Melanies Verhalten als das eines kämpferischen Wesens, das offensichtlich nicht rasch resigniert. Die Sitzung kann in einer positiven und hoffnungsvollen Stimmung beendet werden.

Kommentar: Das Paar erscheint erstmals gemeinsam. Die Therapeutin würdigt dieses gemeinsame Kommen und deutet es als einen wichtigen Schritt. Obwohl beide Eheleute das gemeinsame Gespräch wünschten, stellt sich, als es so weit ist, eine den Austausch lähmende »Sprachlosigkeit« ein. Trotz der eifrigen Anstrengungen von Herrn Gubler, alles zugunsten einer Trennungsvermeidung zu tun, schien für Frau Gubler die lang ersehnte Auseinandersetzung zu spät zu kommen, und in dem Augenblick, wo Herr Gubler dies realisiert, verfällt er in eine deprimierte Zurückhaltung. Einzig das Thema der sich zu Hause rebellisch gebärdenden Tochter Melanie bringt wieder Leben in die Sitzung, was als ein deutlicher Indikator für deren konfliktregulierende Funktion interpretiert werden kann.

Ein Wechsel des Auftrages, der nun die Elternrolle vor die Partnerrollen stellt, darf nicht »nebenher« geschehen, sowenig wie die Probleme von Melanie nur als Ehekitt »instrumentalisiert« werden dürfen. Infolgedessen verlangt der Planwechsel eine fundamentale Stellungnahme seitens des Paares, und im selben Zug muss auch die Rolle der Therapeutin neu definiert werden. Folgende Fragen wurden gestellt:

- »Verstehe ich Sie richtig, dass Sie sich damit entschieden haben, die Paarprobleme hinten- und die Probleme Ihrer Tochter voranzustellen?«
- »Sind Sie sich im Klaren, dass Sie beide für diese Entscheidung je Verantwortung tragen?«
- »Habe ich Sie richtig verstanden, dass Sie mir den Auftrag erteilen, für die nächste Etappe die Gesundheitsprobleme von Melanie in den Vordergrund zu stellen?«
- »Sie akzeptieren, dass es nötig ist, beide Problembereiche, die Erziehungs- und die Eheprobleme, so weit wie möglich zu trennen, und
- dass ich den Auftrag habe, Sie auf dieses Erfordernis hinzuweisen, falls doch Eheprobleme angemeldet würden, zumindest bis die Probleme bei Melanie für alle Seiten als gelöst betrachtet werden?«

Der Wechsel des Problemfokus von der Paarbeziehung zur Kerntriade ist nur dann vertretbar, wenn es offensichtlich ist, dass die existenziellen Interessen des triangulierten Kindes wahrgenommen werden müssen. Um sich ein eigenes Bild von der Situation machen zu können, hat sich die Therapeutin entschieden, den Vorschlag einer gemeinsamen Sitzung mit der Kernfamilie zu machen.

Therapie im (Kern-)Familiensetting

Wie vereinbart, kommt das Paar zur sechsten sowie drei weiteren Sitzungen zusammen mit der Tochter Melanie – einem aufblühenden, energischen Mädchen, das offensichtlich gerne mitkommt und sich erstaunlich gut auszudrücken weiß. Nachdem die Therapeutin sich sowohl bei Melanie selber wie bei den Eltern die Erlaubnis eingeholt hat, mit ihr unter vier Augen zu sprechen, erzählt Melanie von ihren Ängsten, dass sich die Eltern trennen könnten. Ihre größte Sorge gilt dabei dem Vater, der sich ihrer Meinung nach alles gefallen lässt, dabei am meisten von seinen eigenen Eltern. Deshalb weigert sie sich auch, ihre Großeltern zu besuchen, weil sie da ohnehin nur Vorwürfe höre und, anders als ihr Vater, sich nicht alles gefallen lassen will. In erstaunlicher Bestimmtheit bestätigt Melanie die Erwartung an die Therapeutin, dass diese aktiv wird und etwas gegen den Missstand unternimmt. Für die Therapeutin ist es wichtig, von Melanie zu zwei Fragen zwei klare Antworten zu erhalten:

1. Erlebt Melanie es als positiv, wenn im Rahmen einer Therapie ihre Eltern in ihrer elterlichen Allianz gestärkt werden, unabhängig davon, was sie dann als Paar je entscheiden?
2. Ist sich Melanie bewusst, dass eine starke elterliche Allianz Rückwirkungen auf sie selber hat, indem bisher gewohnte Freiheiten und Grenzen gegebenenfalls neu definiert werden?

Zu beiden Fragen äußert sich Melanie mit unmissverständlicher Zustimmung und sichtlicher Entspannung. Folgende weitere Fragen wurden ihr gestellt:

- »Ist es in deinem Sinn, wenn ich die Eltern darin unterstütze, ihre Elternrolle wahrzunehmen?«
- »Woran würdest du erkennen, dass deine Eltern im Umgang mit dir besser zurande kommen?«
- »Was hilft dir mehr, wenn die Eltern Klartext reden oder wenn sie dich schonen?«
- »Würdest du dich zu Wort melden, falls du den Eindruck gewinnst, dass dir Unrecht geschieht?«

Kommentar: Kinder und Jugendliche, die Teil von destruktiven familiären Dreiecksprozessen sind, entwickeln ein feines Gespür für Triangulationsauswirkungen. Dabei schätzen sie ihre Bedürfnisse sehr realistisch ein. Zwar verstehen sie es, die Freiheiten bei eingeschränktem oder blockiertem elterlichem Einfluss geschickt zu »bewirtschaften«, doch entscheiden sie sich bei einer gefährdeten Entwicklung praktisch ausnahmslos für die verbesserte elterliche Führung – und zwar im Wissen, dass dies auf Kosten des eigenen »Spielraums« geht. Das Gespür für Bindungsbedürfnisse stellt in der Therapie mit Jugendlichen eine nicht selten verpasste Ressource dar. Zu ähnlichen Erkenntnissen kommt auch die Bindungstheorie:

> »Die Ansicht, dass ein Streben nach Nähe und Schutz in belastenden Situationen ein Anzeichen von Schwäche ist, kann in Hinblick auf die vergleichende Verhaltensforschung nicht aufrechterhalten werden. Statt Unabhängigkeit fordert das Menschenbild der Bindungstheorie Autonomie in Verbundenheit« (Grossmann u. Grossmann 2004, S. 39).

Herr Gubler brachte dies während einer Einzelsitzung auf den Punkt: »Meine Tochter sagt, sie brauche eine feste Hand – und ich muss jetzt lernen, wie man das macht.«

Dass Melanie die Rolle der Auftraggeberin zugeschrieben wurde und die Gewissheit, dass sie sich im Einverständnis mit den Eltern jederzeit bei der Therapeutin melden konnte, falls Probleme auftauchen, führten zu Hause zu einer raschen Beruhigung, was Frau Gubler mit »Ein Wunder ist geschehen« quittierte.

In seiner »neuen« Vaterrolle bestärkt, ergriff Herr Gubler die Initiative, auch die Situation mit seinen Eltern zu klären. Anlass dazu gab ein vor acht Jahren seitens der Eltern gewährtes Darlehen, mit dem er damals Steuerschulden tilgte, und das ihn finanziell abhängig machte. Er wollte das Geld endlich zurückbezahlen und reinen Tisch machen. Parallel zu vier Einzelgesprächen in wöchentlichen Abständen suchte er das Gespräch mit seinen Eltern. Es leuchtete ihm unmittelbar ein, dass es in seiner Verantwortung lag, den Konflikt zwischen seiner Ehefrau und seiner Mutter zu klären.

Ärger mit den Schwiegereltern macht Ehen zu schaffen

Untersuchungen zeigen, dass eine unzufriedene Beziehung der Ehefrau zu ihren Schwiegereltern mit der Unzufriedenheit in der Ehe korreliert (Bryant et al. 2001). Solange Herr Gubler seinen Eltern gegenüber nicht persönlich dafür einsteht, dass er sich im Konfliktfall zwischen ihnen und seiner Ehefrau für Letztere entscheidet, hat die Ehefrau erfahrungsgemäß schlechte Karten. Die Konstellation von Ehemännern, die mit ihren Eltern verstrickt sind, zeitigt selbstredend besonders dann verhängnisvolle Folgen, wenn die Eltern alltäglichen Einfluss ausüben, etwa auf einem Bauernhof oder wenn ein Betrieb an den Sohn abgetreten wird. Im Fall von Herrn Gubler sind es die religiösen Bande und die damit verbundenen gemeinsamen Verpflichtungen der Glaubensgemeinschaft gegenüber, die die elterliche Dominanz begründen. Seine Wankelmütigkeit und die Sandwichstellung zwischen den Generationen haben eine angemessene Autonomieentwicklung des Paares bisher verhindert. Die ungeklärte Beziehung zu seinen Eltern fungiert als Maß der Dinge, die in der Ehebeziehung möglich sind.

Im Rahmen der Einzelsitzungen gewinnt Herr Gubler Einsicht in die Notwendigkeit, sich bezüglich seiner Eltern aktiver abzugrenzen, und holt sich hierzu auch »handfeste« Tipps. Rhetorische Formulierungen (z. B. bei Schuldzuweisungen und persönlichen Angriffen seitens der Eltern die Stellungnahme: »Du hast bestimmt gute Gründe, es so zu sehen. Ich respektiere das. Ich bitte dich, auch zu respektieren, wenn ich es anders sehe«) sowie Techniken, bei sich selbst zu bleiben, etwa eine ruhige Atmung etc., wurden geübt.

Von einer gemeinsamen Sitzung zusammen mit seinen Eltern verspricht er sich mehr Sicherheit in der Neuausrichtung seiner familiären Prioritäten. Als Vorbereitung zu dieser Sitzung wird auch die Frage diskutiert, welche Haltung die Therapeutin dabei einnehmen soll (das Aushandeln einer geeigneten Therapeutenhaltung im familiären Kräftefeld und das Einholen entsprechender Aufträge stellte in dieser Therapie ein weiteres Mal eine große Herausforderung dar).

Das Setting mit der dritten Generation

Herr Gubler erscheint mit seinen Eltern zum vereinbarten Termin, um eine Aussprache »im gesicherten Rahmen« durchzuführen. Während der Sitzung hält sich die Therapeutin an die vereinbarte allparteiliche Haltung. Die abwertenden Anspielungen des Vaters auf die Abwesenheit der Schwiegertochter, die »offenbar den rechten Weg nicht gefunden hat«, pariert Herr Gubler ernst und unmissverständlich. Die zirkulären Fragen der Therapeutin zielen mitunter darauf ab, die mit religiösen Überzeugungen durchsetzte Haltung der Eltern gegenüber ihrer Schwiegertochter zu flexibilisieren, die starren Konstrukte aufzuweichen, anschlussfähigen Ideen Raum zu geben, sodass eine Überbrückung der Gegensätze ohne Gesichtsverlust möglich wird. Das Ansprechen möglicher Ängste der Schwiegertochter scheint die Mutter sehr nachdenklich zu stimmen:

MUTTER: Und sie [die Schwiegertochter] hat sich immer, schon früher, bevor sie gar nicht mehr zu uns gekommen ist, auf Distanz gehalten ... und ich glaube, das liegt daran, dass wir ihr nicht gut genug sind ... aber jetzt hat sie das Geschäft ja aufgeben müssen.

THERAPEUTIN: Darf ich Sie fragen, Frau Gubler, gesetzt den Fall ... angenommen, Ihre Schwiegertochter würde beschließen, keine Angst mehr vor ihren Schwiegereltern zu haben ... ich meine, einfach keine Angst mehr davor, ihnen nicht zu genügen, woran würden Sie das erkennen, auf welche Weise würde sie sich anders verhalten?

MUTTER: Also ... aber sie braucht doch keine Angst zu haben!

VATER: Ehm, ich glaube nicht, dass sie vor uns Angst hat ...

MUTTER (fällt ihm ins Wort): ... und Sie glauben, dass sie Angst hat? ... Das habe ich mir noch nie so überlegt ... [längere Pause].

THERAPEUTIN: Ach, das war nur so eine Annahme, ich weiß ja nicht, ob das wirklich auch zutrifft.

Die neue Sichtweise (Reframing: nicht Blasiertheit, sondern Angst) führt zu einem erstaunlich versöhnlichen Ausgang der Sitzung. Der vermutlich viel einflussreichere Faktor, der einen öffnenden Verlauf der Sitzung (Multifinalität, d. h. kleine Ursache, große Wirkung) zuließ, muss indessen in der Eigenpositionierung von Herrn Gubler jun. gesehen werden.

In der Folge kommt ein gewisses Tauwetter zwischen den Generationen auf, man besucht sich wieder, und auch Melanie findet den Weg zurück zu ihren Großeltern. In dieser Zeit, etwa acht Monate nach Therapiebeginn, kommt das Paar zu mehreren Paarsitzungen in ca. monatlichen Abständen her. Der Fokus der Gespräche liegt nun, nach erneuter Mandatsklärung, wieder auf dem Paarbereich (gemeinsame Aktivitäten, Konfliktumgang, Sexualität, Teilung familiärer Verantwortung in einem Zweiverdienerhaushalt, anstehende Hausrenovationsarbeiten u. a.). Nach insgesamt 16 Sitzungen im Verlaufe von knapp 14 Monaten entscheidet das Paar, die Therapie abzuschließen. In der Rückschau der letzten Sitzung äußern sich sowohl Herr als auch Frau Gubler positiv zu persönlichen und familiären Veränderungen. Herr Gubler bestätigt, dass er öfter von Kollegen zu hören kriege, er habe sich verändert, sei selbstsicherer, ruhiger geworden. Auch Frau Gubler schildert mehrere Einzelheiten, worin sich die Veränderungen zum Ausdruck bringen, etwa der früher undenkbare Anspruch, zusammen mit einer Freundin für eine Woche nach Florenz zu reisen.

Circa zwei Jahre später meldet sich Herr Gubler notfallmäßig in einem depressiven Zustand, nachdem Frau Gubler ihm eröffnet hatte, dass sie sich in einen anderen Mann verliebt habe. Die unterdessen 18-jährige Melanie befindet sich zu dieser Zeit als Gymnasiastin zu einem Austauschjahr in Australien. Sie scheint sich positiv zu entwickeln.

Die Optik der Dreiecksprozesse

> »Das Leid parentifizierter Kinder wird im Alltag aufgrund ihrer Überangepasstheit und scheinbarer Reife oft übersehen; bisweilen zeigen sich die destruktiven Konsequenzen der Parentifizierung erst in problematischen Beziehungen zum Partner oder zu den eigenen Kindern. Deshalb erscheinen Möglichkeiten einer Früherkennung umso erstrebenswerter.«
> Graf und Frank (2001)

Die Geschichte beginnt mit einer Triangulation

Fallbeispiel 13 – Ein langer Weg

Frau M. hat einen Termin für eine Familientherapie genommen, auf Rat eines Psychologen. Die 42-Jährige wirkt besorgt, angespannt, verbittert.

MUTTER (= Frau M.): Vor einem Jahr hat mir mein Mann angekündigt, er habe sich in eine andere Frau verliebt, anfangs dieses Jahres hat er die Familie verlassen. Wir haben zwei Kinder, Christian, 14-jährig, und Tania, 12-jährig. Ich war einmal mit den Kindern bei einem Psychologen. Er hat uns eine Familientherapie nahegelegt. Er hat auch meinen Mann einmal gesehen. Der will aber nichts von einer Familientherapie wissen. Ich bin selbst in einer Einzeltherapie bei einer Psychologin. Wegen totaler Erschöpfung und Depression wurde ich hospitalisiert. In dieser Zeit hat mein Mann beschlossen, die Familie zu verlassen. Jetzt hat er offiziell den Wohnsitz bei einem Freund. Aber er lebt bei der anderen ... [Weinend:] Ich ertrage es nicht mehr, ich kann nicht mehr mit ihm sprechen. Für die Kinder war es sehr schwierig, das zu akzeptieren, dass der Vater weggeht. Beide haben nicht mehr geschlafen. Tania hat Probleme in der Schule.

THERAPEUTIN: Probleme, die sie vorher nicht hatte?

MUTTER: Gut, sie hatte schon in der ersten Klasse Probleme mit der Konzentration. Leistungsmäßig war sie im Durchschnitt. Jetzt haben auch ihre Leistungen abgenommen. Bis nach meiner Hospitalisation wollte mein Mann den Kindern nichts sagen, um das Gesicht zu wahren. Nach meiner Rückkehr habe ich dann von ihm verlangt, dass er es den Kindern sagt. Es war schrecklich für sie, das zu hören, besonders für Christian. [Sie weint, dann mit kaum wahrnehmbarer Stimme:] Jetzt muss es irgendwie weitergehen, es muss ...

THERAPEUTIN: Haben Sie Kontakt zu Ihrem Mann?
MUTTER: Nur sehr wenig und nur, wenn es unbedingt notwendig ist. Mein Mann sieht die Kinder etwa ein Wochenende im Monat. Meistens machen sie zusammen Wanderungen, einmal waren sie bei der Großmutter.
THERAPEUTIN: Haben Sie eine gute Beziehung zu Ihrer Schwiegermutter?
MUTTER: Im Prinzip ja. Jetzt habe ich mich zurückgezogen, weil sie gesagt hat, sie sei in einer sehr schwierigen Situation, kämpfe selbst gegen Depressionen.
THERAPEUTIN: Wie ist die Beziehung der Kinder zu den Großeltern?
MUTTER: Am meisten sehen sie die Großmutter väterlicherseits. Der Großvater ist gestorben. Meine Eltern wohnen im Kanton Appenzell. Sie sehen die Kinder nicht so oft. Es ist nicht ganz einfach mit meinen Eltern. Ich war die Älteste von fünf Kindern. Ich habe sehr früh, viel zu viel Verantwortung übernehmen müssen. Schon damals ... Und jetzt das!
THERAPEUTIN: Ja, ich verstehe, Sie sind in einer sehr schwierigen Lage, Sie wurden von Ihrem Mann verletzt und betrogen. Sie möchten möglichst jeden Kontakt mit ihm vermeiden, weil das alle Verletzungen wieder aufreißt [lange Pause]. Und trotzdem, wie Sie es selbst ja auch ahnen, muss die Kommunikation, der Kontakt weitergehen, weil Sie beide Eltern Ihrer Kinder bleiben. Die Kinder brauchen die Beziehung zum Vater, auch wenn Sie getrennt leben [Pause]. Was meinen Sie, wie könnte Ihr Mann am besten für eine Zusammenarbeit gewonnen werden?
MUTTER: Ich weiß nicht. Mein Mann hat immer die bequemsten Lösungen genommen. Als es vor einiger Zeit schwierig wurde zwischen uns, weil ich wie blockiert war, hat er einfach eine andere Frau gesucht, die mit offenen Armen auf ihn gewartet hat. Sie kennt das, sie ist schon zweimal geschieden. Und um der Verantwortung den Kindern gegenüber auszuweichen, hat er einfach deklariert: »Jetzt sind die Kinder erwachsen, sie können selbst Verantwortung übernehmen. 12- und 14-jährig, erwachsen ... so einfach ist das für den Herrn, so einfach ... Ich weiß, ich habe auch Fehler gemacht, viele Fehler. [Bitter und anklagend:] Aber er, er ist fehlerlos, er macht alles richtig ...
THERAPEUTIN (nachdenklich): Darf ich Sie etwas fragen?
MUTTER: Ja, selbstverständlich.
THERAPEUTIN (nach längerer Pause): Warum schonen Sie Ihren Mann so stark?
MUTTER (aufschauend, etwas verblüfft): Wie meinen Sie das? Ich soll den schonen?
THERAPEUTIN: Ja. Sie schonen ihn vor jeder Verantwortung bei der Erziehung Ihrer gemeinsamen Kinder. Sie tragen alles allein, bis zur totalen Erschöpfung.
MUTTER (nach langem Schweigen, nachdenklich): So habe ich mir das bisher noch nie überlegt ...

THERAPEUTIN: Es ist wichtig, dass Ihr Mann versteht, dass er als Vater hierher kommt, und nicht als Ehepartner. Es geht nicht darum, Schuldige zu suchen. Es geht um Ihre Kinder, und um die Frage: Wie kann die Beziehung der Kinder zum Vater unterstützt werden? Und wie können Sie in der Erziehungsverantwortung entlastet werden?
MUTTER: Wissen Sie, als ich in der Klinik war, depressiv, mit Selbstmordgedanken, da habe ich angefangen zu glauben, ich sei krank, krank im Kopf. Das hat mein Mann auch gesagt. Ich musste ja auch Medikamente nehmen.
THERAPEUTIN: Glauben Sie denn heute immer noch, Sie seien krank im Kopf? Wenn Sie ganz ehrlich mit sich selbst sind? Ganz im Grund Ihres Herzens, glauben Sie das wirklich?
MUTTER (zögernd): Mmh nein, das glaube ich nicht wirklich. Wahrscheinlich bin ich eine ziemlich normale Frau, ich war nie psychisch instabil, bevor all das passierte ...
THERAPEUTIN: Ja das glaube ich auch. Sie sind nicht im Kopf krank, das kann ich als Psychiaterin beurteilen, Sie sind eine Frau in einer schweren Lebenskrise, das ist aber keine Krankheit, das ist eine verständliche Reaktion auf sehr traumatisierende Ereignisse. [Längere Pause.] Ich möchte, dass Sie gut verstehen, warum es so bedeutsam ist, dass Ihr Mann für eine gemeinsame Therapie gewonnen werden kann. Kinder, in welchem Alter auch immer, wünschen sich eine gute Beziehung zu beiden Eltern, ob sie getrennt sind oder nicht. Sie möchten fröhlich erzählen können, wenn sie am Wochenende beim Vater waren, ohne die Mutter traurig zu sehen, ohne in diesen schweren Loyalitätskonflikt zwischen den Eltern zu versinken.
MUTTER (leise weinend): Ja, es ist genau so, wenn sie zum Vater gehen, ertrage ich das fast nicht, es ist schrecklich ...
THERAPEUTIN: Genau um das geht es, die Kinder aus der Verantwortung für den elterlichen Konflikt zu entlassen. Und dafür müsst ihr wieder miteinander reden. Das ist die beste Möglichkeit.
MUTTER: Gut, ich werde es versuchen, ihm sagen, er soll mit Ihnen Kontakt aufnehmen, für eine erste Einzelsitzung.

Verdienst und Gerechtigkeit – Loyalität in der Kernfamilie

Eine Hypothese der Therapeutin besteht darin, dass die Kinder in einen Loyalitätskonflikt zwischen die Eltern geraten.

Das deutsche Wort »loyal« = »gesetzes-, regierungstreu; anständig« wurde im 18. Jahrhundert aus dem gleichbedeutenden franz. *loyal* entlehnt, das seinerseits auf das lat. *legalis* = »gesetzlich« zurückgeht (Drosdowski 1989). Seit dem Mittelalter ist »staatstragend« (oder eben »loyal«), wer sich treu an die eingegangenen Verpflichtungen hält.

Im gesetzmäßigen Sinn heißt »loyal« »pflichttreu«, »redlich« und ist grundsätzlich positiv konnotiert.

Indessen hat der Begriff der Loyalität auch den Beigeschmack der fehlgeleiteten Loyalität. Dabei denkt man an bedingungslosen (Kadaver-)Gehorsam, an eine Form der Treue, die blind ist für die eigenen Bedürfnisse und stärker ist als die Angst vor dem Tod.

Es gibt den Begriff der »Steinzeitloyalität«. Er beschreibt die strickte Anbindung des Einzelnen an seinen Stamm oder Clan, ohne den in der rauen Steinzeitwelt jeder dem Untergang geweiht gewesen wäre. Dem Clan gegenüber loyal zu sein heißt in diesem Sinn, sich ihm zu unterwerfen. Diese Form von innerer Verbundenheit einem anderen Menschen, einer Gruppe oder einer Institution gegenüber ist »blinde« Loyalität, sie ist nicht freiwillig, es fehlt ihr der Aspekt der Reflexion und informierten Entscheidung. Somit ist sie eher Abhängigkeit und aus demokratischer Sicht keine positive Größe, fußt doch »echte« Loyalität stets auf Freiwilligkeit und innerer Selbstverpflichtung. Einem Freund gegenüber verhalte ich mich dann loyal, wenn ich aufgrund einer eigenen Entscheidung seine Werte auch dann respektiere und nach außen bzw. Dritten gegenüber vertrete, wenn ich sie in ihrem Gehalt nicht vollumfänglich teile. So gesehen, ist Freundschaft stets auch das Ergebnis einer Auseinandersetzung mit persönlichen Werten und einer Suche nach Übereinstimmung in der Beziehung.

Auch von Solidarität kann Loyalität unterschieden werden, wenn es auch einen fließenden Übergang gibt. Erstere betont das Prinzip der »Solidargemeinschaft«, die Zusammengehörigkeit Gleichgesinnter, während positive Loyalität das Gewicht mehr auf die innere Haltung bzw. auf den Respekt vor den Interessen anderer setzt. Freiwillige Loyalität setzt die persönliche Festlegung – ein Commitment – in Bezug auf andere voraus. So betrachtet, ist Loyalität vor allem eine psychische Größe. Nichtsdestoweniger ist die Loyalitätspsychologie kaum erforscht, und wo Forschung stattfindet, geht es vor allem um Verkaufspsychologie (Kundenbindung: *consumer loyalty*).

Problematisch ist jede unfreiwillige, »geforderte« Loyalität, weil sie auf bewusst oder unbewusst, direkt oder indirekt ausgeübtem Druck vonseiten Dritter beruht (wobei diese »Dritten« weder Anwesende noch Zeitgenossen sein müssen). Sie bildet gewissermaßen die »dunkle« Kehrseite der freiwilligen Loyalität und äußert sich in Verhaltensweisen wie vorauseilendem Gehorsam, Obrigkeitshörigkeit bis zur tödlichen Gefolgschaft, bei der Menschen beispielsweise in sektenähnlichen Strukturen einem Meister »loyal« in den Tod folgen. Zweifelsohne ist dabei evolutionäres Stammeserbe im Spiel, indem die affektive wechselseitige Anbindung an die eigenen Leute gleichzeitig auch gegen den »Feind von außen« eint und infolgedessen als eine erfolgreiche Überlebensstrategie angesehen werden kann (»in-group loyality, out-group hostility«, vgl. Tajfel a. Turner 1986).

Mit Loyalität in der Kernfamilie ist noch etwas anderes gemeint: ein konsistentes Festhalten an Werten und Konzepten in der Familie als »Primärgruppe«, die ein hohes Maß an persönlicher und interpersonaler Involviertheit impliziert. Intime Beziehungssysteme wie die Familie charakterisieren sich durch eine hochgradige

> »wechselseitige Durchflechtung individueller Lebensprozesse [...], die sich angesichts des allgemeinen Ziels der Lebenserhaltung und -erweiterung im gemeinschaftlichen Lebensvollzug gleichsam automatisch ergibt« (Schneewind 1999, S. 29).

Und:

> »Je länger in einem intimen Beziehungssystem gemeinschaftlicher Lebensvollzug praktiziert wird und je umfassender die Lebenskontexte sind, in denen dies geschieht, desto stärker kommt es zu einer Durchflechtung der verschiedenen Erfahrungsebenen von Gemeinschaftlichkeit« (ebd., S. 30).

Für die Psychotherapie sind die Systeme der Loyalität und Verpflichtung in Familien die unsichtbaren Fäden, die alles zusammenhalten.

Der ungarisch-amerikanische Arzt und Familientherapeut Iván Boszormenyi-Nagy (1920–2007), der Begründer der »kontextuellen Therapie«, führte, zum besseren Verständnis des in den Köpfen von Familienmitgliedern verankerten Systems von Loyalitäten und Verpflichtungen, eine Mehrgenerationenperspektive in die Therapie ein. Zu diesem Zweck benutzte er Bilder der »Gerechtigkeitsbuchführung«, der »Rechenschaftspflichten« und der »Verdienst- und Schuldkonten«. Er postulierte, dass Menschen untereinander und über die Generationen hinweg spezifische Schuldkonten führen, die sie mit entsprechenden Verdienstkonten saldieren. Demzufolge kann die Buchhaltung in einer Familie ausgewogen oder unausgewogen ausfallen, je nachdem, wie vergangene und gegenwärtige »Konten« der Mitglieder aussehen. Boszormenyi-Nagy nennt diese Kontoführung den

»Kampf der Generationen um die Wiederherstellung der jeweils im Individuum verletzten menschlichen Gerechtigkeit« (Boszormenyi-Nagy u. Spark 1981). Dabei geht es ihm nicht um die »Erhaltung der Homöostasis«, wie es ursprünglich die Pioniere der Familientherapie vorschlugen, sondern um das System wechselseitiger Gerechtigkeit. Ist jemand vorwiegend mit Schuldkonten belastet, resultiert daraus ein

> »Circulus vitiosus ununterbrochener Dekompensation in Form von Ausbeutung, Sündenbocksuche, Entfremdung, Inzest oder lähmender Selbstaufopferung; infolgedessen rücken seine Chancen für einen wachstumsfördernden Kontenausgleich in immer weitere Ferne« (ebd.).

Bei der Frage des Einbeziehens von Angehörigen müssen gemäß dieser Theorie sowohl das Ineinandergreifen vertikaler wie horizontaler Loyalitätsverpflichtungen beachtet werden. Vertikale Loyalitäten werden der vorangegangenen bzw. der nachfolgenden Generation geschuldet, das heißt den Eltern, Kindern oder Enkeln, horizontale den Ehepartnern, Geschwistern oder Altersgenossen.

»Loyalität« und »Gerechtigkeit« verwendet Boszormenyi-Nagy als zentrale Größen, denen er »Systemkraft« unterstellt im Sinne des Vermögens, enge Beziehungen zu gestalten und zu regulieren. Das wahre Wesen der Loyalität sieht er nicht in der etymologischen Ableitung (franz. *loi* = »Gesetz«), sondern »in dem unsichtbaren Geflecht der Gruppenerwartungen« (ebd. 1993, S. 84). Auch Gerechtigkeit definiert er als ein Gewebe unsichtbarer Fasern,

> »welche die Geschichte der Familienbeziehungen längs und quer durchlaufen und das System durch alle Phasen des räumlichen Miteinanders und Getrenntseins in einem sozialen Gleichgewicht halten« (ebd., S. 87).

Ist das Gleichgewicht gestört, so schlägt sich das in der Lebensgeschichte eines Menschen nieder, sodass er die Frage nach dem Einbeziehen seiner Angehörigen je nachdem als Bedrohung erlebt. Im Sinne von Selbstschutz wird er es mit großer Wahrscheinlichkeit vermeiden, sich durch ihren Einbezug weiteren Verletzungen auszusetzen.

Die Negativerfahrungen und die Auslöser von Vermeidungsschemata müssen ihren Ursprung nicht immer in der Familie haben. Ein junger Mann mit einer schweren sozialen Phobie lehnte es ab, die Eltern in die Therapie einzubeziehen, obwohl es ganz offensichtlich war, dass sie in seinem Leben eine bedeutungsvolle Rolle spielten. Erst nach einem halben Jahr, nachdem die Gründe für die Ablehnung der Systemerweiterung behutsam erarbeitet und damit korrespondierende Ängste abgebaut worden waren, fasste er Vertrauen und änderte seine Meinung:

> »Wissen Sie, als ich im Spital war, da hat der Assistent die Eltern zitiert und eine Familiensitzung gemacht. Es war ein Freitag, und ich durfte nach der Sitzung gleich mit den Eltern nach Hause ins Wochenende. Nie habe ich meine Eltern bedrückter erlebt als auf dieser Fahrt nach Hause. Sie haben kein Wort gesagt. Ich bin hinten im Fond gesessen und habe mich so was von schuldig gefühlt. In diesem Moment habe ich mir geschworen, dass ich niemals mehr der Grund dafür sein möchte, dass es meinen Eltern so schlecht geht.«

Unbeantwortet bleibt dabei die Frage, inwieweit sich der Assistenzarzt bewusst war, dass er in der Familie dieses Patienten durch sein Dazutun (oder Unterlassen) das Buchführungssystem durcheinandergebracht hat. Ein Blick auf die Tabelle entwicklungsbedingter »Übergänge der Loyalitäten«, etwa bei Geburten, unter Geschwistern, während Individuation und Ablösung, im Verlaufe der Elternschaft oder des Altwerdens – um nur einzelne Stationen zu erwähnen –, gibt Aufschluss über die Komplexität dieser (unsichtbaren) Buchführung. Boszormenyi-Nagy zählt folgende notwendigen Loyalitätsübertragungen zu irgendeinem Lebenszeitpunkt auf (ebd., S. 83):

- »Durch die Heirat müssen zwei Menschen ihre Loyalität von ihrer Herkunftsfamilie auf ihren Ehepartner übertragen; sie schulden einander nun Treue und gegenseitige Versorgung. Sie sind überdies möglicherweise entschieden, Eltern zu werden.
- Sie schulden ihren jeweiligen Herkunftsfamilien und damit ihrem nationalen, kulturellen und religiösen Herkunftsbereich und seinen Werten eine nunmehr neu abzusteckende Loyalität.
- Sie schulden den aus ihrer Verbindung hervorgehenden Kindern Loyalität.
- Kinder schulden ihren Eltern und der älteren Generation Loyalität.
- Geschwister sind einander Loyalität schuldig.

- Blutsverwandte Familienmitglieder sind zwar verpflichtet, sexuelle Beziehungen zueinander zu vermeiden, schulden einander aber dennoch Zuneigung.
- Familienmitglieder schulden einander Solidarität gegenüber Freunden und Fremden, sind aber auch der Gesellschaft gegenüber zu einem Verhalten als gute Bürger verpflichtet.
- Von allen wird erwartet, dass sie sich dem gesamten Familiensystem gegenüber loyal verhalten und damit seinen Fortbestand sichern, aber auch bereit sind, neue Beziehungen in das System einzugliedern und die daraus sich ergebenden Systemveränderungen zu bewältigen.«

Das dargestellte System von Loyalitätsverpflichtungen in der Kernfamilie darf nicht als eine von außen verordnete, oktroyierte Sozialnorm missverstanden werden. Vielmehr impliziert es im familientherapeutischen Sinn ein gewachsenes Gefühl für den (nahen) Mitmenschen, ein unsichtbares Band – ganz unabhängig davon, ob es subjektiv als positiv oder negativ empfunden wird.

Aus einer Mehrgenerationenperspektive und mithilfe der Logik eines »Konten- und Buchführungssystems« hat es Boszormenyi-Nagy verstanden, unterschiedliche Bereiche des Faktischen in einer Theorie zu vereinen. So hat er die personbezogene Psychologie und ihre Transaktionalität in den (Familien-)Beziehungen mit einer Beziehungsethik sowie mit der Idee eines Gleichgewichts zwischen (emotionalem) Nehmen und Geben in Zusammenhang gebracht. Mag dem heutigen Betrachter die »Kontenlogik« als etwas »sperrig« erscheinen, so waren für uns die Ideen zu den »unsichtbaren Bindungen« eine konzeptuelle Bereicherung, auf die wir nicht verzichten möchten.

Zwei Monate später – Der Vater hat sich nicht gemeldet

Einzelsitzung mit der Mutter:

MUTTER: Er hat die Kinder während der Ferien kaum gesehen. Er interessiert sich einfach nicht. Als er Ende der Ferien angerufen hat, habe ich ihm gesagt, ich sei bei Ihnen in Therapie, es gehe um die Kinder, und es wäre sehr wichtig, dass er dazukommt. Da hat er mich angeschrien, ich spinne wohl, er wolle nicht mehr in Therapie kommen, das bringe nichts ...
THERAPEUTIN: Wie nehmen es die Kinder?
MUTTER: Ich habe sie gefragt, wie sie es erleben, die ganze Situation. Tania hat geweint, es wäre doch viel schöner, wenn der Vater wieder zu Hause

wäre. Christian hat nur gesagt: »Auch wenn ich den Vater nicht so oft sehe, habe ich das Gefühl, dass ich mehr mit ihm als mit dir unternehme.« Das hat mich sehr getroffen. Ich trage ja alles, ich bin immer da, er kümmert sich um nichts. Und trotzdem das ... [weint].

THERAPEUTIN: Ja, es ist für Sie sehr schmerzhaft, wenn Christian sagt, er unternehme mit dem Vater mehr als mit Ihnen. Irgendwie tönt es ja auch so, als ob er lieber beim Vater wäre. Könnte das Ihre große Angst sein, nach dem Mann auch noch die Kinder zu verlieren? [Pause.] Es mag zwar für Sie seltsam erscheinen, aber ich möchte Ihnen dazu gratulieren: Es ist ein gutes Zeichen, wenn Christian Ihnen so etwas sagen kann. Das heißt, er muss Sie nicht schützen, er traut Ihnen zu, dass Sie es richtig verstehen, auch wenn es wehtut.

MUTTER (weinend): Manchmal ertrage ich es einfach nicht, wenn die Kinder um Kleinigkeiten streiten. Es ist auch schon vorgekommen, dass ich ihnen gesagt habe, dann sollen sie halt einmal länger mit dem Vater leben, dass er auch sieht, wie das ist ... Und dann habe ich geweint. Tania war schockiert, hat auch geweint ... ich weiß, dass ich das nicht sagen sollte, aber manchmal bin ich am Ende meiner Kräfte.

THERAPEUTIN: Ja, Sie sind sehr feinfühlig, Sie spüren es richtig. Es ist für die Kinder belastend, wenn Leben beim Vater als Drohung oder Bestrafung angesprochen wird. Das verunsichert sie. Und wenn die Kinder Sie Eltern untereinander vergleichen, lassen Sie sich nicht beirren. In einigen Jahren werden die Kinder knallhart Bilanz ziehen. Und da wird entscheidend sein, dass Sie ihnen die Treue gehalten haben, dass Sie immer hinter den Kindern gestanden haben, auch wenn Sie verzweifelt und traurig waren.

MUTTER: Ja, aber der Vater, er engagiert sich nicht, es ist ihm egal, wie es den Kindern wirklich geht, er kommt nicht zu den Schulanlässen. Das ist für die Kinder verletzend, macht ihnen Weh ...

THERAPEUTIN: Und trotzdem müssen Sie es Ihren Kindern überlassen, frei ihre Beziehung zum Vater zu leben. Sie sagen, er ist ein schlechter Vater. Ich kann das nicht beurteilen, ich kenne ihn nicht. Und leider gibt es das, Väter, die sich nicht für ihre Kinder engagieren. Schlussendlich können nur die Kinder selbst entscheiden, ob er für sie ein guter Vater ist oder nicht. Vielleicht werden sie enttäuscht sein. Diese Enttäuschung können Sie ihnen leider nicht ersparen. Sonst besteht die Gefahr, dass die Kinder Ihnen in einigen Jahren vorwerfen, Sie hätten eine freie Beziehung zum Vater verunmöglicht. Und das Schlimmste wäre dann, die Kinder hätten recht, und Sie können nichts mehr daran ändern.

Kommentar: Das Erklärungsmodell der Mutter könnte folgendermaßen zusammengefasst werden: »Alles Übel kommt von meinem Mann. Er hat mich und die Kinder verlassen, es ist ihm egal, wie es uns geht, er sieht die Kinder nur, um ein gutes Gewissen zu haben.« Sie vermittelt den Kindern die eigene Version der Trennungsgeschichte. Indem die Therapeutin dieser »Sichtweise« Raum gibt, muss die Mutter sie nicht verteidigen. Stattdessen kann sie nun aus der Defensive hinaustreten und sich offen für zusätzliche, andere Blickwinkel zeigen.

Diese bestehen aus drei Hypothesen:

- Die Wahrnehmung der Mutter und die Wahrnehmung der Kinder unterscheiden sich möglicherweise.
- Die Mutter kann ihre Kinder nicht vor einer potenziell enttäuschenden Beziehung zum Vater bewahren. Auch nicht damit, dass sie ihnen ihre eigene Sichtweise überstülpt (die Kinder müssen selbst entscheiden, ob ihr Vater in der Trennungssituation ihnen weiterhin ein guter Vater sein kann).
- Wenn die Kinder die Beziehung zum Vater nicht frei von Schuldgefühlen und Loyalitätskonflikten leben können, besteht die Gefahr, dass sie später ihrer Mutter vorwerfen, sie habe ihnen die Beziehung zum Vater verunmöglicht. Zu diesem Zeitpunkt wird die Mutter nichts mehr an dieser Tatsache ändern können.

Mit Erlaubnis der Mutter verfasst die Therapeutin folgenden Brief an den Vater.

Sehr geehrter Herr M.,

wie Sie wissen, hat mich die Mutter Ihrer gemeinsamen Kinder in der Sprechstunde aufgesucht. Sie hat von liebenswerten und klugen Kindern erzählt. Sie hat aber auch von dem Konflikt zwischen den Eltern gesprochen, wobei offenbar jeder Ehepartner auf seine Weise damit umgeht. Ich schreibe Ihnen diesen Brief, weil ich denke, dass Ihre Kinder elterliche Unterstützung in dieser Situation benötigen. Zwar bleiben Eltern die Eltern ihrer Kinder, auch wenn sie sich als Paar trennen. Für Erwachsene ist das einleuchtend, für Kinder – zumindest in der ersten Zeit – leider nicht im gleichen Maß. Manchmal werden sie damit überhaupt nicht fertig und entwickeln in den folgenden Jahren seelische Probleme. Um das zu verhindern, lohnt es sich, als Eltern maßgeschneiderte Vorkehrungen zu treffen. Dazu gibt es doch einen gewissen Erfahrungsschatz. Gerne bin ich bereit, im Interesse Ihrer Kinder darüber das Gespräch mit Ihnen zu finden. Vielleicht ist es wichtig zu erwähnen, dass es dabei um die Kinder geht, um Sie als Vater, nicht um die Ehe.

Falls Ihnen dieses Angebot dient, nehmen Sie doch bitte mit mir Kontakt auf.
Mit freundlichen Grüßen

Nächste Sitzung mit Mutter, Christian (14) und Tania (12).
Die Mutter, in dunklen Farben gekleidet, sitzt in der Mitte. Christian links von ihr, in kurzen Hosen, breitbeinig, zugleich berührt er den Boden nur mit den Fußspitzen. Er macht einen sehr gespannten, fast gequälten Eindruck. Ein introvertiertes, überfordertes Kind, das so aussieht, als würde es versuchen, seiner Rolle als »einziger in der Familie verbleibender Mann« gerecht zu werden. Tania sitzt auf der andern Seite der Mutter, mit einem kecken Gesichtsausdruck, sie konzentriert sich auf ihre Schuhe, fingert an ihren Schuhbändeln herum und wartet, was da kommt.

MUTTER: Tania hat große Probleme in der Schule, sie kann sich nicht konzentrieren. Das ist ja nicht erstaunlich, in dieser Situation ... Christian macht zwar keine Probleme, er spricht aber nie darüber, wie es ihm geht. Er behält alles für sich. Deshalb habe ich gedacht, es würde vielleicht helfen, wenn beide Kinder hierherkommen, sich vielleicht äußern könnten. [Christian schaut sichtlich beschämt zu Boden, wenn die Mutter spricht, Tania konzentriert sich weiterhin auf ihre Schuhe, schnürt sie jetzt akribisch, als wolle sie den Raum sofort verlassen. Später, wenn die Symptomatik von Tania bekannt wird, wird das irritierende Schnüren ihrer Schuhe einen berührenden Sinn geben; Mutter jetzt in abwertendem Ton:] Am letzten Wochenende waren sie nach langer Zeit wieder beim Vater. [Zu den Kindern:] Seit wann habt ihr ihn nun nicht mehr gesehen?
CHRISTIAN: Ich weiß nicht [Tania schweigt, ganz in sich gekehrt].
MUTTER: Tania ist sehr traurig nach Hause gekommen. Das Wochenende war gar nicht so, wie sie es erwartet hat, und das hat mich sehr traurig gemacht. Mein Mann sieht gar nicht, wie es bei uns zu Hause läuft. Die Kinder erzählen mir alles, was schwierig ist, ich muss alles auf mich nehmen. Er hat die Kinder gesehen, da ist alles gut für ihn, er hat seine gute Tat getan, und damit ist es erledigt ... [Sehr vorwurfsvoll, abschätzig und mit bitterem Tonfall:] Für Christian war es auch sehr belastend. Er war am Sonntagabend sehr angespannt und gereizt. Wie er sonst nicht ist. Mein Mann wäre auch an einem Elternabend eingeladen gewesen. Er ist natürlich nicht gekommen, er interessiert sich nicht, das ist ja

klar ... [abschätzige Geste, vielsagende Pause] ... Jetzt, ich darf ja nichts sagen, wenn sie bei meinem Mann sind, macht er, was er will. Aber wenn es jedes Mal so ist, wenn sie nach Hause kommen ... Das will ich nicht mehr. [Christian windet sich auf seinem Stuhl, verrenkt die Arme, schaut gequält].

THERAPEUTIN: Wie ist es für euch Kinder? Wie ist es denn, überhaupt da so in eine Praxis zu kommen? Hat die Mutter euch sehr überzeugen müssen, oder habt ihr euch selbst entschieden?

MUTTER: Nein, Christian hat gesagt, »Warum nicht«, und Tania, »Dann komm ich halt, aber ich sage nichts« ...

THERAPEUTIN: Was denkst du, Christian, gibt es Dinge, die vielleicht schwierig sind in der jetzigen Situation und über die es sinnvoll wäre, hier in diesem Rahmen zu sprechen?

CHRISTIAN (verunsichert, beschämt lächelnd, hilflos wirkend): Ich weiß nicht, vielleicht schon ...

Es folgen Fragen zur Schule, zu Sport und Hobbys. Christian gibt bereitwillig Antwort und entspannt sich ein bisschen.

THERAPEUTIN: Und du, Tania, das ist ganz o. k., wenn du jetzt noch nichts sagen möchtest. Lass dir nur Zeit. Oder irre ich mich, möchtest du gar schon etwas sagen?

TANIA (verunsichert lächelnd): Ich weiß nicht ...

THERAPEUTIN: Darf ich trotzdem fragen? Du musst mir nicht antworten, wenn du nicht willst [Tania nickt]: Du bist jetzt in der 5. Klasse. Bist du im selben Schulhaus wie Christian?

TANIA: Nein, jetzt nicht mehr.

THERAPEUTIN: Wie war es für dich, wenn Christian nicht mehr in derselben Schule war?

TANIA: Ich habe es kaum bemerkt.

THERAPEUTIN: Siehst du ihn noch genug so?

TANIA: Ja.

Allgemeines entspanntes Gelächter.

THERAPEUTIN: Hast du gute Freundinnen in deiner Klasse?

TANIA: Ja.

MUTTER: Nein, du hast doch keine guten Freundinnen.

TANIA (mit unüberhörbarem Protest): Doch, Maria. Und es gibt auch andere, die ich nett finde.

THERAPEUTIN: Das ist ganz toll, dass du Maria und auch noch andere ganz nett findest. Machst du auch Musik wie Christian?

TANIA: Ja, ich spiele Gitarre.

MUTTER: Sie übt nicht gern.

THERAPEUTIN: Das ist verständlich, Üben ist ja meistens schrecklich langweilig ... Das ist wie Aufgabenmachen ... oder Abwaschen.

Herzhaftes Lachen von Mutter und Kindern.

MUTTER: Wenn ich danebensitze, geht es gut. Aber die Energie fehlt mir leider im Moment.
THERAPEUTIN: Ja, Sie tun Ihr Bestes. Das verdient Anerkennung.

Nach weiteren Fragen an Tania über Schule und Freizeit scheint das Eis gebrochen, alle sind entspannter.

THERAPEUTIN: Jetzt bin ich überrascht, Tania, du wolltest ja nichts sagen, und nun habe ich recht viel über dich erfahren. Herzlichen Dank! Nun möchte ich noch gern mit der Mama allein und mit euch beiden ohne Mama sprechen. Geht das? Mit wem soll ich anfangen?
MUTTER (zu den Kindern): Was wollt ihr?
CHRISTIAN: Ich weiß nicht.
TANIA: Christian soll es sagen.
MUTTER: Wollt ihr zuerst bleiben, und ich gehe hinaus?

Christian und Tania bejahen fast gleichzeitig. Sobald die Mutter den Raum verlässt, werden die Kinder wieder sehr ernst.

THERAPEUTIN: Was ist für euch in der jetzigen Situation schwierig?
CHRISTIAN: Vielleicht, dass wir häufiger mit dem Vater zusammen sein möchten.
THERAPEUTIN: Eure Mutter hat gesagt, es sei nach dem Besuch beim Vater so schwierig gewesen. Wie seht *ihr* das, was war schwierig?
CHRISTIAN (unsicher): Hm, vielleicht, dass wir nicht dorthin wollten ...
TANIA: Ja ... eher in der Wohnung seines Freundes mit dem Vater sein ...
CHRISTIAN: Ja, bei dem Freund übernachten ...
THERAPEUTIN: Hat euer Vater das verstanden, habt ihr ihm das sagen können?
TANIA: Vielleicht ...

Beide Kinder sind sehr nachdenklich, mit traurigem Gesichtsausdruck.

THERAPEUTIN: Als ihr beim Vater wart, habt ihr zusammen etwas unternommen?
TANIA: Wir waren bei Bekannten auf Besuch, dann haben die Erwachsenen zusammen gesprochen, und wir haben TV geschaut.
CHRISTIAN: Ich hätte lieber mit dem Vater etwas gemacht, nicht einfach bei diesen Leuten TV schauen. Das können wir zu Hause auch.

TANIA: Ja, das war irgendwie wie zu Hause, Nachtessen und dann TV schauen.
THERAPEUTIN: Meint ihr nicht, dass der Vater das verstehen würde, wenn ihr ihm das sagt? Ist es schwierig, so etwas dem Vater zu sagen? Ich kenne ihn eben nicht ...
TANIA: Ja, es ist vielleicht schon schwierig.
THERAPEUTIN (nach einer Pause): Ich weiß von eurer Mutter, dass es ihr sehr schlecht gegangen ist, nachdem der Vater weggegangen war. Wie geht es ihr heute?
CHRISTIAN (unterstützt von Tania): Es geht ihr schon besser.
THERAPEUTIN: Ja, es ist nun so, dass die Eltern sich getrennt haben, weil es zusammen nicht mehr geht. Das heißt aber nicht, dass Kinder zu ihren Eltern keinen guten Kontakt haben können. Was würde helfen, dass der Kontakt zu beiden gut ist?
CHRISTIAN, TANIA (einander unsicher anschauend): Vielleicht, dass wir den Vater häufiger sehen könnten, vielleicht alle vierzehn Tage ...
THERAPEUTIN: Das verstehe ich gut. Ich werde das noch mit der Mama besprechen. Seid ihr grundsätzlich bereit, bei Bedarf wieder hierherzukommen? Ihr könnt euch auch selbst spontan melden, auch allein, wenn ihr wollt [Therapeutin gibt beiden ihre Karte mit ihrer Telefonnummer].

Die Mutter zeigt Zeichen einer zunehmenden Erschöpfungsdepression sowie latenter Suizidalität. In Anwesenheit der Mutter wagen es die Kinder kaum, über ihren Vater zu sprechen. Sie haben erfahren, dass das, was immer sie auch sagen, von ihrer Mutter in der eigenen Sichtweise ausgelegt wird. Wenn die Kinder mehr zum Vater möchten, macht es die Mutter traurig. Wenn sie sich über den Vater beklagen, weil sie ihn zu wenig sehen, bestätigt es die sehr negative Einschätzung des Vaters durch die Mutter.

Der Prozess der Parentifizierung

Beide Kinder stehen gegenüber den Eltern offensichtlich in einem Loyalitätskonflikt. Christian, eher introvertiert, sensibel, scheint zunehmend Teil eines Prozesses der Parentifizierung (von lat. *parentes* = »Eltern«) zu sein. Damit wird ein komplexes Interaktions- und Beziehungsgeschehen verstanden, bei dem die Eltern ihre Kinder und die Kinder ihre Eltern beeinflussen. Parentifikation ist ein meist unbewusster und »zweibahniger« Prozess der Zuschreibung und Aneignung zwischen Eltern und Kindern (Boszormenyi-Nagy u. Spark 1981). Dies führt zu einer Hierarchie- oder Rollenumkehr zwischen Eltern und Kindern (»spousification« nach Sroufe a. Ward 1980; mitunter

»childification« der Eltern). Dadurch sind die Generationsgrenzen infrage gestellt. Es bilden sich Verzerrungen der subjektiven Wahrnehmung – etwa wenn Eltern kindlich-regressive Wünsche auf ihre Kinder übertragen (»Kleine Mama, großer Sohn«, »Mamas kleiner Bodyguard«, »Papas Süße«) – sowie daraus resultierende kollektive Familienerwartungen. Diese binden die Kinder in blinde Verpflichtungen ein – etwa in den Rollen von Anwälten, Polizisten, Vermittlern, Clowns oder »Großeltern«; »blind« in dem Sinn, dass die Kinder diese Rollen weder selbst wählen noch dass sie sie einfach ablegen können.

Anna, Einzelkind, eine aufgeweckte 13-Jährige, sagte der Therapeutin zu den immer wiederkehrenden lauten Streitereien ihrer getrennten Eltern: »Wissen Sie, ich komme mir irgendwie vor wie ... [sucht nach dem richtigen Ausdruck] ... wie eine alleinerziehende Tochter.«

Eine durch den Ehebetrug ihres Mannes gekränkte Mutter gab dem neunjährigen Sohn Patrick als »kleinem Reporter« den Auftrag, mithilfe eines Fisher-Price-Tonbandgeräts an den Weekends beim Vater versteckte Aufnahmen zu machen, um Material für die eheliche Auseinandersetzung zu sammeln. Während der Schulabwesenheit des Knaben hörte sie jeweils die Aufnahmen ab. Bald vernahm sie darin die verzweifelte Stimme ihres Sohnes selbst, was sie alarmierte und reumütig Hilfe holen ließ.

Parentifiziert werden meist besonders sensible und zur Empathie fähige Kinder, die umgekehrt aus dieser Rolle auch erhebliche Beachtung schöpfen. Parentifikation ist nur ausnahmsweise ein Ergebnis von Ausbeutung. Sie kann auch ein Nährboden für soziale Intelligenz sein – gerade unter Angehörigen helfender Berufe finden sich gehäuft ehemals parentifizierte Kinder. Sie füllten das Vakuum aus,

> »das Eltern hinterlassen, die nach der Scheidung einen emotionalen und manchmal auch physischen Zusammenbruch erleiden. Ein solches Versorgerkind sieht seine Aufgabe darin, die Mutter bzw. den Vater sozusagen am Laufen zu halten, indem es die gerade gewünschte Funktion erfüllt – die des Mentors, des Beraters, der Pflegeperson, der Vertrauten. Der Fächer der Möglichkeiten ist breit« (Wallerstein et al. 2002).

In der klinischen Betrachtung ist es wichtig, zwei Formen der Parentifizierung zu unterscheiden (nach Graf u. Frank 2001):

1. *Adaptive Parentifizierung:* Die parentifizierte Person wird für ihre Verdienste anerkannt und honoriert (»Entitlement«, »Lob-

bying für das erfahrene Leid«), z. B. für die »Bemutterung der Mutter während ihrer Krankheit« oder wenn erwachsene »Kinder« Verantwortung für ihre greisen Eltern übernehmen. Diese Parentifizierung ist oft vorübergehend.
2. *Destruktive Parentifizierung:* Die Zuschreibung ist unbewusst, uneinklagbar und überdauernd; entsprechende Honorierung bleibt aus.

In der Praxis der systemischen (Familien-)Therapie ist selbstredend der destruktiven Form der Parentifizierung größte Aufmerksamkeit zu schenken. Dabei bezieht sich die Rollenzuweisung an das Kind vorwiegend auf *emotional-expressive Funktionen*, indem sie als *caregiver* die regressiv-emotionalen Bedürfnisse der Eltern versorgen. Sie hören allabendlich die Klagen des Elternteils ab, spielen überhaupt Partnerersatz, spenden Trost, verzichten auf das Zusammensein mit Gleichaltrigen und schlichten Streite. Die zwölfjährige Martina erzählte Folgendes:

MARTINA: »Es ist nicht so gut gegangen, weil, Papa hat mich geschlagen.«
THERAPEUTIN (schockiert): »Dein Vater hat dich geschlagen?«
MARTINA: »Ja. Das hat er.«
THERAPEUTIN: »Wie kommt das, ich kenne doch deinen Vater, weshalb hat er dich nun geschlagen?«
MARTINA: »Weil ich einen Teller habe fallen lassen.«
THERAPEUTIN: »Aber das ist doch kein Grund! Wie denn? Man könnte es vielleicht verstehen, wenn du das so absichtlich gemacht hättest.«
MARTINA: »Ich hab's aber absichtlich gemacht!«
THERAPEUTIN (konsterniert): Absichtlich?«
MARTINA: »Ja.«
THERAPEUTIN: »Warum denn um Gottes willen?«
MARTINA (nach langem Nachdenken, Tränen in den Augen): »Papa hat wieder mit Mama gestritten, so ganz, ganz laut, da habe ich einfach einen Teller genommen und ihn fallen lassen ...«

Eine meist weniger dramatische Rollenzuweisung bezieht sich demgegenüber auf *instrumentell-exekutive* Funktionen, wir haben es dann mit dem sogenannten Elternkind zu tun (Minuchin u. Fishman 1983). Ihm werden konkrete Aufgaben im Haushalt, Versorgung von Geschwistern, Pflege eines Elternteils, eines behinderten Familienmitgliedes etc. übertragen.

Graf u. Frank (2001) geben folgende Kriterien für Parentifizierung an:

- Parentifizierende Eltern geben Elternfunktionen (teilweise) auf.
- Die Anforderungen an das Kind sind nicht seinem Alter entsprechend.
- Das Kind akzeptiert auf Kosten anderer Bedürfnisse die delegierte Rolle.
- Das Kind wird für seine Verdienste – für die Rollenübernahme – nicht anerkannt oder honoriert (mangelnde Reziprozität).

Und schließlich warnen dieselben Autoren auch vor den folgenden Langzeitfolgen einer (destruktiven) Parentifizierung:

- Parentifizierte Kinder wirken depressiv, ernst, pseudofrühreif (»notgereift«), überverantwortlich.
- Übernahme der Elternrolle bedeutet Verlust der Kindheit.
- Anpassung an elterliche Bedürfnisse führt zur Entwicklung eines »falschen Selbst«, Fragilität der Selbstachtung, hoher Perfektionismus, Angst vor Liebesverlust etc.
- Entwicklung von emotionalen Störungen.
- Entwicklung von »Ko-Abhängigkeiten«.
- Zwanghaftes Fürsorgeverhalten (»compulsive caregiving«).

Ein therapeutisches System, das das Problem der Parentifizierung neu organisiert und schließlich auflöst (das heißt, »unnötig macht«), kann durch folgende Merkmale charakterisiert werden (Liechti 2009):

1. Die parentifizierte Person wird als » (Familien-)Expertin« angesprochen, und ihr Beitrag wird als »systemstabilisierende« Leistung hinreichend gewürdigt (= »constructive entitlement«, vgl. Boszormenyi-Nagy a. Krasner 1986).
2. Die parentifizierte Person erhält implizite oder explizite Garantien dafür, dass nach der Abtretung ihrer Rolle (z. B. an die Therapeutin) die Familie mindestens vergleichbar gut unterstützt und stabilisiert wird.
3. Die Entwicklung im therapeutischen System lässt klarere Grenzen, offenere Kommunikation, flexibleren Umgang mit Konflikten und demokratische Problemlösungen erkennen.

Mit Mutter allein:
THERAPEUTIN: Sie haben liebenswerte, aufgeweckte Kinder! Sie haben sich recht offen geäußert, ich war erstaunt. Das ist ja eine ungewöhnliche Situation.
MUTTER: Tania wird seit Längerem in der Schule ausgestoßen, zum Beispiel am Sporttag letzthin. Tania hat zu Hause geweint, ich wollte sofort die Lehrerin anrufen. Tania wollte auf keinen Fall. Dann habe ich nicht telefoniert. Aber es macht mir Sorgen.

Der Inhalt des Gesprächs fokussiert in der Folge die Frage, auf welche Weise die Mutter Tania helfen kann, auf die Ausschlussmanöver der Kolleginnen (Klassenkameradinnen) zu reagieren.

Depressionen im Kindes- und Jugendalter sind häufig, in den vergangenen Jahren wird von einem dramatischen Anstieg gesprochen; klinische Untersuchungen ermitteln deutliche Zeichen einer Depression bei 10 % aller Kinder und Jugendlichen (Nevermann u. Reicher 2001). Dass dabei Familie und Schule eine zentrale Rolle spielen, ist kaum verwunderlich, sind es doch die beiden sozialen Sphären, in welchen Kinder den Großteil ihre Zeit verbringen.

Zu den wichtigsten Risikofaktoren für die Entwicklung einer Depression bei einem Kind (oder Jugendlichen) zählt ein depressiver Elternteil. Dass das Depressionsrisiko im Kindesalter bei depressiven Eltern um ein Vielfaches erhöht ist, gilt als erwiesen (Herpertz-Dahlamm u. Remschmidt 1995). Derweil ist die Frage nach der Art der Risikoübertragung ungeklärt. Neben genetischen (Vulnerabilitäts-) Faktoren werden auch psychosoziale, insbesondere familiäre genannt. Im Vordergrund stehen dabei problematische Eltern-Kind-Interaktionen, (destruktive) Konflikte der Eltern sowie eine unzureichende emotionale Ausdrucks- und Reaktionsfähigkeit der Eltern.

»Studien zeigen, dass in Familien mit einem depressiven Kind über ein höheres Ausmaß an Konflikten berichtet wird. Zudem zeigt sich, dass diese Familien häufig weniger unterstützend sind und auch in Bezug auf den Kommunikationsstil und die angewendeten Problemlösestrategien ungünstiger verfahren als Familien mit gesunden Kindern« (Nevermann u. Reicher 2001, S. 106).

Als systemische Therapeutinnen und Therapeuten richten wir unsere Aufmerksamkeit nicht in erster Linie auf die Defizite der Hilfesuchenden, stattdessen interessieren wir uns für das, »was funktioniert«. Was würde es der Mutter helfen, ihr mitzuteilen: »Tania leidet an einer rezidivierenden depressiven Störung (nach ICD-10, F33).« Eher hilft es, ihr zu sagen: »Tanias Launenhaftigkeit, ihr Rückzug, die missmutigen Stimmungen und all das, was Sie beschreiben, das ist ihr Versuch, mit einer sie überfordernden Entwicklungshürde fertig zu werden. Und sie macht es ganz tapfer. Das Ziel kann es nicht sein, ihr diese Hürde aus der Welt zu schaffen, sondern ihr dabei behilflich zu sein, die Hürden zu nehmen.«

Die verschlungenen Wege zum therapeutischen System

Es ist für die Mutter klar, dass die Kinder Kontakt zu beiden Eltern pflegen müssen. In diesem Sinn ist sie auch bereit, dass die Therapeutin den Vater sehe. Bisher hat er aber auf die Einladung nicht reagiert, was die Mutter gar nicht erstaunt. Wir warten noch ab.

Sitzung Mutter, beide Kinder:
MUTTER: Es geht nicht gut. Tania brütet zwar über ihren Aufgaben, es schaut aber nichts heraus. Und sie hat mir sehr Angst gemacht: Sie will auf Reisen.
THERAPEUTIN: Auf Reisen?

Tania kichert, sichtlich unwohl. Sie konzentriert sich wieder auf ihre Schuhsenkel.

MUTTER: Letzte Woche ist sie am Freitag – oder war es Donnerstag?
TANIA (kichernd, versucht, die Mutter abzuhalten): Nein, nein ...
MUTTER: Sie ist von ihrem Zimmer heruntergekommen mit einem gepackten Köfferchen. Ich habe gefragt: »Wohin willst du gehen?«

Tania weiter kichernd.

MUTTER: Sie hat gesagt: »Ich weiß nicht, wohin, ich will verreisen ...« Und am Montagabend ...
TANIA (kichernd): Nein, es war Dienstag ...
MUTTER: Es war halb acht. Ich habe noch mit meiner Freundin telefoniert. Tania ist heruntergekommen, diesmal mit den Winterstiefeln. Ich habe gefragt: »Wohin willst du gehen?« Sie hat gesagt: »Ich will fort.« Da habe ich gesagt: »Nicht du gehst fort, ich gehe jetzt zu meiner Freundin, und ihr bleibt zu Hause und macht Aufgaben.« Tania ist dann einfach weg. Ich wusste nicht mehr, was ich machen sollte. Ich habe Christian gesagt, er soll warten, bis Tania zurückkommt. Und ich bin gegangen ... Ich

will mich nicht tyrannisieren lassen, ich gehe so selten fort. Ich wollte Grenzen setzen. Aber es hat mich natürlich sehr beschäftigt. Als ich frühzeitig wieder nach Hause gekommen bin, war sie im Bett.
TANIA (lacht laut ...).
MUTTER: Sie macht mich fertig ...
TANIA: Ich will dich doch gar nicht fertigmachen ... [Sie kichert weiter.]
THERAPEUTIN: Tania, was wolltest du erreichen mit deinem Weggehen?
TANIA (bagatellisierend): Ich weiß es nicht, einfach für mich sein ...
THERAPEUTIN: Muss sich die Mama dann Sorgen machen, wenn du einfach so weggehst?
TANIA: Ich weiß es nicht ...

Als die Therapeutin mit der Mutter allein spricht, wird klar, dass Tania sehr gefährdet ist. Gestern hat sie noch einmal den Koffer gepackt. Sie ist nach dem Abendessen mit Mantel und Stiefeln heruntergekommen und hat gesagt: »Ich gehe jetzt.« Sie ist dann in die Abenddämmerung hinausgegangen. Die Mutter hat zuerst abgewartet. Da Tania nach einer Viertelstunde nicht zurückgekommen ist, sind Mutter und Sohn auf die Suche. Nach intensiver Suche haben sie Tania im Nachbarsdorf gefunden, weinend. Sie müsse einfach weg, sie wisse aber nicht, wohin.

In letzter Zeit hat Tania auch beunruhigende Andeutungen gemacht: »Es gibt keinen Zweck, ich bin zu dumm, ich schaffe es nicht, es hat alles keinen Sinn ...«

Die Therapeutin ist im Dilemma: Einerseits ist die Situation extrem blockiert, der Vater antwortet nicht auf ihren Brief, die Mutter, trotz guten Willens, sieht sich noch außerstande, den Dialog mit dem Vater wieder aufzunehmen. Andererseits ist die Tochter suizid- und fluchtgefährdet, in der Therapie nicht wirklich zugänglich. Eine Notfallsituation. Es besteht hier offensichtlich noch kein therapeutisches System in dem Sinne, dass die Ressourcen im System momentan nicht dafür genügen, die brisante Lage zu entschärfen. Auf der Suche nach Ressourcen fragt die Therapeutin die Mutter, wer in der Familie für die Kinder wichtig sei. »Die Großmutter väterlicherseits«, sagt die Mutter, ohne lange nachzudenken. Sie ist einverstanden, dass diese zu einer Sitzung eingeladen wird. Gleichzeitig wird die Therapeutin für Tania eine Einzeltherapie bei einer Kindertherapeutin in die Wege leiten, falls die Lage weiter eskalieren sollte.

Einige Tage später erscheint die Großmutter zur vereinbarten Sitzung. Eine gepflegte, selbstsichere, eher distanzierte 70-jährige

Dame, die einen natürlichen Respekt einflößt. Sie macht die Situation sofort klar: Die Therapeutin müsse wissen, dass sie das Familienunternehmen mit ihrem Sohn, ihrer Tochter und ihrem Schwiegersohn seit dem Tod ihres Ehemannes weiterführe. Sie billige die Haltung ihres Sohnes gegenüber seiner Familie überhaupt nicht. Gleichzeitig aber stehe sie zu ihrem Sohn, daran werde sich nichts ändern. Mit der Schwiegertochter sei es nicht einfach. Sie sei aber bereit, sie zu entlasten und vermehrt die Enkelkinder zu sich zu nehmen.

Kommentar: Damit an einer Lösung (Wiederaufnahme der elterlichen Kommunikation) überhaupt gearbeitet werden könnte, fehlt hier die Anwesenheit des Vaters. Im Moment ist er offensichtlich für die Therapeutin nicht erreichbar.

Da das aktuelle, zur Verfügung stehende Problemsystem (depressive, überforderte Mutter; im Elternkonflikt massiv triangulierte Kinder) zu schwach ist, um in ein therapeutisches System umgewandelt zu werden, muss die Therapeutin versuchen, die Ressourcen (Mittel die dafür notwendig sind, das bestehende Problem zu lösen) des Systems zu steigern. Aus systemischer Sicht können Ressourcen nicht von außen in das System hineingeschleust werden, sondern müssen innerhalb des Systems identifiziert und mobilisiert werden. Eine Möglichkeit wäre, die Mutter so zu stärken, dass sie es ohne Einbezug des Vaters schafft, die elterliche Kommunikation wieder in Gang zu bringen. Das würde jedoch zu viel Zeit in Anspruch nehmen. Zeit, die wir angesichts des bedrohlichen Zustands von Tania nicht haben. Eine andere Möglichkeit ist die sogenannte Systemerweiterung. Mithilfe der Mutter (hier zeigt die Mutter ein großes Ressourcenpotenzial) wird die Großmutter väterlicherseits als Ressource in der Familie, d. h. als wichtige Bezugsperson für die Kinder und den Vater, identifiziert. Über den Einbezug der Großmutter wird – stellvertretend für die Anwesenheit des Vaters – indirekt die Vater-Kinder-Beziehung in das therapeutische Geschehen hereingeholt. Mit einem auch für die Therapeutin überraschenden Effekt.

Nach dieser Sitzung war die Therapeutin irgendwie perplex. Sie wusste nicht sicher, was nun die Sitzung mit der Großmutter gebracht hatte. Am nächsten Morgen um acht Uhr war sie klüger: Der Vater rief an, um einen Termin abzumachen.

Erste Sitzung mit dem Vater, kurz vor Weihnachten:
VATER: Schauen Sie, ich würde gern mehr mit meinen Kindern machen, aber meine Frau verunmöglicht das. Sie kommt nicht ans Telefon, lässt

ausrichten, dass die Kinder an diesem Wochenende schon etwas abgemacht haben, usw. Sie verbietet mir, auch nur die Zehenspitzen über die Schwelle unseres Hauses zu setzen. Ich kann Christian auch nicht beim Fahrradflicken helfen, was wir früher immer zusammen gemacht hatten. Dann ziehe ich mich halt zurück ...
THERAPEUTIN: Ich habe irgendwie den Eindruck, dass Sie Ihre Rolle als Vater völlig unterschätzen. Die Kinder brauchen Sie, genauso wie sie ihre Mutter brauchen. Es ist eine absolute Verkennung der Situation, wenn Sie meinen, es brauche Sie nicht. Und wenn Sie aufgeben, sich zurückziehen, dann machen Sie das auf Kosten Ihrer Kinder. Sie können im jetzigen Zeitpunkt nicht erwarten, dass Ihre Frau die Kinder auffordert, mit Ihnen Kontakt aufzunehmen. Dafür ist sie viel zu stark verletzt. Nein, wenn Ihnen an der Beziehung zu Ihren Kindern viel liegt, werden Sie den Schritt machen müssen, den Kontakt zu den Kindern suchen, anrufen ...
VATER: Ich würde schon mehr anrufen, wenn es nicht jedes Mal zum Streit kommen würde ... Wenn ich anrufe, gibt meine Frau den Hörer sofort den Kindern weiter: »Herr M. will mit dir sprechen, was will denn der schon wieder?« Dann müssen die Kinder nachfragen, wir machen irgendetwas ab, und zwei Tage später kommt die Retourkutsche.
THERAPEUTIN: Ist es nicht möglich, direkt mit Ihrer Frau zu sprechen?
VATER: Nein, das geht nicht, sie will nicht. Aber sie könnte vielleicht eine Liste der Aktivitäten der Kinder machen, so könnten wir schriftlich kommunizieren. Ich werde ihr das vorschlagen.
THERAPEUTIN: Ja, das ist eine gute Idee. Wären Sie grundsätzlich bereit, für weitere Sitzungen hierherzukommen?
VATER (nach einer nachdenklichen Pause): Ja, schon, wenn es sein muss ...

Sitzung mit der Mutter, eine Woche später:
MUTTER: Nach einem Streit mit Christian ist Tania in ihr Zimmer geflüchtet, dann ist sie wieder heruntergekommen, hat eine Jacke genommen und hat gesagt, alles mache keinen Sinn. Sie ist dann in strömendem Regen vor dem Haus gestanden. In letzter Zeit streiten die Kinder oft miteinander. Manchmal halte ich es fast nicht mehr aus, ich weiß nicht mehr, was ich tun soll ...
THERAPEUTIN: Wie sind die Abmachungen mit dem Vater?
MUTTER: Er hätte die Kinder am letzten Samstag bei sich haben sollen. Da er jedoch drei Wochen lang seine Post nicht abgeholt hat, hat er meinen Zettel mit den Daten nicht gefunden. So hat es nicht geklappt. Tania war sehr traurig. Es wäre besser, er würde aus unserem Leben verschwinden. Er schadet ja den Kindern nur noch ...
THERAPEUTIN: Sie sagen, er ist ein schlechter Vater, er interessiert sich nicht für seine Kinder. Ich kenne ihn noch zu wenig, vielleicht ist es so. Er hat mir letzte Woche gesagt, er möchte mehr Kontakt zu den Kindern haben, mehr Verantwortung übernehmen.

Mutter schweigt, in Gedanken versunken.

THERAPEUTIN: Hat sich seit letzter Woche nichts geändert?

MUTTER: Nichts ... Er interessiert sich überhaupt nicht, wie es uns, wie es den Kindern geht. Ich glaube, er sieht nur noch diese Frau. Ich bin erstaunt, dass er überhaupt noch arbeiten geht und uns Geld überweist ... [Nach einer Pause:] Hat er Ihnen das wirklich gesagt? Wäre er bereit, mehr für die Kinder zu tun?

THERAPEUTIN: Er möchte schon, er gibt aber sehr schnell auf, wenn er auf Widerstand stößt.

MUTTER: Die Kinder sind ihm so unwichtig, dass er nicht einmal den Briefkasten leert, wo er doch das Programm der Kinder finden würde.

THERAPEUTIN: Wären Sie trotzdem bereit, ihm zu begegnen, um die Kinder zu entlasten?

MUTTER: Ich wäre schon bereit, ich weiß aber nicht, wie ich reagieren werde [sie weint]. Es tut so weh ... Ich finde es unglaublich, dass dieser Typ nicht bereit ist, auch nur einen so kleinen Schritt wie das Leeren vom Briefkasten zu machen. Muss ich denn alles selber tun?

THERAPEUTIN: Ich verstehe Sie. Ich bin im Dilemma: auf der einen Seite Ihre Verletzung, Ihre Enttäuschung. Auf der anderen Seite der Wunsch, das Wohl der Kinder ...

MUTTER: Wenn ich mich nicht bewege, dann bewegt er sich nicht. Ich weiß nicht, auf was er wartet.

THERAPEUTIN: Der Prozess ist blockiert. Tania erachte ich aber als sehr gefährdet. Eine Möglichkeit wäre, dass Tania jetzt die Einzeltherapie parallel zu den Familiengesprächen anfängt. Ihre Selbstmordgedanken sind sehr ernst zu nehmen, auch ihr mehrmaliges Kofferpacken mit unbekanntem Ziel beunruhigt mich sehr.

MUTTER: Ich weiß nicht, ob sie bereit ist, mit jemandem zu sprechen. Sie hat enorm Mühe, über ihre Not, ihre Verletzungen zu sprechen. Auch mit mir will sie nicht von ihrem Vater sprechen ...

THERAPEUTIN: Ja, sie weiß auch, dass es Sie verletzt, wenn sie offen über die Situation spricht, über ihren Wunsch, den Vater zu sehen.

MUTTER (nach längerem Schweigen): Ich fange an zu verstehen, ich müsste ihn durch die Augen der Mutter von Christian und Tania sehen, nicht als verlassene Ehefrau. Ich weiß aber nicht, ob ich das kann.

THERAPEUTIN: Es ist eine enorme Herausforderung. Aus anderen, ähnlichen Therapien jedoch habe ich erfahren, dass sie möglich ist, diese Trennung zwischen der Paar- und der Elternebene.

Nach dem langen Schweigen, was nun?

Nach mehreren Einzelsitzungen mit der Mutter und zwei weiteren Einzelsitzungen mit dem Vater war es so weit. Vater und Mutter waren bereit, sich zu einem Gespräch zu treffen. Da die beiden fast eineinhalb Jahre nicht mehr zusammen gesprochen – nur sehr kurze Informationen am Telefon ausgetauscht – hatten, entschied sich die Therapeutin für eine Intervention, die sich für stark zerstrittene Situationen eignet: das ritualisierte Klagen. Es ist eine Technik, die unserer Praxispartner Martin Zbinden bei belasteten und über längere Zeit verstrickten Beziehungen zwischen zwei gleichrangigen Menschen (zwischen Paaren, Eltern, Kindern, Mitarbeitern etc.) verwendet. Sie nutzt zum einen das tief verwurzelte Bedürfnis des Menschen, erlebtes Unrecht – existenzielles, zugefügtes, eingebildetes – zu beklagen und damit einhergehende schlechte Gefühle durch ritualisierte Handlungen zu kanalisieren und an den richtigen Adressaten abzugeben.

Kollektive Rituale sind in der Psychotherapie beliebt und weit verbreitet. Sowohl ihre bandstiftende wie auch affektkanalisierende Funktion werden betont (Imber-Black et al. 1993). Ritualisiertes Handeln sollte sich vom Alltagshandeln abheben, was am besten durch ein bestimmtes Zeremoniell erreicht wird. Dies bedeutet vor allem ein Tun: etwas zusammen tun, nicht nur zusammen sprechen und denken. Das Ritual lebt von der Wiederholung, wodurch es das soziale Gewicht bzw. die Bedeutungsdimension erhält.

Die Inszenierung dient auch der Aufmerksamkeitsfokussierung: Beim Klageritual geht es darum, in einem geschützten Rahmen einander zuzuhören, ohne sich rechtfertigen zu müssen, ohne einander zu unterbrechen und anzuklagen. Damit werden die Bedingungen zur Möglichkeit geschaffen, sich in die jeweils andere Perspektive zu versetzen und Empathie zu erleben. Beides sind notwendige Voraussetzungen dafür, wieder Betroffenheit statt Widerstand entstehen zu lassen, vielleicht sogar den Weg zur Versöhnung zu ebnen. Ob diese Erfahrungen dann auch eintreffen, unterliegt freilich nicht den Gesetzen des Rituals, sondern der Spontaneität und dem Potenzial der Menschen.

Ein therapeutisches Ritual muss gut eingeführt werden; für das Klageritual haben sich sieben Regeln bewährt (Liechti 2008):

1. *Symmetrie-Regel:* Beide Seiten haben nacheinander gleich viel Zeit zur Verfügung (z. B. je eine halbe Stunde), um zu klagen. Die Zeit wird mit einer Uhr auf die Sekunde genau gestoppt. Nach Ende eines Zeitabschnitts darf nicht weitergeklagt, werden und die Therapeutin muss einschreiten, falls es dennoch geschieht.

2. *Stummsein-Regel:* Während die eine Seite klagt, darf die zuhörende Seite nicht intervenieren, nicht antworten oder Fragen stellen. Sie bleibt stumm und notiert alles, was ihr bemerkenswert erscheint oder Angst macht, was sie ärgert oder enttäuscht. Die zuhörende Seite darf nicht die Augen verdrehen, Faxen machen oder seufzende Geräusche von sich geben. Man könnte auch von einer Achtsamkeits-Regel sprechen, doch Achtsamkeit ist ein Innenzustand, man kann ihn nicht verordnen, das Schweigen aber schon.
3. *Ich-Botschaften-Regel:* Diese Regel wird von den meisten Menschen als die schwierigste erlebt. Sie besagt, dass man Ich-Botschaften (Klagen), nicht aber Du-Botschaften (Anklagen) vorbringen soll. Allerdings fallen die meisten Menschen vorerst in Anklagen, zumindest im ersten Durchlauf. Das Ritual kann in gewissen Abständen mehrmals durchgeführt werden, bis das Bedürfnis zu klagen gestillt ist. Es besteht dabei keine Notwendigkeit, dass beide Seiten gleich viel reden. Oft quillt der einen Seite das Herz über und sie kommt in der vorgegebenen Zeit kaum durch, derweil die andere Seite während der Hälfte der Zeit nicht ein einziges Wort herausbringt. Jeder klagt nach seiner Façon.
4. *Stopp-Regel:* Die zuhörende Seite hat in Bezug auf verletzende Aussagen das Stopp-Recht. In diesem Fall sagt sie nur »Stopp!«. Auf dieses Signal hin muss die klagende Seite das Thema wechseln.
5. *Kontinuitäts-Regel:* Wird ein Ritual nicht in seiner Ganzheit durchgeführt, so verliert es seine sinn- und bedeutungsstiftende Kraft. Die Partner sollten sich verpflichten, die Regeln einzuhalten, das Ritual nicht zu unterbrechen und nicht während der Durchführung davonzulaufen. Ein Ritual hat einen Anfang (Eingangsschwelle), einen Mittelteil (eigentliche Ritualhandlungen) und ein Ende (Übergang in den Alltag zurück); durch diese Gestaltung von Raum und Zeit bietet es Ordnung und Sicherheit.
6. *Verschwiegenheits-Regel:* Im Prinzip hört das Ritual auf, wenn es zu Ende ist. Danach darf weder weitergeklagt noch über die Klagen oder ihre Inhalte gesprochen werden, auch zu Hause nicht. Diese Regel ist insofern entscheidend, als sie bei Einhalten den Kontrollbereich der Ritualisierung über das Setting hinaus er-

weitert und damit ihre Wirkung in den Alltag transferiert. Auch wenn sich die Menschen dieser Bedeutung nicht unbedingt bewusst sind, wird auch unterstrichen, dass es weniger um den konkreten Inhalt der Klage geht als mehr um die zentrale Bedeutung von Kommunikations- und Interaktionsstrukturen, die Achtsamkeit und Respekt zulassen.

7. Das ritualisierte Klagen kann durch die sogenannte *Rapoport-Technik* (Rapoport 1974) erweitert werden. Dabei geben beide Seiten abwechslungsweise den Wortlaut und Sinn dessen wieder, was sie als »Zuhörende« verstanden haben, jeweils mit der Wendung beginnend: »Ich habe es so verstanden, dass ...«, wobei die andere Seite korrigiert mit: »So fühle ich mich noch nicht ganz verstanden«, bis sie bestätigen kann: »Ja, so fühle ich mich verstanden.« Die Aufgabe des Therapeuten besteht darin, auftretende Vorwurfszyklen sofort zu unterbrechen und das Gespräch auf eine sachliche Diskurs- und Klärungsebene zu bringen. Der russisch-amerikanische Mathematiker, Psychologe, Biologe, Konflikt- und Friedensforscher Anatol Rapoport (1911–2007) – der »nebenbei« auch Konzertpianist war – hat diese Technik während des Kalten Krieges für zwischennationale Verhandlungen vorgeschlagen: Die Verhandlungen durften erst dann einsetzen, wenn jede Seite den Standpunkt jeweils der anderen Seite korrekt dargestellt hatte.

Die Therapeutin hatte Herrn und Frau M. je in Einzelsitzungen sorgfältig auf das Klageritual vorbereitet. Die (nicht nur leichte) Aufgabe der Therapeutin selbst besteht darin, Garantin zu sein, dass die Regeln eingehalten werden. Insbesondere muss sie gewährleisten, dass die sich exponierenden Menschen den notwendigen Schutz gegen Verletzungen und Vorwürfe erhalten.

THERAPEUTIN: Ich weiß, es ist für Sie beide ein sehr belastender Schritt. Ich habe großen Respekt davor, weil Sie Ihren Kindern zuliebe über den eigenen Schatten springen. Bereits nach den ersten Gesprächen mit Ihren Kindern ist für mich klar geworden, dass es für sie entlastend sein würde, wenn die Eltern wieder miteinander sprechen. Ich weiß, ich habe hier keinen Auftrag, Ihre Paarbeziehung zu klären. Und daran werde ich mich halten. Ich habe von Ihnen beiden aber den Auftrag, Ihnen als Eltern zu helfen, wieder ins Gespräch zu kommen. Mir ist auch klar geworden, dass so viel Verletzungen, Enttäuschungen, auch Wut zwischen

Ihnen liegen, dass wir heute nicht einfach anfangen können, über Ihre Kinder zu sprechen. Deshalb habe ich Ihnen vorgeschlagen, heute das ritualisierte Klagen durchzuführen, und Sie auch entsprechend darüber informiert. Es geht darum, dass jeder von Ihnen über das Schwierige, Verletzende sprechen kann, ohne den anderen anzuklagen, sondern im Sinn einer Klage. Der/die andere wird zuhören, aufschreiben, ohne sich zu rechtfertigen. Und »Stopp!« sagen, wenn es ihm/ihr zu weit geht. Das Ziel dieser Sitzung ist, dass Sie beide in Würde hier hinausgehen können und trotz der Verletzungen und Enttäuschungen den Kindern zuliebe ein Gespräch zwischen Ihnen wieder möglich wird.

Es sollte genügend Gesamtzeit eingerechnet werden, damit das Ritual nicht von Zeitstress bestimmt wird (mindestens anderthalb bis zwei Stunden). Auch die räumlichen Verhältnisse sollten so eingerichtet werden, dass die Klagenden einander gegenübersitzen und nicht zu nahe beieinander. Beiden Parteien steht die gleiche Menge an Zeit zur Verfügung, die genau definiert wird (und nicht davon abhängt, ob jemand nun »alles« gesagt hat etc.). Vielen Menschen fällt es am Anfang schwer, überhaupt Worte zu finden, und sie kommen oft erst nach längerem Schweigen in Fahrt. Zwischen den beiden Phasen, wenn das Paar die Rollen wechselt, kann eine kurze Pause vorgesehen werden, falls jemand auszutreten oder sich an der frischen Luft den Kopf kühlen möchte. Papier und etwas zum Schreiben gehören zu den zeremoniellen Utensilien. Wer mit dem Klagen beginnt, sollen die Leute selber entscheiden.

THERAPEUTIN (zu beiden gerichtet): Nun, Sie haben sich gemeinsam dazu entschieden, dieses Ritual durchzuführen. Sie haben die Regeln kennengelernt und die Bedingungen dazu akzeptiert, und Sie sind sich einig geworden, dass Sie, Frau M., mit dem Klagen beginnen. Sie glauben beide, dass es vorerst mit je einer halben Stunde Klagen reicht. Dazwischen machen wir fünf Minuten Pause ... Sitzen Sie komfortabel? Haben Sie geprüft, Herr M., ob der Kugelschreiber auch schreibt? Ich werde also die Zeit messen [blickt auf die Uhr, gibt schließlich das Zeichen an Frau M.].

MUTTER (leise weinend): Seit zwei Jahren erlebe ich einen Albtraum. Ich bin sehr traurig ... ich kann nicht akzeptieren, dass mein Mann unser Haus, unsere Kinder so verlassen hat. Sie können ja nichts dafür. Es ist unser Problem. Es war wie ein brutaler Schnitt in unserem Leben, ohne dass wir hätten diskutieren, klären können. Mein Mann hat einfach gesagt, er brauche jetzt Distanz. Und seit er ausgezogen ist, haben wir nicht mehr zusammen sprechen können. [Sie zieht mehrere Blätter aus ihrer Handtasche:] Ich habe sehr geschätzt, was wir früher gemeinsam für die Kinder machten, gemeinsame Hobbys, die Freizeit- und Feriengestaltung. Das fehlt mir jetzt alles sehr. Ich weiß, ich habe auch Fehler gemacht. Aber wenn die Kinder weg sind, beim Vater sind: Das ist ja schön für sie, aber ich bin tief traurig, ich fühle mich so allein. Und ich ertrage diese Einsamkeit nicht. Ich schaffe es einfach nicht, über alles hinwegzukommen. Ich grüble immer wieder an meinen Fehlern herum, gegenüber meinem Mann, meinen Kindern. In diesen Momenten bin ich nichts mehr wert, mein Leben ist nichts mehr wert. Durch sein Abhauen hat mich mein Mann schwer verletzt, diese Verletzung ist immer da, die kann man nicht flicken, sie wird immer wieder aufgerissen ... Ich habe meinen Mann gebeten, mir, uns eine Chance zu geben, wieder einen Weg mit der Familie zu suchen. Er hat mir diese Chance nicht gegeben. Ich versuche, meine Kinder zu unterstützen, zu motivieren, ihnen zu helfen. Ich weiß, das ist meine Pflicht. Aber ich muss alles allein machen. [Plötzlich mit unerwarteter Energie zu ihrem Mann:] Ich werde auch einmal zwei Jahre weggehen, dann wird er sehen, wie das ist, allein für die Kinder verantwortlich zu sein. [Wieder sehr bedrückt:] Wir haben geheiratet, wir haben zusammen eine Familie gegründet, ein Haus gebaut ... [Verzweifelt, fast flehend, zur Therapeutin:] Ich habe mich immer bemüht, es gut zu machen. Jetzt bleibt mir nur noch die Trauer. Wenn jemand stirbt, dann ist er verschwunden, er ist nicht mehr da. Mein Mann ist auch verschwunden, aber er lebt noch.

THERAPEUTIN: Bitte, Frau M., sprechen Sie *zu* Ihrem Mann, nicht über ihn.

MUTTER (räuspert sich, dreht sich wieder ihrem Mann zu): Du bist da und doch nicht da. [Wieder zur Therapeutin:] Seit der Trennung hat uns mein Mann völlig ignoriert.

THERAPEUTIN: Das sind Vorwürfe. Versuchen Sie, weiter in Ihrem eigenen Namen zu sprechen, auch wenn es schwierig ist.

MUTTER (nach kurzer Pause): Ich kann das nicht ertragen, dass die Kinder wie keinen Vater mehr haben. Auch wegen mir, weil sie wissen, dass sie mir wehtun, wenn sie vom Vater sprechen. Sie wissen nicht mehr, wo sie stehen. Die Erinnerungen an das gemeinsam Erlebte quälen mich, es können ganz kleine Alltagsdinge sein ...

Lange Pause, fast drei Minuten. Der Vater macht sich mit versteinerter Miene Notizen, er wirkt äußerst angespannt und wippt unablässig mit dem Fuß.

MUTTER: Alles liegt auf meinen Schultern. Das Haus, die finanziellen Fragen. Wenn ich zusätzlich Geld brauche, werde ich abserviert.

Vater räuspert sich laut, sichtlich verärgert, sagt aber nichts und schreibt weiter auf.

THERAPEUTIN: Das sind Vorwürfe, Frau M., sprechen Sie bitte in der Ich-Form.
MUTTER: Wenn ich allein wäre, wenn die Kinder nicht da wären, wäre ich schon lange nicht mehr da. Und wenn die Kinder mich so sehen, so verzweifelt, ist das für sie eine Belastung. Ich weiß zwar nichts mehr vom Leben meines Mannes. Aber dass diese Frau mich jetzt quasi ersetzt hat und dass wir für die Familie meines Mannes fast nicht mehr existieren, das kann ich nicht akzeptieren.

Vater schaut empört zu ihr hinüber, schweigt und schreibt weiter.

MUTTER: Er hat gesagt, er komme nie mehr nach Hause zurück. Ich bin mir vorgekommen wie ein Monster, das alles falsch gemacht hat.

Mehrere Minuten Pause. Danach fährt die Mutter fort mit Vorwürfen und Anklagen in der Er-Form und zur Therapeutin gerichtet, die sich bemüht, den Blickkontakt zu vermeiden. Sie muss Frau M. mehrmals die Ich-Form in Erinnerung rufen. So vergehen die Minuten, mit Phasen des zähen Schweigens und Phasen der teils erregt, teils monoton vorgetragenen Klagen. Die Luft im Raum ist zum Abschneiden dick.

MUTTER: Ich will jetzt trotzdem versuchen, mit dir zu sprechen, für die Kinder ...

Lange Pause, beide wie versteinert.

MUTTER: Ich verstehe einfach nicht, wie ein Vater so zu seinen Kindern sein kann. Ich könnte das als Mutter nicht. Dass sie ihm nicht fehlen! Und ich glaube, mit der Zeit machen es die Kinder wie ich: Wir machen es allein. Die Distanz ist jetzt so groß. Es macht mich wütend: Du bist einfach von zu Hause abgehauen und in eine neue Familie gesprungen.

Der Vater wirkt sehr unruhig, fahrig, als wollte er gleich aufspringen.

THERAPEUTIN: Das sind wieder Vorwürfe, Frau M. Möchten Sie noch etwas Ihrem Mann sagen, das Sie belastet, bedrückt?
MUTTER (dreht sich zu ihm und sagt dann sehr kraftvoll): Es wäre für mich einfacher, wenn du gestorben wärst!
VATER: Stopp! Hör auf! Das geht zu weit. Sonst ist ab sofort alles fertig und vorbei!
THERAPEUTIN: Es ist gut, dass Sie »Stopp!« sagen, Herr M.

Pause.

MUTTER: Ich erwarte von ihm, dass er ...

THERAPEUTIN: Bitte direkt zu ihm ...
MUTTER: ... Ich erwarte von dir, dass du auch mit den Kindern allein etwas unternimmst, dass du für sie da bist. Und dass diese Frau nicht immer dabei ist.

Vater raschelt laut mit dem Papier. Die halbe Stunde ist um.

THERAPEUTIN (schaut auf die Uhr): In diesem Augenblick ist die Zeit abgelaufen. Frau M., haben Sie nun das Wesentliche sagen können, das Sie belastet, oder wollen Sie noch etwas dazu sagen?
MUTTER: Nein, ich habe alles gesagt.
THERAPEUTIN: Gut, ich schlage vor, dass wir eine kleine Pause machen. Sie können auch austreten oder nach draußen gehen, lieber aber nicht zusammen.

Kommentar: Die Therapeutin hat mehrmals interveniert, um das Risiko zu mindern, dass das Ritual »platzt«, weil es der Vater nicht mehr aushält und davonläuft. Eigentlich wäre es seine Aufgabe gewesen, schon früher, bei Vorwürfen, die Stopp-Regel anzuwenden. Vielleicht hatte er Angst, von den eigenen Affekten überwältigt zu werden, vielleicht war sein angespanntes Schweigen auch Ausdruck einer Verweigerung. Immerhin hatten die Interventionen der Therapeutin zur Folge, dass die Ritualphase abgeschlossen werden konnte und die Mutter vermehrt Ich-Botschaften direkt an den Vater gerichtet hat. Dieser Verlauf zeigt, wie therapeutisch anspruchsvoll es sein kann, das ritualisierte Klagen durchzuführen. Insbesondere das Wahren von Ich-Botschaften verlangt eine hohe Konzentration und die Fähigkeit, rasch zu intervenieren, ohne verletzend zu sein.

Nach fünf Minuten sitzen beide wieder im Therapieraum mit vertauschten Plätzen.

THERAPEUTIN: Nun ist es an Ihnen, Herr M., Ihre Klagen auszudrücken [blickt auf die Uhr, um sich die Zeit zu merken].
VATER (zögernd, hilflos): Ich hoffe, ich kann es jetzt so sagen, dass es nicht wie eine Anklage tönt. Ich will mich bemühen. Es hat mich jahrelang geplagt, dass wir nicht über persönliche Dinge sprechen konnten. Dadurch habe ich mich entfremdet, wir gegenseitig. So ist mit der Zeit die Liebe gegangen und weg ... [seufzt tief]. Während der Auseinandersetzungen mit den Kindern habe ich mich mies gefühlt, weil ich so eine Wut im Bauch hatte. Ich konnte die strenge Haltung meiner Frau den Kindern gegenüber oft nicht unterstützen, und doch wollte ich ihr nicht in den

Rücken fallen. Ich zog mich innerlich immer mehr zurück. Und so ist passiert, was passiert ist.

THERAPEUTIN: Bitte sprechen Sie in der direkten Rede, wenden Sie sich bitte direkt an Ihre Ehefrau, und Sie, Frau M., Sie können aufschreiben oder auch »Stopp!« sagen, wenn es Sie zu sehr belastet. Fahren Sie bitte fort, Herr M.

VATER (blickt zur Therapeutin): Wenn ich mich seit meinem Auszug von zu Hause mit den Kindern beschäftigen wollte, spürte ich, wie die Kinder schlecht beeinflusst waren, was mich und meine jetzige Partnerin ...

THERAPEUTIN: Bitte sprechen Sie direkt zu Ihrer Frau.

VATER: Eh ... also ... Ein spontanes Gespräch mit dir war gar nicht mehr möglich. Ich hätte gern geholfen, wenn ihr mich gefragt hättet. Ich wurde aber nicht gefragt. Und es belastet mich sehr, wenn ich jetzt höre, dass Tania nicht allein zu mir kommen will, wenn Christian nicht dabei ist. Ich hatte das Gefühl, früher hätten wir uns gut verstanden, Tania und ich. Aber vielleicht ist es heute anders ... Ich wusste auch nicht, wie mit den Kindern Abmachungen treffen. Wenn ich Tania fragte, kann ich mit der Mutter sprechen, dann sagte sie, sie sei nicht da.

MUTTER (ihn scharf unterbrechend): Das stimmte auch, ich bringe meine Kinder nicht zum Lügen!

THERAPEUTIN: Frau M., Sie müssen sich nicht rechtfertigen, schreiben Sie es auf.

VATER: Beim Sprechen mit Tania hatte ich auch immer das Gefühl, sie könne nicht frei sprechen, es stehe wie jemand hinter ihr. Das hat mich total verunsichert. Ich habe gespürt, dass es den Kindern nicht gut ging, wenn sie mit mir gesprochen hatten, und dass sie vielleicht danach zu Hause ein Problem haben könnten.

Lange Pause, die Mutter schreibt ununterbrochen auf.

VATER: Vielleicht hast du dich dadurch provoziert oder verletzt gefühlt, und die Kinder haben dann das Ganze ausbaden müssen, mit Schuldgefühlen und so. Da habe ich gedacht, lieber nicht anrufen, so haben wir das Problem nicht.

Lange Pause.

VATER: Als ich noch zu Hause war und innerlich so wütend wurde und meine Frau leise verfluchte ...

THERAPEUTIN: Sprechen Sie zu Ihrer Frau, sie sitzt gleich hier.

VATER (nach Worten suchend): ... Ich bin da sehr unzufrieden gewesen, und manchmal wurde ich jähzornig und habe mich dann geschämt. Ich wollte das alles einfach nicht mehr aushalten. [Leise, nachdenklich:] Mit der Zeit ist etwas gestorben zwischen uns, zwar nicht gerade Menschen, aber Gefühle.

Stille.

VATER: Trotzdem bin ich immer noch überzeugt, dass du das Beste für unsere Kinder willst. Und eigentlich hoffe ich jetzt, dass du begreifst, dass es ist, wie es ist, und dass wir als Eltern mit den Kindern einen besseren Weg finden. Ich möchte auch über Schulanlässe informiert werden. Und ich wünsche mir, die Kinder zu Hause abholen zu können und dass wir zusammen sachlich über das Notwendige sprechen können, ohne die alten Geschichten.

Lange Pause. Beide schauen sich an.

VATER: Ich bin heute noch überzeugt, dass der Vater von Christian und Tania kein Monster ist.

Lange Pause.

THERAPEUTIN (auf die Uhr schauend): Haben Sie das Gefühl, das gesagt zu haben, was Sie sagen wollten?
VATER: Ja, zumindest das, was ich ohne Anklage sagen konnte. Ich wünsche mir, die Kinder mehr unterstützen zu können. Dafür muss ich informiert werden, was es braucht, und nicht den Eindruck bekommen, überflüssig zu sein. Sonst beginne ich, mich irgendwie zu arrangieren. Ich will es nicht, aber ich fühle, wie es sich einschleicht.
THERAPEUTIN (das Ritual abschließend): Gut, ja, Sie haben sich beide bemüht, die abgemachten Regeln einzuhalten, obwohl es zeitweise sehr schwierig war. Das beeindruckt mich und ist ein Zeichen, wie wichtig Ihnen die Kinder sind. Ich bitte Sie nun, nicht mehr darüber zu sprechen. Die Themen, die Sie als Eltern betreffen, werden wir in der nächsten gemeinsamen Sitzung wieder aufnehmen. Falls Sie sich von der heutigen Sitzung sehr belastet fühlen, bin ich heute Abend telefonisch erreichbar.

Wenn sich in einer gestörten Zweierbeziehung Verletzungen, Enttäuschungen und Ängste ansammeln und sich mit zunehmendem Vertrauensverlust die Interaktionen auf wechselseitige Vorwürfe und Anklagen reduzieren, wird die Beziehung selbst zur Hauptquelle trennender Frustrationen. Das therapeutische Klageritual schafft dabei einen ordnenden und steuernden Rahmen und ermöglicht es, auch in den vertracktesten Situationen noch Alternativen zu finden. Das ideale Ziel ist eine Kommunikation der Versöhnung. Sie geht jedoch mit einigen Bedingungen einher, die nicht im Ritual selbst liegen, sondern in den Menschen. Den »Willen zum Ritual« müssen sie selbst mitbringen.

Eigentlich handelt es sich beim ritualisierten Klagen um ein Übergangs-Ritual. Der französische Ethnologe Arnold van Gennep (1873–1957) sprach von Übergangsriten (»rites de passage«, 1986, S. 15): »Es ist das Leben selbst, das die Übergänge von einer Gruppe zur anderen und von einer sozialen Situation zur anderen notwendig macht«, und diese Übergänge müssen »reglementiert und überwacht« werden, damit eine Gemeinschaft »weder in Konflikt gerät noch Schaden nimmt«.

Das Klageritual impliziert einen Therapieauftrag innerhalb des Therapieauftrags. Es gibt der Therapeutin wirksame Instrumente an die Hand, fehlgeleitete Prozesse über den Kontext zu moderieren.

Und so ging es nach dem Klagen weiter

Am selben Abend – nach dem Klageritual – hat die Mutter telefonisch mitgeteilt, es sei zwar für sie hart gewesen, ihren Mann zu sehen. Sie sei aber auch erleichtert und erstaunt gewesen, dass es ihm nicht einfach so gut geht, dass er verunsichert ist und sich Sorgen um die Kinder macht. Das hätte sie nie gedacht.

Diese Erkenntnis der Mutter ist eine typische Reaktion auf diese Intervention. Die ritualisierte Verpflichtung, unter fairen Bedingungen zuhören zu müssen, ohne sich zu rechtfertigen, erlaubt erst ein neues Erleben der Beziehung. Das Elternpaar M. erlebte in dieser Sitzung echte Betroffenheit und auch gemeinsame Trauer, Gefühle, die während der langen Zeit ihres erbitterten Rosenkrieges nicht mehr stattgefunden hatten.

Mehrere Wochen nach der ersten gemeinsamen »Klage«-Sitzung meldet sich der Vater zu einer Einzelsitzung. Er mache sich größte Sorgen um Tania.

VATER: Am vergangenen Samstag früh habe ich einen Anruf von meiner Frau gekriegt: Ich müsse sofort die Kinder holen. Auf meine Frage, was los sei, hat sie den Hörer abgelegt. Dann bin ich sofort nach Hause gefahren. Nur Christian war zu Hause. Er wusste nur, dass es Streit gab und dass jetzt Tania und die Mutter weggegangen seien. Als endlich die Mutter allein auftauchte, habe ich gefragt, wo Tania sei. Sie komme schon noch völlig erschöpft. Ich bin dann Richtung Dorf gefahren. Da habe ich sie gesehen, weinend und wütend. Ich habe Tania nach Hause gefahren, mit den Kindern das Notwendige gepackt, und dann sind wir gegangen. Offenbar hat alles mit einem banalen Streit zwischen den Kindern begonnen. Es ist mir unheimlich eingefahren, dass Tania wegen so etwas von zu Hause wegläuft. Einige Tage später habe ich meine Frau angerufen und gefragt, ob sie die Kinder überhaupt noch bei sich haben wolle. Sie meinte, die Kinder müssen das entscheiden. Das ist aber nicht meine Meinung. Es kann doch nicht sein, dass, wenn es Tania schlecht geht, sie einfach wegläuft, statt bei mir oder ihrer Mutter Trost zu suchen. Ich habe ihr gesagt: Wenn du mit den Kindern nicht zurechtkommst, dann nehme ich sie zu mir. Tania hat sogar gesagt, das nächste Mal gehe ich richtig weg, sodass man mich nicht mehr findet ...

THERAPEUTIN: Ja, und das müssen wir absolut ernst nehmen. Ich mache mir große Sorgen um Tania. Was ist ihr Anliegen, Herr M., wenn sie heute hierherkommen?

VATER: Ich möchte wissen, wie weiter. Meine Frau hat die Kinder gefragt, ob sie zu mir kommen möchten. Es erstaunt mich nicht, dass sie Nein gesagt haben. Ich müsste eine neue Wohnung suchen. Ich möchte aber nicht wissen, was die Kinder sagen, die sind sowieso beeinflusst. Ich möchte wissen, ob meine Frau sich das zutraut, die Kinder bei sich zu haben.

THERAPEUTIN: Wie verstehen Sie die Reaktion von Tania, Sie als Vater?

VATER: Als ich noch zu Hause war und wir schon Streit hatten, meine Frau und ich, hat meine Frau oft gesagt, es sei wegen der Kinder. Vielleicht meint Tania, sie sei schuld an unserer Trennung. Ich weiß es nicht. Wenn sie wütend war, hat meine Frau auch schon Tania dafür beschuldigt.

THERAPEUTIN: Was denken Sie, denken Sie eher ... macht Ihre Frau das, weil sie eine Rabenmutter ist – oder eher aus einer Überforderung und Hilflosigkeit heraus?

VATER: Rabenmutter kann man ja nicht sagen, eher Überforderung ...?

THERAPEUTIN: Was meinen Sie? Es ist ja nicht ganz unwichtig, wie Sie das sehen, weil, je nachdem hat das auch für Sie unterschiedliche Folgen.

VATER: Ich bin ja eigentlich sicher, nein, eine Rabenmutter kann man nicht sagen. Meine Frau ist sogar eine sehr gute Mutter, und wenn einer überfordert ist, da muss man dann auch nicht Maß anlegen. Ich denke, sie ist aber überfordert.

THERAPEUTIN: Da gibt es sicher gute Gründe, es so zu sehen. Ich kenne ja Ihre Frau in der Zwischenzeit auch ein bisschen. Sie ist sicher keine Rabenmutter. Mit zwei Kindern in der Pubertät, die sie ja praktisch allein erzieht, wären wir wohl alle rasch an unseren Grenzen.

VATER: Ja, das sehe ich auch so.

THERAPEUTIN: Tania hat sehr viel Power und ist gleichzeitig feinfühlig. Mit ihrer Impulsivität braucht sie engere Leitplanken als ihr Bruder, der eher ruhig und introvertiert ist. Ihr Weggehen ist eine sehr gefährliche Art, Alarm zu schlagen. Wie können Sie als Eltern in der jetzigen Situation Tania genug Halt geben? Das ist eine weitaus wichtigere Frage als die, bei wem die Kinder nun wohnen sollen oder wollen. Wie können Sie die Mutter Ihrer Kinder so entlasten und unterstützen, dass sie die Verantwortung für die Kinder wieder adäquat übernehmen kann? Tania ist eine typische Spätzünderin, sie braucht mehr Zeit, um ihre Stärken zu mobilisieren.

VATER: Ja, das kenne ich. Ich war auch so ...

THERAPEUTIN: Dann können Sie gut nachvollziehen, wie Tania sich fühlt. Überfordert und sehr allein. Sie braucht beide Eltern, auch wenn Sie getrennt sind. Es braucht Sie unbedingt als Vater. Was denken Sie dazu?

VATER (mit einem tiefen Seufzer): Irgendwie weiß ich das schon ... Ich habe halt Schwierigkeiten, über Gefühle zu sprechen, das war schon immer so.

THERAPEUTIN: Es geht ja auch nicht unbedingt nur ums Sprechen. Die Kinder sollen erfahren, dass Sie als Eltern eine gemeinsame Haltung suchen und finden, dass Sie sich gegenseitig unterstützen. Wie können Sie als Vater mehr präsent sein, mehr Aufgaben übernehmen? Sehen Sie, da gibt es halt wichtige Fragen, die nur eine gute Antwort finden, wenn die Eltern miteinander reden. Zum Beispiel könnten Sie sich mit der Mutter einigen, dass Sie mit Tania regelmäßig Aufgaben machen und mit Christian die Berufsfragen besprechen.

Vater nachdenklich. Lange Pause.

THERAPEUTIN: Es geht auch darum, dass Sie es Ihrer Frau sagen, dass Sie Ihren Teil an Verantwortung übernehmen wollen. Dass Sie dieses Recht, Vater zu sein, auch aktiv einfordern, statt dass Sie sich ... wenn ich es so direkt sagen darf ... gekränkt zurückziehen.

VATER: Ja, ich könnte versuchen, das meiner Frau zu sagen. Ich müsste aber ins Haus gehen können, die Kinder dort abholen, Informationen austauschen, ohne dass immer diese blöden Sprüche kommen, wie letztes Mal vor dem Haus, in einer Lautstärke ...

THERAPEUTIN: Das wird in gemeinsamen Sitzungen geklärt werden müssen. Bis jetzt haben Sie sich abschrecken lassen, weil Ihre Frau Ihnen diese Aufgabe schwierig machte. So habe ich Sie zumindest verstanden. Sie konnte aus ihrer Verletzung heraus nicht anders. Jetzt könnte die Situation geklärt, verändert werden. Zu viel von dem Ehekampf hat sich über die Kinder abgespielt. Jetzt ist es Zeit, die Kinder da herauszuhalten, sie zu entlassen, sodass sie sich weiterentwickeln können und sich um ihre eigenen Themen kümmern können.

VATER: Ja, dazu bin ich bereit. Ich möchte Termine für Sitzungen mit meiner Frau abmachen.

Kurz darauf findet die zweite Sitzung mit beiden Eltern statt. Die Stimmung ist eisig. Die Therapeutin schlägt drei Wege vor (Dreiwegestrategie):

1. Es gelingt den Eltern nicht, die Paarebene und die Elternebene auseinanderzuhalten. In diesem Fall braucht Tania eine Einzeltherapie bei einem Kinder- und Jugendtherapeuten. Die Eltern müssen ihr Problem juristisch lösen.
2. Die Eltern sind grundsätzlich bereit, die beiden Ebenen auseinanderzuhalten, für die Mutter ist es aber noch zu schwierig. In diesem Fall soll sie dem Vater sagen, was er tun kann, dass es für sie erträglich ist.
3. Die Eltern steigen sofort in einen Veränderungsprozess ein und handeln gleich hier und jetzt konkrete Abmachungen aus.

Kommentar: Der Dreiwegestrategie liegt eine Strategie der »Pseudoalternative« zugrunde, und sie ist deshalb ethisch problematisch. Man bietet dabei den Menschen eine für sie wenig attraktive Variante an (»Abbruch der Therapie«, »Therapie anderswo«, »Weiter wie bisher« usf.) und kombiniert sie mit Varianten, die Aussicht auf Besserung versprechen, indessen unter der vorerst nicht offengelegten Bedingung, dass die KlientInnen vermehrt Eigenverantwortung dafür übernehmen.

Das Vorgehen verpflichtet die Menschen, ein Commitment für einen Veränderungsweg abzugeben und es damit gleichzeitig auch zu ihrer eigenen Sache zu machen.

Insofern ist das Verfahren ethisch problematisch, als es mit verdeckten Teilen operiert. Daher ist es nur da zu empfehlen, wo ein transparenteres Vorgehen zum Scheitern der Vermittlung führen würde. Das ist überall da der Fall, wo eine Therapie in der Sackgasse gelandet ist oder wo Klienten den Eindruck gewonnen haben, die Therapie sei vor allem eine Angelegenheit der Fachperson, die »es nun richten soll«.

Bei dieser Gelegenheit sei ein Miniexkurs zu den ethischen Prinzipien im Kontext der Psychotherapie erlaubt.

Exkurs: Die ethische Dimension

Zwar lassen sich Moral und Ethik so wenig vom therapeutischen Handeln loslösen wie Wasser vom Eis; therapeutisches Handeln hat sich in erster Linie nach ethischen Grundsätzen zu richten. Die vier Prinzipien der beiden US-amerikanischen Philosophen und Bioethiker Tom L. Beauchamp und James F. Childress zum ethischen Denken und Handeln haben auch im deutschsprachigen Raum ein Gewicht (Beauchamp a. Childress 1994):

1. *Respekt der Autonomie des Patienten (respect for autonomy):* Diagnose und Therapie dürfen nicht »über den Kopf des Patienten« hinweg geschehen, auch wenn das aus ärztlich-therapeutischer Sicht wohlwollend gemeint ist. Autonomie impliziert stattdessen die Zustimmung des Patienten unter den Bedingungen einer aus- und hinreichenden Information *(informed consent).* Dieses Autonomieprinzip verlangt von den Professionellen, dass sie ihre eigenen impliziten Annahmen hinterfragen und therapeutische Rahmenbedingungen eines »plébiscite de tous les jours« (Renan 1882, zit. n. Viefhaus 2004) schaffen. Damit ist einerseits auf die informierte Freiwilligkeit des Patienten hingewiesen und anderseits auf seinen deutlich artikulierten Wunsch, an einer Therapie festzuhalten oder auch nicht.
2. *Schadenvermeidung (nonmaleficence):* Mit diesem Prinzip ist der hippokratische Grundsatz *Primum nil nocere* (»Zuerst einmal nicht schaden«) gemeint. Auf den ersten Blick erscheint es selbstredend, dass man einem Patienten nicht Schaden zufügt. Nicht immer ist diesem Grundsatz ohne Dilemma zu folgen. Man denke etwa an den Fall, in dem es ein akut suizidaler Jugendlicher ablehnt, seine zur Fürsorge verpflichteten Eltern einzubeziehen.
3. *Fürsorge (beneficence):* Das Fürsorgeprinzip verlangt von den Professionellen, dass sie aktiv helfen, soweit es in ihrer Macht steht. Während das Gebot der Schadenvermeidung die Unterlassung schädlichen Handelns meint, weist dieser Grundsatz Professionelle an, für das Wohl des Kranken einzustehen. Es ist nicht schwierig, sich Konstellationen auszudenken, in denen die drei erwähnten Prinzipien miteinander in Konflikt geraten. So gibt es keine einfache Antwort auf die Frage, ob man dem Sterbenswunsch einer 20-jährigen, auf das Skelett abgemagerten und von anorektischen Ängsten und Zwängen heimgesuchten Patientin erfüllen soll (d. h. die Frage, ob man sie verhungern lassen soll).

4. *Gerechtigkeit (justice)*: Schließlich sollten therapeutische Handlungen von einem Gerechtigkeits- und Fairnessprinzip getragen sein.

Dieser Vier-Prinzipien-Ansatz hat über die somatische Medizin hinaus auch in der Psychiatrie, (klinischen) Psychologie und Psychotherapie breite Akzeptanz erfahren. Die Psychotherapie im Allgemeinen (siehe z. B. Grenzen des Rechts auf Selbstbestimmung) und die systemische Therapie im Speziellen (Einbezug von Angehörigen und damit Eröffnung von Konfliktfeldern auf der Ebene von Beziehungssystemen) können sich ethischen Fragen nicht entziehen. Professionelles Handeln in der Psychotherapie ist unkündbar ethischen Werten verpflichtet.

Unterwegs mit dem therapeutischen System

Nach langem Ringen um eine Entscheidung, wobei sich besonders die Mutter damit schwertut, entscheiden sie sich für die dritte Lösung. Ab sofort wird der Vater regelmäßig dann zu den Kindern nach Hause gehen und mit Tania Aufgaben machen, wenn die Mutter berufsbedingt nicht zu Hause ist. Die Mutter informiert den Vater über besondere Vorkommnisse. Sie gehen in den nächsten Wochen zusammen in die Schule zu den Elterngesprächen, die sowohl für Christian wie für Tania stattfinden. Im Weiteren wurde beschlossen, dass eine Sitzung zusammen mit beiden Eltern und Tania stattfinden soll.

Erste Sitzung mit Eltern und Tania:
Tania kommt eben von einem Schnuppertag an einer anderen Schule. Sie sitzt zwischen den Eltern, obwohl sie zuvor versuchte, am äußeren Rand neben der Mutter Platz zu nehmen. Beide Eltern haben sie in die Mitte komplimentiert.

THERAPEUTIN: Schön, Tania, dass du gekommen bist, obwohl du ja nicht besonders begeistert von solchen Sitzungen bist … Ich denke, es ist für dich eine unübliche Situation, hier mit beiden Eltern.
TANIA (sehr leise): Ja …
THERAPEUTIN: Du weißt ja, dass deine Eltern miteinander sehr große Probleme haben, eine schwierige Beziehung. Sie sprechen fast nicht mehr miteinander. Du weißt auch, dass ich die Eltern einige Male hier zusammen und je auch einzeln gesehen habe.
TANIA (verunsichert, den Blick auf den Boden gerichtet): Ja.

THERAPEUTIN: Im Rahmen dieser Sitzungen haben sich deine Eltern nun entschieden, als Eltern wieder vermehrt Kontakt aufzunehmen ... [Zu den Eltern:] Vielleicht, dass Sie selber gleich sagen, worum es geht, was Ihre Entscheidungen sind und so weiter, was meinen Sie?

Längere Pause, Tania rutscht unruhig auf dem Stuhl. Die Eltern blicken sich an.

MUTTER: Ja ... Wir haben, dein Vater und ich haben, äh, beschlossen ... [Pause].
VATER: Ich komme jetzt häufiger her, ich meine, nach Hause ...
MUTTER: ... Bei dir geht's ja um die Hausaufgaben, wenn du dann in der neuen Schule bist, da kommt dein Vater her, häufiger, um zu helfen, wir werden das noch genau regeln. Was meinst du?
TANIA: Ja.

Lange Pause.

THERAPEUTIN: Die Eltern haben zusammen beschlossen, euch Kinder zu begleiten und zu unterstützen. Auch wenn sie als Paar getrennt sind. Als Mann und Frau haben sie Konflikte, die nicht gelöst sind. Es ist auch nicht das Ziel der Sitzungen hier, diese Konflikte zu lösen. Verstehst du das?
TANIA (in sich gesunken, ihre Fingernägel kauend): Hm ...
THERAPEUTIN: Vorher war das Gespräch zwischen ihnen total blockiert, jetzt suchen sie als Eltern einen Weg. Und du musst wissen, Tania, ich bin sehr beeindruckt, dass sie diesen Schritt wagen. Das ist nicht selbstverständlich, dass es Eltern gelingt zusammenzuarbeiten, auch wenn sie im Streit sind. Sie haben euch Kinder lieb, und das ist ihnen wichtig genug, trotz der Probleme einen gemeinsamen Weg zu finden. Häufig sehe ich Eltern, die es nicht schaffen, über den eigenen Schatten zu springen für ihre Kinder und die dann einfach weiterstreiten, ohne Rücksicht. [Zu beiden Eltern:] Kann man das so sagen? Trifft das den Punkt, der Ihnen wichtig erscheint? Sind Sie damit einverstanden? Habe ich etwas vergessen?

Beide Eltern bejahen die Aussage der Therapeutin klar.

THERAPEUTIN: Gut. Was ist Ihr Hauptanliegen für das Gespräch heute mit Ihrer Tochter?
MUTTER: Tania, was hast du für Probleme?
TANIA (beschwichtigend grinsend und angespannt mit einem Faden spielend): Ich? Keine ...
VATER: Du weißt es genau. Es geht um TV-Konsum, Hausaufgaben, genügend Schlaf.
MUTTER: Gitarre üben.

THERAPEUTIN: Du siehst, Tania, deine Eltern machen sich Sorgen um dich, große Sorgen. Bist du der Meinung, dass sie sich Sorgen machen für nichts? Oder gibt es vielleicht doch Gründe dafür, oder sind sie einfach ängstlich und ihre Sorgen umsonst?
TANIA: Ich weiß es nicht, vielleicht nicht gerade ganz umsonst ...
THERAPEUTIN: Dein Vater kommt ja jetzt manchmal nach Hause, um mit dir Aufgaben zu machen. Ist das hilfreich? Ich habe auch schon gehört, dass es manchmal heftige Auseinandersetzungen gibt. Stimmt das?
TANIA (nach langer Pause): Ich mache halt die Aufgaben, wann es mir passt ...
THERAPEUTIN: Und du denkst, das ist eine patente Methode?
TANIA (verschmitzt lächelnd, mit Blick nach links und rechts): Ja ...

Alle lachen. Deutliche Entspannung im Raum.

THERAPEUTIN: Du hast Humor, und das ist unglaublich schön, das gefällt mir, es ist vielleicht etwas vom Wichtigsten im Leben. Damit ist es aber leider noch nicht getan. Schau, Tania, deine Eltern machen sich Sorgen um dich, und nicht nur wegen der Schule ... große Sorgen. Und engagierte oder besorgte Eltern sind halt nicht immer nur lustige Eltern, manchmal müssen sie sogar unbequem sein, wie du sicher schon bemerkt hast. Du hast jetzt hier die Möglichkeit, deinen Eltern vernünftige Vorschläge zu machen und mit zu entscheiden, wie es weitergehen soll.

Nach einem zaghaften Anfang gelingt es Eltern und Tochter, gemeinsame Abmachungen zu treffen und einigermaßen verbindlich zu formulieren. Der Vater hat mehrmals klar Stellung bezogen, und zwar auf eine Art, die die Mutter explizit gutheißen konnte.

Ein Monat später: erste Sitzung mit Eltern und Christian:
Christian kommt direkt vom Fußball, er sitzt betont lässig zwischen den Eltern.

THERAPEUTIN: Wir haben uns seit mehreren Wochen nicht gesehen, woran bist du mit deinen beruflichen Abklärungen, Christian?
CHRISTIAN: Ich war zweimal in der Berufsberatung und bin als Gipser schnuppern gegangen.

Der Vater schweigt vorerst, die Mutter ist sehr aktiv, kommentiert und präzisiert, was Christian sagt.

MUTTER: Ich finde, Christian könnte in den Ferien arbeiten gehen, um ein bisschen Geld zu verdienen.
CHRISTIAN: Ich kann ja wieder zum Gipser gehen, sie würden mich nehmen.
VATER: Ich kenne die Bude. Ich habe Mühe mit den Leuten. Es wäre mir lieber, Christian würde anderswo arbeiten.

Die Eltern vermeiden es, direkt miteinander zu sprechen, sind unterschwellig angespannt. Beide bemühen sich jedoch zu kooperieren. Christian ist eindeutig seinem Vater zugewandt.

THERAPEUTIN: Möchtest du, dass dein Vater dir bei der Jobsuche hilft?
CHRISTIAN (verunsichert zu seiner Mutter blickend, wie um Erlaubnis bittend): Ja, schon. Ich möchte ja in einem guten Betrieb arbeiten, nicht irgendwo.
VATER: Im Gespräch mit dem Lehrer wurde klar, dass Christian mit einer einfachen Handwerkerlehre krass unterfordert wäre. Davon bin ich auch überzeugt.
MUTTER (heftig): Ja, vielleicht mit einer Berufsmatur [einem Fachabitur]!
VATER: Ja, eine Berufsmatur könnte ihm besser entsprechen. Gut, ich werde eine Liste von Betrieben aufschreiben, in denen ich Christian sehen würde.
THERAPEUTIN: Dieser Punkt wäre nun geklärt, Vater und Sohn übernehmen die Berufsfrage. Möchtest du noch etwas ansprechen, jetzt, wo beide Eltern anwesend sind? Etwas zu beklagen?
CHRISTIAN (beschwichtigend lächelnd): Nein, nicht wirklich.
THERAPEUTIN: Gut, Christian. Ich sehe, du hast seit der letzten Sitzung einiges in Gang gesetzt. Du bist viel klarer in deinen Vorstellungen, das freut mich. Mach weiter so, und höre gut auf deinen Lehrer. Ich glaube er schätzt dich, was ich gut verstehe, und er kann dich kompetent unterstützen.

Erstaunlich entspannte Stimmung. Die Eltern lächeln beide stolz ihrem Sohn zu. Nachdem noch Verschiedenes im Zusammenhang mit beruflichen Fragen geklärt wurde, geht Christian wieder, sichtlich entlastet.

THERAPEUTIN: Ich möchte noch mit Ihnen über Tania sprechen. Herr M., Sie waren am Montag zu Hause, um mit Tania zu arbeiten. Wie ist es gegangen?
VATER: Nicht gut. Sie ist nicht bei der Sache, unkonzentriert, mit den Gedanken irgendwo.
THERAPEUTIN: Haben Sie sich aufgeregt?
VATER: Ja, ich wurde nicht laut, aber bestimmt. Sie hat immer wieder gesagt: »Ich bin zu dumm, ich kann nichts.« Und ich habe immer wieder gesagt: »Nein, du bist nicht zu dumm.« Was sollte ich anderes tun? Wie soll ich reagieren?
THERAPEUTIN: Wir wissen, dass diese Gedanken Tania plagen. Gleichzeitig setzt sie Sie als Eltern damit schachmatt. Von jemandem, der dumm ist,

kann man nichts erwarten. Wir wissen alle, dass Tania nicht dumm ist. Sie können ihr nicht verbieten, das zu sagen. Sie muss aber von Ihnen wissen, dass das nicht Ihre elterliche Meinung ist, dass es ihr zumutbar ist, ihre Aufgaben zu machen, und dass Sie ihr dabei helfen werden. Wenn Tania behauptet, sie sei dumm, so könnten Sie etwa antworten: »Gut, das ist deine Meinung, und du hast offenbar Gründe dafür; ich selbst bin ganz anderer Meinung. Ich bin der Meinung, dass du gescheit bist, zurzeit aber unkonzentriert!«
VATER: Uh, das muss ich mir aufschreiben!

Vater kritzelt in ein Notizheft, fragt mehrmals nach der genauen Formulierung nach.

MUTTER: Gestern hat sie wieder gesagt, weil sie in Mathe nicht weiterkam: »Ich bin zu blöd, ich kann das nicht, ich kann so nicht weiter, es hat alles keinen Sinn.«
THERAPEUTIN: Erstaunt es Sie, dass Tania im jetzigen Zeitpunkt solche Dinge sagt? Denken Sie, dass es gefährlich ist, dass sie sich tatsächlich umbringen könnte?
MUTTER: Es ist schwierig zu sagen. Es geht ihr sicher schlecht. Vielleicht ist es auch eine Möglichkeit, uns auf ihre Not aufmerksam zu machen. [Zum Vater:] Sie ist sicher enttäuscht gewesen, dass du gestern so reagiert hast.
VATER: Ja, aber ich war auch enttäuscht! Und sie hat mich genervt, mit ihrer Haltung!
MUTTER (nach einigem Zögern): Ja, gut, das kann ich verstehen, es geht mir manchmal auch so ...

Zum ersten Mal unterstützt die Mutter den Vater und kann die feindselige Haltung ablegen.

THERAPEUTIN: Ich habe Tania länger nicht gesehen. Ich bin auf Ihre Einschätzung der Lage angewiesen. Falls Sie Tania als akut suizidgefährdet einschätzen, muss ich sie zu ihrem Schutz ins Spital einweisen. Falls Sie es als Hilfeschrei anschauen, müssen wir hier abmachen, auf welche Art Sie ihr diese Hilfe geben wollen.

Beide Eltern sind der Meinung, Tania müsse in der jetzigen Situation nicht stationär untergebracht werden. Stattdessen entscheiden sie, sich der Situation gemeinsam anzunehmen, und vereinbaren, dass der Vater nach der Sitzung mit nach Hause geht, um zusammen mit der Mutter die Situation mit Tania direkt anzusprechen, insbesondere die Suiziddrohungen, das Weglaufen und das Gefühl, dumm zu sein. Falls sich die Lage zuspitzen solle, wird eine »Notfallsitzung« in Aussicht gestellt.

Am nächsten Tag ruft die Mutter an. Das Gespräch sei erstaunlich gut gegangen. Sie habe den Vater unterstützen können. Tania sei dageblieben, habe nicht viel gesagt, aber konzentriert zugehört.

Es folgen zahlreiche Sitzungen in verschiedenen Settings: Eltern, Eltern und beide Kinder, Eltern und Tania, Eltern und Christian, Vater und Sohn, Mutter und Tochter und immer wieder Einzelsitzungen mit der Mutter, wenn sie wieder von Verzweiflung, Erschöpfung und Hassgefühlen ihrem Exmann gegenüber überflutet wird.

Auf Wunsch von Tania können sich die Eltern entscheiden, ein Gesuch für einen Schulwechsel in die Nachbargemeinde einzureichen, wo auch die beste Freundin von Tania zur Schule geht. Der Klassenlehrer ist für seine liberale, wertschätzende, aber gleichzeitig klare Haltung den Schülern gegenüber bekannt. Insbesondere sagt man ihm nach, es gelinge ihm sehr gut, die Schüler individuell dort abzuholen, wo sie gerade stehen. Dank intensiven elterlichen Einsatzes schafft Tania den Übergang in die Sekundarschule. Sie schätzt den »Aufgabenabend« mit ihrem Vater sehr und erlebt ihn als hilfreich. Sie ist jetzt Teil einer Mädchenclique und fängt an, in den Ausgang zu gehen (Ausgang zu haben). Sie hat die letzten Ferien mit der Familie ihrer Freundin verbracht und ist begeistert.

Seit mehreren Monaten sind Weglaufen und Suizidäußerungen kein Thema mehr.

Mithilfe seines Vaters, der selbst mit seinem Schwager und sechs Angestellten eine Gartenbaufirma betreibt, hat Christian eine Lehrstelle in einem Maler- und Gipsereibetrieb gefunden. Er fühlt sich im Betrieb wohl, insbesondere weil der Chef sich auf die Restauration von denkmalgeschützten Bauten spezialisiert hat. Die Lehre begleitend macht er die Berufsmittelschule mit Ziel Berufsmatur. Seit einigen Monaten hat er eine gleichaltrige Freundin und verbringt viel Zeit bei ihr und ihrer Familie.

Für die Mutter bleibt es schwierig. Sie hat zögerlich angefangen, vorerst über Stellvertretungen, ihren Beruf als Grundschullehrerin wieder aufzunehmen. Sie lebt weiterhin ziemlich zurückgezogen, leidet öfter unter depressiven Verstimmungen und tut sich mit der Einwilligung zur Scheidung schwer. Sie unterstützt zwar den Exmann in seiner Rolle als Vater, macht aber gleichzeitig keinen Hehl aus ihren negativen Gefühlen ihm gegenüber. Sie bleibt enttäuscht, verbittert, verletzt.

Nach mehreren Monaten hat sich der Vater aus der Therapie verabschiedet (was die Mutter wiederum überhaupt nicht erstaunte). Er hat jedoch die Abmachungen den Kindern gegenüber weiter wahrgenommen und beide regelmäßig gesehen.

Gleiche Themen, andere Muster, neue Rollen: Abschied vom Mehrpersonensetting

Letzte Sitzung mit Mutter, Christian, Tania dreieinhalb Jahre nach Therapieanfang:
Christian und Tania, nun 17- und 15-jährig, sitzen nebeneinander, entspannt, lachend, eindeutig ein Team, das aktiv versucht, die Mutter bei Laune zu halten. Diese sitzt ein bisschen abseits, hört ihren Kindern zu. Ihr früher harter, versteinerter und strenger Gesichtsausdruck hat jetzt etwas Weichem Platz gemacht; sie wirkt aber auch verunsichert, fast ein bisschen verloren neben den beiden Heranwachsenden, die immer wieder tuscheln und kichern.

TANIA (mit Schalk): Es würde gehen, Mama, du musst einfach deine Sachen packen und den Kühlschrank füllen, dann ist gut ...
MUTTER: Was soll ich machen?
CHRISTIAN: Irgendwohin gehen, wo es schön ist.
TANIA: Vielleicht eine Wandergruppe im Baskenland?
MUTTER (zur Therapeutin): Die Eltern einer gleichaltrigen Freundin von Tania gehen zwei Wochen in die Ferien und lassen die drei Töchter allein zu Hause. Das geht doch nicht!
TANIA (fröhlich): Das ist doch cool!
MUTTER (gequält): Das kann ich einfach nicht.
TANIA: Sie sind ab und zu bei ihrer Großmutter essen gegangen. Das könnten wir ja auch.
CHRISTIAN: Du kannst uns vertrauen, bei Problemen melden wir uns.
THERAPEUTIN: Habe ich das richtig verstanden, ihr traut euch das zu, sodass eure Mutter ruhig einige Tage Ferien machen kann?
CHRISTIAN und TANIA gleichzeitig: Ja, auf jeden Fall!
THERAPEUTIN: Frau M., was brauchen Sie von Ihren Kindern, um das zu wagen?
MUTTER: Ich weiß nicht ... Vielleicht täglich eine kurze Nachricht, eine SMS oder einen Anruf. Und ich möchte informiert werden, wenn es irgendein Problem gibt. Ich möchte auch anrufen dürfen, wenn ich unsicher oder in Sorge bin.
THERAPEUTIN: Gut. Christian und Tania, könnt ihr das eurer Mutter versprechen, sodass sie die Ferien auch genießen kann?

Beide bestätigen kichernd.

MUTTER (zögernd): Ich glaube, so kann ich es wagen. Ich werde die Abmachungen schriftlich festhalten, von uns drei unterschreiben lassen und an den Kühlschrank heften. Ich nehme eine Kopie mit.
THERAPEUTIN (zu den Kindern): Gut, diese Frage wäre beantwortet. Ich möchte noch gern von euch hören, wie es mit den Besuchen beim Vater steht. [Mit einem Blick zur Mutter:] Wir haben das am Telefon zuvor besprochen, und Sie haben gesagt, Sie seien mit diesem Thema einverstanden, auch wenn es nicht ganz einfach sei.
TANIA (jetzt nachdenklich, ernst, nach Worten suchend): Ich möchte gern alle zwei Wochen zum Vater gehen. Aber bei ihm ist es nicht wie zu Hause. Wir haben kein eigenes Zimmer, nicht einmal für uns beide. Das wäre schon etwas. Da könnten wir uns zurückziehen, unsere Hausaufgaben machen, wie wir das zu Hause auch können. Nicht, wie wenn wir die ganze Zeit zu Besuch wären.
CHRISTIAN (unterbricht sie): Das letzte Mal war es für mich gar nicht so, als wären wir zu Besuch ...
MUTTER (leise): Es war ja auch nicht sehr lang, vom Freitagabend bis zum Samstagmittag ...
CHRISTIAN (ungeduldig): Kann sein ...
TANIA: Wir haben einfach keinen Ecken für uns, das ist mühsam!
THERAPEUTIN: Ja, ich verstehe das gut. Ihr möchtet euch einfach auch zurückziehen können.
CHRISTIAN (unterbricht die Therapeutin heftig): Es ist aber auch nicht notwendig, uns zurückzuziehen. Wir sehen den Vater ja nicht so oft ... Schwieriger ist es für mich, am Sonntagabend nach Hause zu kommen ...
THERAPEUTIN: Wie meinst du das?
CHRISTIAN: Die Mutter fragt dann mit einem komischen und genervten Ton: »So, habt ihr es schön gehabt, wieder einmal mit dem Vater? Wieder so ein goldenes Wochenende?«
TANIA: Ja, es ist, wie wenn sie es das ganze Wochenende zurückhalten würde, und dann kommt plötzlich alles so komisch aus ihr heraus.
MUTTER: Du aber, Tania, jetzt muss ich dich etwas fragen. Letzten Sonntagabend hast du mich gefragt, wie es mir geht. Und ich habe gesagt, es geht mir gut. Mehr habe ich nicht gesagt. Und trotzdem hast du mir sofort vorgeworfen, ich sage es so komisch. Ich habe gar nicht verstanden, was du meinst!
TANIA: Du sagst es eben so ... komisch. Wie wenn es dir ganz schlecht gehen würde. Du bemerkst es gar nicht!
MUTTER (betroffen): Das stimmt aber nicht ...
CHRISTIAN: Aber wie du es sagst. Mit leisem, deprimiertem Tonfall, den Blick an die Decke gerichtet: »Doch ... es geht mir schon gut.«

Tania (doppelt nach): Ja, so mit erschöpftem Gesichtsausdruck und komischer Stimme: »Ja, ja, es geht gut ...«
Christian: Da wissen wir eben nicht, wie es dir wirklich geht. Ob wir glauben sollen, was du sagst, oder wie es bei uns ankommt!
Therapeutin: Der Sonntagabend ist für alle ein heikler Moment. Was ist eure Erwartung an eure Mutter, wenn ihr zu Hause ankommt?
Tania: Wenn wir zu Hause ankommen, soll sie nicht fragen mit ironischem Unterton: »So, war es schön, das *Schoggiwochenende* beim Vater?«
Mutter: Das stimmt einfach nicht, Tania.
Tania: Ich höre es aber so. Man könnte doch einfach ankommen, die Tasche ablegen, sich hinsetzen, etwas zusammen trinken, erzählen. Kaum zu Hause, werden wir mit Fragen überrumpelt. Wir müssen alles sagen. Wenn aber der Vater fragt, wie es zu Hause geht, dürfen wir nicht antworten.
Christian: Du sagst uns, wir dürfen dem Vater nichts von zu Hause sagen.
Therapeutin: Die Fragen der Mutter bringen euch in eine mühsame Situation.
Christian: Ja, Sie will alles wissen, und dem Vater dürfen wir nichts erzählen, das ist sehr schwierig. Mein Vater darf von mir auf jeden Fall alles wissen.
Therapeutin: Wenn die Mama nicht fragen würde, würdet Ihr spontan etwas erzählen?
Christian: Mh, eh.
Tania: Wahrscheinlich nicht.
Mutter: Ich habe gesagt: Nur über mich darf er nichts wissen, das geht ihn nichts an.
Tania: Was soll ich denn sagen, wenn er fragt, ob es dir jetzt besser geht, ob du auch etwas unternimmst, weil es ihn auch beschäftigt? Und dann soll ich sagen: Ich weiß es nicht oder so etwas? Das ist ja unmöglich, so eine doofe Antwort! Ich möchte einfach spontan antworten können, ohne mich immer zu fragen, geht das, darf ich das, macht es dich traurig oder wütend?
Therapeutin (zur Mutter, lachend): Sagen Sie einmal, Frau M., wie haben Sie das geschafft, Ihre Kinder während der schwer belasteten und belastenden letzten Jahren so zu unterstützen, dass sie den Mut finden ... so aufgestellt wirken, dass sie so gewachsen, irgendwie gereift sind und jetzt den Mut haben, sogar Ihnen gegenüber offen kritisch zu sein? Wie macht man das?

Mit dieser Frage ist auch für die Mutter das Eis gebrochen, und sie muss herzhaft lachen. Die Anliegen der Kinder können nun sachlich diskutiert werden.

Für die Therapeutin war diese letzte Sitzung mit den Kindern, drei Jahre später, eindrücklich. Verglichen mit der ersten Sitzung mit den

Kindern ging es wieder um die gleichen Inhalte: Besuche beim Vater und Reaktionen der Mutter. Die Rollen sind jetzt aber völlig anders verteilt.

Es geht jetzt um zwei Adoleszenten, die sich gegenseitig unterstützen, sich solidarisch zeigen und ihrer Mutter zutrauen, auch Konflikte auszuhalten, ohne depressiv zu reagieren. Das spricht dafür, dass die Mutter wieder ihre Rolle als Mutter wahrnimmt und als solche von ihren Kindern auch akzeptiert wird. Die Mutter hat ihre erstarrte, unflexible Haltung weitgehend aufgeben können. Sie kann sich verunsichert, emotional verletzbar zeigen, ohne dass die Kinder Angst um sie haben.

Christian ist nicht mehr der kleine Junge, der krampfhaft die Rolle »als einziger Mann in der Restfamilie« einnimmt und dabei völlig überfordert ist. Er steht für seine altersentsprechenden Bedürfnisse ein und für sein Recht, mit seinem Vater eine gute Beziehung zu pflegen. Er kann den Vater vor seiner Mutter in Schutz nehmen, ohne vor den Gefühlen der Mutter Angst haben zu müssen. Das spricht dafür, dass er nicht mehr Verantwortung für seine Mutter übernehmen muss, was wiederum bedeutet, dass es der Mutter, den Eltern gelungen ist, ihn aus der »parentifizierten« Rolle zu entlassen.

Tania ist eine offene, witzige Teenagerin geworden, die sich nicht scheut, Vater und Mutter infrage zu stellen und sich vorwiegend um eigene Interessen, Freundinnen und Kolleginnen – und vor allem Ausgang – kümmert und trotzdem in der Schule ihren Beitrag leistet. Sie wird später, im Rahmen von Berufs- und Beziehungsfragen, über einige Zeit bei einer Psychotherapeutin in Einzeltherapie gehen.

Die Mutter ist noch längere Zeit allein in Therapie gekommen, mit ihren eigenen Themen, aber auch immer wieder mit Erziehungsfragen. Sie hat privat und beruflich zu einem neuen Gleichgewicht gefunden. Ganz überwunden hat sie die schweren Verletzungen nicht. Sie kann aber gelassener damit umgehen. Und sie ist ihren nun erwachsenen Kindern eine zuverlässige und unterstützende Begleiterin geworden.

Mehrpersonensetting und störungsspezifische Therapie

> »Die Anorexia nervosa ist eine Krankheit
> von höchst dramatischem Zuschnitt.«
> Minuchin et al. (1981)

Einleitende Bemerkungen

Seit über 20 Jahren beschäftigt uns als Praktikerin und Praktiker das Thema der Essstörungen, insbesondere der Magersucht. Nirgendwo sonst werden eine systemische Motivationspraxis und die Kooperation mit Betroffenen, Eltern, Kliniken und Fachpersonen in einem vergleichbaren Ausmaß auf den Prüfstand gestellt wie bei dieser Störung. Vor dem Hintergrund des Schweregrades dieser (Entwicklungs-) Störungen sowie den Risiken, mit welchen die Betroffenen in Bezug auf ein gesundes weiteres Leben befrachtet sind, lohnt indessen jeder Aufwand. Dies umso mehr, als er immer wieder von erfreulichen Ergebnissen begleitet wird. Die Beziehungsgestaltung mit Betroffenen unter den Bedingungen extremer Vermeidung sowie die Gestaltung der Zusammenarbeit in einem von ausgeprägten Ängsten und Widersprüchen gezeichneten Familiensystem bedeutet allerdings eine echte therapeutische Herausforderung. Aufgrund empirischer Erkenntnisse steht ein störungsspezifisches Vorgehen im Vordergrund, das heißt die Normalisierung des Körpergewichts, der Körperwahrnehmung und des Essverhaltens. In der Kombination des systemischen mit dem verhaltenstherapeutischen Paradigma sehen wir eine attraktive Konzeptualisierung der Behandlung von komplexen Störungen. Durch den Einbezug der Familie begünstigt Systemtherapie dabei einen frühzeitigen Therapiebeginn (Stärkung motivationaler Schemata). Verhaltenstherapie andererseits entfaltet unter solcherart optimierten Motivationsbedingungen ihre volle störungsspezifische Wirkung.

In Bezug auf die Therapie im Mehrpersonensetting hat die Magersucht historisch einen »paradigmatischen« Stellenwert, indem bei dieser Störung sehr früh die systemischen Zusammenhänge erkannt und therapeutisch genutzt worden sind (Minuchin et al. 1981). Unterdessen wurden die günstigen Ergebnisse eines systemisch-familientherapeutischen Vorgehens auch empirisch belegt (Eisler et al. 1997). Unseres Erachtens können die klinischen Ergebnisse weiter optimiert werden, indem eine konsequente klientenorientierte Haltung praktiziert wird und das stationäre und ambulante (Mehrpersonen-)Setting nicht nur kombiniert, sondern gut aufeinander abgestimmt werden. Damit ist die Idee der interdisziplinären und interinstitutionellen Behandlungskette angesprochen. Sie berücksichtigt, dass gerade in komplexen und komorbiden Krankheitsfällen im Verlauf einer Therapie wechselnde Aspekte wichtig sind. Dies impliziert auch eine realistische zeitliche Perspektive für die Therapiedauer (mindestens ein bis zwei Jahre).

Unser Modell der systemisch-verhaltenstherapeutisch kombinierten Therapie der Anorexie wurde einer quantitativen und qualitativen Studie unterzogen. Da es sich als »Paradebeispiel« für den Nutzen der Arbeit im Mehrpersonensetting anbietet, gehen wir im Folgenden näher darauf ein. Zuerst tragen wir ein paar Fakten zur Magersucht zusammen, stellen danach das Modell vor und berichten im abschließenden Epilog zu diesem Buch (nächstes Kapitel) zusammenfassend über die qualitativen Ergebnisse der erwähnten Studie.

Essstörungen – Ein multifaktorielles Rätsel

Gemeinsamer Nenner von Essstörungen ist ein »gestörtes« Essverhalten, das durch biologische, psychologische und soziale Faktoren aufrechterhalten und verstärkt wird (Teufelskreise). Man geht heute davon aus, dass dabei die Vermeidung von bedrohlichen Gefühlen eine ausschlaggebende Rolle spielt.

Erweckt ein auffälliges Essverhalten noch den Eindruck einer gewissen Einheitlichkeit, so verbergen sich dahinter ganz unterschiedliche Erscheinungen, von passageren Modediäten bis zur tödlichen Kachexie (Kräfteverfall). Hinsichtlich Prognose und Therapie macht es freilich einen Unterschied, ob etwa eine junge Schwimmerin unter Gruppendruck vorübergehend Essanfälle entwickelt und erbricht, um Gewicht und Leistung zu erhalten, oder ob jemand seit Jahren buchstäblich auf die Knochen abgemagert ist, unter täglich Ess-Brech-Anfällen mit körperlichen Folgeschäden leidet (z. B. Osteoporose, Blutungen in der Speiseröhre, Leber- und Nierenschäden) und ein von extremen Ängsten gequältes Leben in sozialer Isolation erduldet.

Historisch gesehen, gibt es kaum einen biologischen, psychologischen oder soziologischen Behandlungsansatz, der nicht auch in der Therapie von Essstörungen eingesetzt worden wäre; oft ebenso engagiert wie wirkungslos. Essstörungstherapien scheinen dem Weg der Wissenschaft zu folgen. Während in der Pionierphase Entdeckungen und Neuorientierungen dominierten, folgt nun ein Prozess fundamentaler Wissenschaftsaktivitäten. Die wissenschaftliche Auseinandersetzung der vergangenen Jahre hat sich auf die heutige Auffassung von Essstörungen unter anderem in folgenden Aspekten ausgewirkt:

1. Eine verfeinerte Diagnostik.
2. Wachsende empirische Forschung: Das »Rätsel der Magersucht« (Bruch 1982) bleibt zwar ungelöst, es ist inzwischen aber so weit verortet, dass es der Kategorie der »multikausalen Rätsel« psychosomatischer Störungen zugerechnet wird.
3. Eine Hinwendung zu wissenschaftsbasierten Therapiemodellen mit einer Präferenz von kombinierten Modellen und patientenorientierten Behandlungsketten (interdisziplinär, Multisetting).
4. Eine Zunahme der gesellschaftlichen Relevanz des Themas.

Krankheitsauslösende und -aufrechterhaltende Faktoren

Eine Frage, die während langer Zeit vor allem unter Eltern für viel Verunsicherung sorgte, ist die, wieweit die Familie »schuld« ist, wenn eines ihrer Mitglieder an einer Essstörung erkrankt. Hierzu gibt es unterdessen Antworten. So hat die klinische Forschung der vergangenen 20 Jahre gezeigt, dass es keinen eindeutigen Zusammenhang gibt zwischen *spezifischen Familienmustern* einerseits und der *kausalen Entstehung* der Essstörungen anderseits (= Spezifitätshypothese). Die Familie ist nicht die »Ursache« der Essstörungen. Zwei ganz andere Fragen drängen sich auf:

- *Wieweit können familiäre (und andere) Stressereignisse eine Essstörung auslösen und begünstigen?* In der Tat können familiäre Stressmomente (z. B. Scheidung, Krankheit, Todesfall) eine Auslösefunktion übernehmen. Dies setzt aber voraus, dass die betroffene Person von ihrer Konstitution her für eine Essstörung speziell »verletzlich« (= vulnerabel) ist. Das gilt aber nicht nur für Essstörungen. Auch andere Krankheiten, etwa ein Asthma oder ein Herzinfarkt, können durch Stressmomente ausgelöst werden. Zudem fungieren auch außerfamiliäre Stressfaktoren bei Essstörungen als »Auslöser«, etwa wenn ein gefährdeter junger Mensch Zurückweisungen, Entwertung oder Demütigungen in der Peergruppe ausgesetzt ist. Eine Mutter schilderte die Situation ihres magersüchtigen 14-jährigen Sohnes (viel seltener als Mädchen sind etwa im Verhältnis 1 zu 15 auch Knaben von Magersucht betroffen), als ihm auf dem Pausenplatz ein Junge sagte: »Du hast grässlich abstehende Ohren wie Dumbo« (das ist der kleine Elefant, der dank seiner großen Ohren fliegen kann). Der Sohn hat danach mit Hungern begonnen, in der (irrigen) Meinung, dass dadurch die Ohren schrumpfen würden. Das Ergebnis ließ nicht lange auf sich warten, und er landete im Teufelskreis der Magersucht. Tönt dies eher noch nach einem seltenen Spezialfall, so entspricht es schon aktuellen Verhältnissen, wenn ein Mädchen ohne medizinische Indikation und in Nachahmung untergewichtiger Berühmtheiten oder einfach, weil Eltern, Schulkameradinnen, Freunde finden, sie sei zu dick, eine Diät beginnt: Diäten sind ein erheblicher Risikofaktor und führen in den Abgrund des Teufelskreises.

- *Was passiert in einer Familie, wenn eine Essstörung ausgebrochen ist?* In der klinischen Praxis fällt auf, dass durch Anorexia nervosa gefährdete Jugendliche Stress tendenziell mit einem vermeidenden, ängstlichen, zwanghaften, depressiven und von allerlei körperlichen Beschwerden begleiteten Stil bewältigen. Im Falle von Kummer oder Schmerz suchen sie nicht die Nähe ihrer Eltern, sondern vermeiden sie oder aber klammern sich in einer Intensität an sie, dass es den Eltern ungemütlich wird. Parallel dazu ziehen sie sich aus der Peerwelt zurück. Magersüchtige werden von ihren Eltern in der Rückschau oft als »pflegeleichte« und »selbstständige« Kinder beschrieben. Die Gründe für das angepasste Verhalten sind möglicherweise darin zu sehen, dass die extrem sensiblen Kinder in Wahrheit alles unternehmen, um nicht zusätzlich Stress zu erzeugen. Um das innere Gleichgewicht zu halten, passen sie sich an äußere Erwartungen an. In der Rolle als lustige, fleißige, brave, sportliche oder ehrgeizige Töchter erleben sie sich als in der Familie getragen; spätestens in der Pubertät setzen ihnen aber die massiven Veränderungen und Verunsicherungen dieser

Entwicklungsphase zu, jetzt beginnen sie, an sich zu zweifeln, sind tief verunsichert und fühlen sich nicht liebenswert oder haben dauernd Schuldgefühle, ohne genau zu wissen, weshalb. Komplementär dazu versuchen die Eltern, durch besondere Fürsorge zu helfen. Was in der Außenperspektive als »Überfürsorge« aussieht und mitunter Fachleute dazu verleitet, darin eine »Abhängigkeit« des Kindes mit negativem Unterton zu diagnostizieren, entspricht in Wahrheit den Auswirkungen eines aktivierten Bindungs- und Fürsorgeverhaltenssystems.

Fatalerweise erlebt die Magersüchtige in der Innenperspektive das exzessive Hungern mit starkem Gewichtsverlust als einen Kontrast zu all den verwirrenden negativen Gefühlen wie Schuld, Angst, Unsicherheit, Scham oder latente Wut. Hunger und Gewichtsabnahme wirken als Anker oder Anhaltspunkt in einem ansonsten labilen Erleben, und beides obliegt der eigenen, selbstbestätigenden Kontrolle: »Das Einzige, das ich noch im Griff habe, ist mein Gewicht«, hört man nicht selten von Betroffenen; oder: »Wenn ich zunehmen würde, verlöre ich meine Identität«. Die identitätsstiftende sowie die Kontrollfunktion des Hungerns bzw. der Gewichtsabnahme als reale und messbare Größen dürfen nicht unterschätzt werden.

Magersucht findet bei vollen Speisekammern und trotz Hunger statt (oder, besser gesagt: *wegen* der affektregulierenden Funktion des Hungerns). Das Ernährungsverhalten ist in den Dienst der Affektregulierung getreten. Für die Patientin ist »alles unter Kontrolle«, wenn sie an Gewicht abnimmt, während das Umfeld darin eine Bedrohung für Leib und Leben sieht. Umgekehrt löst jede Gewichtszunahme bei der Patientin eine panische Angst aus, während die Eltern Hoffnung auf Besserung hegen. Darin sehen wir das »anorektische Dilemma« in der Familie: Je mehr die Patientin zum Essen aufgefordert wird, desto eher verweigert sie sich – »L'excès d'insistance appelle un excès de résistance« (Beharrliches Drängen schafft Widerstand), wie es vor über 100 Jahren der französische Internist Ernest Charles Lasègue (1816–1883), einer der Erstbeschreiber der Krankheit, formuliert hat. Der daraus resultierende Teufelskreis, dem therapeutisch Rechnung getragen werden muss, kann für eine Familie extrem belastend sein.

Neben einer sehr typischen Psychologie des Perfektionismus, der emotionalen Unsicherheit und großer Selbstwertprobleme – diese Phänomene treffen bei gefährdeten Jugendlichen zusammen – erlangt im Rahmen der Störungsentwicklung die krankhafte Angst vor dem Zunehmen (Gewichtsphobie) eine zentrale Bedeutung. Sie ist der Motor des Geschehens. Es handelt sich um eine irrationale Angst (Phobie), in die sich Nichtbetroffene kaum einfühlen können und die so stark sein kann, dass die Nahrungsaufnahme bis in den Tod »verweigert« wird. Wir haben junge, sehr kranke Menschen erlebt, die es trotz aller erdenklichen Unterstützung seitens der Familie wie auch der Medizin »vorgezogen« haben zu sterben.

Prognostische Faktoren

Prognostisch günstig für den Verlauf einer Anorexie oder Bulimie sind früher Krankheitsbeginn, kurzes Intervall zwischen Krankheits- und Therapiebeginn, Einbezug der Familie in die Therapie, gute soziale Anpassung und Leistungsfähigkeit.

Ungünstige Faktoren für den Verlauf sind demgegenüber eine lange Krankheitsdauer vor Behandlungsbeginn (chronische Entwicklung), geringes Ausgangsgewicht, geringe Gewichtszunahme während der Behandlung, höheres Alter bei Ersterkrankung, stark belastete Familienbeziehungen (familiäre Vorgeschichte von Depression, Alkoholismus, sexueller Missbrauch), bulimische Anorexie, schwere zusätzliche Entwicklungsstörungen (z. B. Borderline-Störung) sowie fehlgeschlagene Vorbehandlungen und psychosoziale Belastungen.

Ein frühzeitiger Therapiebeginn ist wichtig

Eltern können viel dazu beitragen, dass die Therapie möglichst frühzeitig beginnt. Häufig rufen Mütter mit schlechtem Gewissen und in großer Sorge um ihre Töchter bei uns an. Sie stehen in ihren Familien oft alleine mit ihren Befürchtungen, weil die Väter (noch) kein Problem sehen, und sie erwarten eine Fachmeinung oder eine Direktive für einen Erstkontakt. Weil sich Anorexiekranke nicht als »krank« erleben, wollen sie auch keine Therapie. Umso wichtiger ist es, die Eltern zu unterstützen. Einer Mutter, die am Telefon sagt, ihre Tochter wolle nichts von einer Therapie wissen, sagen wir Folgendes:

»Teilen Sie Ihrer Tochter Ihre Besorgnis mit, und sagen Sie ihr, dass Sie mit uns Kontakt aufgenommen haben. Bieten Sie Ihr an, zusammen mit Ihnen oder aber auch alleine zu einer Erstsitzung zu kommen. Üben Sie unter keinen Umständen Druck aus, auch wenn sie noch so störrisch reagiert. Wenn sie mitkommt, dann wird es unsere Aufgabe sein, die Rahmenbedingungen für eine Therapie zu gestalten. Falls sie es ablehnt, so sagen Sie ihr, dass *Sie* auf jeden Fall zu einer Sitzung gehen. Seien Sie sich bewusst, dass Ihre Tochter, falls sie in der Tat an einer Magersucht leidet, von schlimmen Ängsten und Unsicherheiten geplagt wird. Das ist ein großes Leid, das es zu respektieren gilt. In jedem Fall können wir dann anlässlich der Erstsitzung das weitere Vorgehen besprechen.«

Ein Hexagon der Therapiemaßnahmen

Da die genauen Ursachen von psychogenen Essstörungen unbekannt sind und es zudem keinen einheitlichen Verlaufstyp gibt, steht folgende Frage im Zentrum: Welche Patientin braucht in welcher Phase ihrer Erkrankung wie viel von welcher Therapie? (Herzog u. Schweitzer 1994). Eine Prognose ist im Einzelfall weitgehend unmöglich. Ambulante Therapie sollte nur durch erfahrene Fachleute durchgeführt werden. Ungeachtet dessen gibt es Grenzen für die ambulante Therapie bzw. Gründe für eine stationäre Aufnahme (jede Form der Lebensgefährdung wie extremes Untergewicht, Suizidalität, körperliche Folgeschäden etc.). Nichtsdestoweniger ist der Stellenwert der Spitalbehandlung empirisch nicht geklärt. Auch fehlen gesicherte Daten als Grundlage für die Wahl eines Therapiesettings (ambulant, teilstationär, stationär bzw. Einzel-, Familien-, Gruppentherapie) wie auch für die Therapieform im Einzelfall. Kurzum: Die Chamäleonartigkeit der Essstörungen verlangt nach einer individualisierten, fall- und phasenspezifischen Triage und führt zu Maßnahmen, die zusammen die Form eines Hexagons ergeben (Liechti 2008).

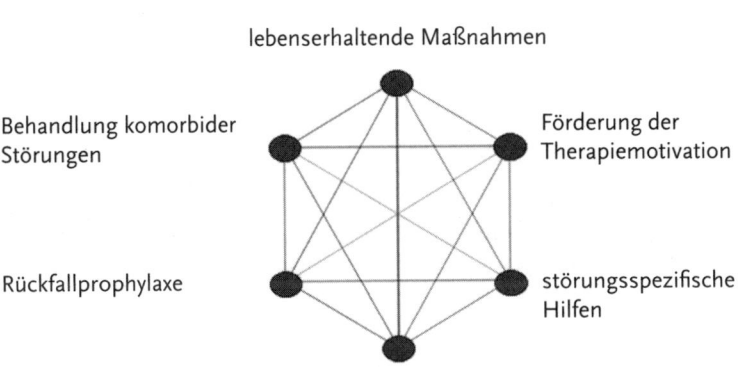

Abb. 1: Hexagon der Therapiemaßnahmen

1. *Der Lebenserhaltung und Wiederherstellung einer gesunden Ernährungssituation* kommt absolute Priorität zu. Umgekehrt wird eine Therapie, die den Gewichts- und Ernährungsaspekt vernachlässigt, zur »Feigenblattherapie« (Therapie als Teil des Problems statt der Lösung). Dank dieser Erkenntnisse hat das Sterbensrisiko bei Essstörungen in den letzten Jahren abgenommen.
2. Für die Therapie entscheidend ist die *Motivierung* der Betroffenen. Bei Kindern und Jugendlichen stellen die Eltern hierzu die wichtigsten Ressourcen dar, bei Erwachsenen oft die Partner. Bei der Beziehungsgestaltung spielt der Umgang mit Vermeidungsschemata eine hochbedeutende Rolle. Angehörige benötigen fachliche Unterstützung, damit sie einen Ausweg aus der krank machenden (Teufels-)Dynamik finden.
3. Gerade bei schweren Störungen sollte der Fokus der Therapie nicht auf eine »umfassende Heilung« eingestellt werden (Überforderung), sondern auf die Hilfe bei der Bewältigung *spezifischer Störungssymptome* (vgl. unten).
4. Sind die Symptome einmal gebessert, können auch die *Probleme dahinter* angegangen werden (Selbstkonzept, psychoemotionale Kompetenzen usf.).
5. Berücksichtigung der *Ko-Morbidität* als gleichzeitiges Vorhandensein anderer Störungen, etwa einer Depression oder einer Borderline-Störung, und
6. *Rückfallprophylaxe* sind weitere Aspekte einer wissenschaftlich begründeten Therapie.

Psychopharmakotherapie

Selektive Serotonin-Wiederaufnahmehemmer haben sich bei der Behandlung der bulimischen Störungen im Erwachsenenalter bewährt, unabhängig von einer Depression. Zielscheibe dieser Medikamente sind zudem die Begleiterkrankungen von Essstörungen (Depression, Bewegungsdrang, Zwänge). Bei der Anorexia nervosa ist eine Wirkung hingegen nicht nachgewiesen, diskutiert wird sie allenfalls im Zusammenhang mit der Rückfallprophylaxe.

Unser Therapiemodell

In der ambulanten systemischen Therapie der Magersucht legen wir den allergrößten Wert auf die Selbstorganisation der Patientin. Sie wird als Expertin ihrer Situation und als Auftraggeberin für jeden therapeutischen Schritt definiert. Während andere Modelle zum Ausdruck bringen, dass die Patientin in ihrem kranken Zustand »regrediert« sei, *gehen wir von einer bindungsbasierten Sicht aus und postulieren ganz im Gegenteil, dass die Patientin kompetent ist in dem Sinn, dass sie zusammen mit ihren Bezugspersonen in der aktuellen Situation das Bestmögliche tut.*

Das Modell verläuft in vier Phasen mit folgenden Merkmalen (siehe Abb. 2).

	Phasenprozess	Phasenmodell der Psychotherapie (Howard et al. 1992, Lueger 1995)
Phase 1	Diagnostik	
Phase 2	Exploration eines Problemsystems und Gestaltung eines Therapiesystems	*Remoralisierung:* Verbesserung des Wohlbefindens
Phase 3	störungsspezifische Hilfen im Kontext des Therapiesystems	*Remediation:* Besserung der Symptomatik
Phase 4	Selbstmanagement und Autonomiestabilisierung	*Rehabilitation:* Besserung in der psychosozialen Anpassung

Abb. 2: Die vier Therapiephasen

Im Folgenden werden die einzelnen Phasen des Modells sowie zugeordnete Handlungsmodule erläutert.

Phase I (Diagnose, Differentialdiagnose und Indikation)
Aufnehmen der Krankengeschichte, medizinische Abklärungen und Diagnose sind wichtige Schritte, weil zum einen Störungen der Nahrungsaufnahme auch bei primär somatischen Krankheiten (u. a. hormonelle Störungen, Tumoren, Magen-Darm-Krankheiten) vorkommen und weil zum anderen Essstörungen mit potenziellen Körperschäden einhergehen (Osteoporose). Interdisziplinäre Zusammenarbeit mit HausärztInnen, Ernährungsberatung und anderen Fachbereichen ist selbstverständlich.

Einige Handlungsmodule Phase I:

- Kläre die medizinisch-somatische Befundlage ab (allenfalls Delegation).
- Führe eine Anamnese durch (semistrukturiert).
- Gib die Messinstrumente ab.

- Stelle Diagnose (gemäß ICD-10 bzw. DSM-IV); Differentialdiagnose.

Ende der Phase I: Diagnose und Therapieindikation sind geklärt.

Phase II (Gestaltung eines therapeutischen »Teams«, bestehend aus der Patientin und den für sie bzw. in Bezug auf das Problem wichtigen Bezugspersonen sowie mindestens einer Fachperson)
Die essgestörte Patientin ist in jedem Fall die Expertin ihrer Situation, und es geschieht – auch bei sehr jungen Patientinnen – nichts ohne ihr Einverständnis (Situationen der akuten Gefährdung ausgenommen). Wir informieren sie darüber, dass unserer Meinung nach die engsten Angehörigen (Eltern bzw. Partner) die wichtigsten Ressourcen sind. Umgekehrt informieren wir die Angehörigen darüber, dass die Patientin die Kontrolle über die Therapie behalten muss (Angstreduktion). Die Funktion der Familie besteht darin, der Patientin in der Gewichts- und Ernährungsnormalisierung beizustehen. Es geht dabei also nicht um »Familientherapie« (nicht die Familie ist Patient!), sondern um die Mobilisierung der Selbstheilungskräfte im familiären Bindungssystem. Gemeinsame Problem- und Zieldefinitionen werden erarbeitet und mithin ein Rahmen für Selbstorganisation geschaffen. Es ist Aufgabe der Fachperson, den Vertrauens- und Kooperationsprozess zu moderieren.

Einige Handlungsmodule Phase II:

- Baue Ängste ab (Ressourceninterview, Lobbying für das erfahrene Leid, Orientierung an der Patientin als Expertin ihrer Situation); Beispiele: »Was ist dein häufigstes Gefühl? Wenn ich dir einige Gefühle aufzähle, bei welchen würdest du am ehesten ein Kreuz machen? Erlebst du dieses Gefühl als etwas Gutes oder Schlechtes? Hast du Verhaltensweisen entdeckt, die dieses Gefühl beeinflussen? Ist dieses Gefühl durch Essen oder Hungern beeinflussbar? Wie beeinflusst Essen bzw. Hungern dieses Gefühl, in welche Richtung? Unter welchen Bedingungen (Essen, Nichtessen) wird das Gefühl stärker bzw. schwächer? Auf einer Skala von 1 bis 10, wobei 10 maximale Ängste bedeutet, wie stark wird das Gefühl, wenn du nun eine Tüte fettiger Pommes essen müsstest? Hast du den Eindruck, deine Eltern können erahnen, was du dabei erleidest, welche Ängste du mitunter erdulden musst, wie weit können deine Eltern das nachvollziehen?«

Fallbeispiel 14: Umgang mit Ängsten
THERAPEUTIN: Darf ich Sie fragen, Sara, wie sehen Sie, aus Ihrer ganz persönlichen Sicht, die Situation, die Sie und Ihre Eltern hierher führt?
SARA: Wie meinen Sie ... also ... Sie meinen jetzt, also im Gesamten? ... also, alles zusammen?
Therapeutin: Ja.
SARA: Also, alles zusammen?
Therapeutin: Ja.
SARA: Also, wie das für mich wirkt?
Therapeutin: Ja. Genau.
SARA: Es ist schon ein wenig bedrückend. Auch ... auch ...
THERAPEUTIN: Was bedrückt Sie, Sara?
SARA: Dass es meiner Mutter nicht so gut geht. Und auch, dass sie sich so Sorgen macht.
Therapeutin: Mhm.
SARA: Weil, ich habe mir jetzt vorgenommen, ich will gesund werden ... ich will das, und ich glaube, das schaffe ich, da bin ich überzeugt.
THERAPEUTIN: Was meinen Sie mit *gesund werden*?
SARA: Einfach, dass das Ganze [lange Pause], dass sich irgendwie die Spannungen, die sich im Moment noch ausbreiten, dass die ein wenig abflachen und dann weg sind.
THERAPEUTIN: Was haben denn diese Spannungen mit Ihnen zu tun?
SARA: Ja, das weiß ich selbst nicht.
THERAPEUTIN: Wenn Sie sagen, Sie möchten wieder gesund werden, dann sagen Sie ja auch, dass Sie sich krank fühlen, verstehe ich Sie da richtig?
SARA: Ja, einfach gesund werden ... eh ... mit dem Essen ... und alles und so.
THERAPEUTIN: Mhm. Das müssen Sie mir noch etwas genauer sagen, *mit dem Essen und so*, was meinen Sie damit ganz konkret, was meinen Sie, was müsste es sein, wenn Sie sagen, Sie möchten gesund werden?
SARA (schüttelt den Kopf, Pause): Das kann ich nicht sagen.
THERAPEUTIN (nach längerer Pause): Mhm. *Mit dem Essen* meinen Sie, Sie müssten lernen, anders zu essen, oder meinen Sie, Sie müssten mehr essen?
SARA (nickt stumm): Ja ... ja ... so irgendwie.
THERAPEUTIN (nach längerer Pause, freundliche Kontaktaufnahme): Nur, dass ich Sie nicht falsch verstehe, weil, ich möchte Sie ganz genau verstehen. Wenn Sie sagen, Sie möchten gesund werden und Sie glaubten daran, dass Sie es auch schaffen, dann meinen Sie nicht, Sie möchten an Gewicht zunehmen?

SARA (längere Pause, abwägende Mimik): Müsste ich ja, um gesund zu werden [lächelt sanft], oder?
THERAPEUTIN: Das frage ich Sie.
SARA: Eben ... Ja [nickt lächelnd].
THERAPEUTIN: Sind Sie der Meinung, dass Sie zunehmen müssten?
SARA (nach längerer Pause, fragend): Von mir aus gesehen?
Therapeutin: Ja.
SARA: Nein, nein [Pause]. Aber, aber von den anderen aus gesehen.
THERAPEUTIN: Mhm, ja [lange Pause]. Es berührt mich, dass Sie so aufrichtig sind [Pause]. Das macht Ihnen Angst, nicht wahr?
SARA (nickt): Sehr.

- *Exploriere das Problemsystem:* Arbeiten auf Personen- und Familiensystemebenen.
- *Erarbeite eine systemische Problembeschreibung:* zirkuläre Auftragsklärung, Psychoedukation bei den Eltern, Darbieten von Störungs- und Veränderungsmodellen, auf die Gefahren hinweisen, ohne unnötige Ängste zu provozieren, die Krankheit externalisieren, Verpflichtungsprozesse zur Gewichtszunahme in Gang setzen, kognitiv-affektive Vorbereitung auf die Exposition.

Fallbeispiel 15: Auftragsklärung mit Patientin
THERAPEUTIN: Wer hat in dieser Familie eigentlich ein Problem?
PAULA: Ich denke, ich habe schon ein Problem.
THERAPEUTIN: Denken *Sie* das, oder denken das die anderen?
PAULA: Also, alle sagen es, und da muss es wohl irgendwie stimmen, oder?
THERAPEUTIN: Stimmt es denn für Sie?
PAULA: Nein, nicht so ganz. Ich denke, die Eltern machen sich zu große Sorgen.
THERAPEUTIN: Wie meinen Sie das?
PAULA: Die Eltern glauben, dass ich verhungern könnte.
THERAPEUTIN: Hilft Ihnen das?
PAULA: Nein, es belastet mich.
THERAPEUTIN: Gibt es Dinge, die Ihre Eltern tun, die nicht belasten oder die sogar helfen?
PAULA: Am meisten hilft mir, wenn sie mich in Ruhe lassen.
THERAPEUTIN: Aber das schaffen sie nicht?
Paula: Nein. Meistens nicht.
THERAPEUTIN: Aha, es kommt schon mal vor?
PAULA: Ja, aber nur selten.
THERAPEUTIN: Und wenn es vorkommt, dann hilft es Ihnen?
PAULA: Es hilft mehr, als wenn sie sagen, ich sei zu dünn. Oder wenn die Mutter extra viel Butter in die Pfanne gibt.

THERAPEUTIN: Das ist für Sie eher eine Last?
Paula: Ja.
THERAPEUTIN: Gesetzt den Fall, Sie würden mir einen Auftrag geben, die Eltern zu unterstützen, ihnen zu helfen, damit sie nicht zusätzlich noch Lasten auf Ihre Schultern legen, ohne es zu wissen, wäre das für Sie attraktiv?
PAULA: Ja, schon. Aber ich kenne meine Eltern. Meine Mutter schafft das nicht.
THERAPEUTIN: Woran würden Sie erkennen, dass sie vorwärtsmacht, ich meine, dass man sieht, dass die Sitzungen bei mir was bringen?
PAULA: Sie würde mir weniger auf den Teller blicken, so mit dem Iss-doch-noch-ein wenig-mehr-Blick.
THERAPEUTIN: Das müssen letztlich Sie selber entscheiden, ob Sie das wollen, dass ich Ihre Eltern unterstütze im benannten Sinn.
PAULA: Ja, ich möchte das schon.
THERAPEUTIN: Sind Sie sich bewusst, dass Sie damit auch eine Verantwortung übernehmen?
PAULA: Wie meinen Sie?
THERAPEUTIN: Sichere Eltern schaffen es, ihre eigenen Ängste im Zaum zu halten. Sichere Eltern sagen aber auch deutsch und deutlich, was ihnen passt und was nicht. Allerdings sind das dann Ich-Botschaften, sie sprechen dann von sich selbst, nicht von Ihnen. Sie sagen nicht mehr: »Iss jetzt noch etwas mehr!« Sondern beispielsweise: »Das und das halte ich aus.« Oder: »Mit dem und dem bin ich nicht einverstanden.«
PAULA: Das wäre mir lieber, als nie ganz sicher zu sein, ob sie sich jetzt Sorgen machen oder nicht.
THERAPEUTIN: Das leuchtet mir ein. Es wird für Sie aber nicht nur einfach sein. Vielleicht einfacher als jetzt, aber nicht nur einfach.
PAULA: Ja, das wäre mir trotzdem lieber.

- *Lege die Grenzen der ambulanten Therapie fest:* akuter Gewichtsabfall, Gewichtskonstanz auf Untergewicht über längere Zeit, fehlende Kooperation, Eigenmotivation für die stationäre Behandlung.

Ende der Phase II: Priorität der Gewichtszunahme ist akzeptiert.

Phase III (Durchführung der störungsspezifischen Therapie)
Ziel ist die Verbesserung der Symptome (Gewichtszunahme, Minderung der Gewichtsängste, Verbesserung der Körperwahrnehmung, Unterbindung der Ess-Brech-Anfälle usw.).

Einige Handlungsmodule der Phase III (mit Beispielen):

- *Informiere die Eltern über ihre Aufgabe, ihre Tochter zur Gewichtszunahme zu verpflichten* (»Klinik zu Hause«). Beispiel: »Ihre Tochter soll sich entscheiden, ob sie zur Gewichtszunahme in die Klinik will oder ob sie die elterliche Hilfe zu Hause will. Die meisten Patientinnen entscheiden sich für Letzteres. Ihre Aufgabe als Eltern ist es in diesem Fall, Ihrer Tochter beizustehen, das unverhandelbare Ziel einer Gewichtszunahme zu erreichen. Wenn sie sich für den ambulanten Weg entscheidet, so übernimmt sie auch eine Verantwortung dafür. Es liegt dann an Ihnen, dafür zu sorgen, dass es nicht nur eine Taktik der Vermeidung ist. Der magersüchtige Teil in ihr wird sie aber dazu verführen, sich selbst und auch den Eltern etwas vorzumachen, um eine Gewichtszunahme möglichst zu vermeiden. Ihre elterliche Aufgabe ist es, darauf zu bestehen, dass sie mit ihrer Entscheidung für den Weg zu Hause auch eine Verantwortung übernommen hat. Das wird Konflikte absetzen. Sie werden aber sehen, dass Ihre Tochter bereit ist, sie auszuhalten. Wir werden sie immer wieder fragen, ob es immer noch der richtige Weg für sie sei oder ob sie in die Klinik will. Je klarer jeweils die Eltern Stellung beziehen – und das ist umso mehr der Fall, wenn die Eltern verstanden haben, dass die Normalisierung des Gewichts von entscheidender Bedeutung für den Gesundheitsverlauf ist –, desto eher wird Ihre Tochter es wagen, sich der Gewichtszunahme zu stellen. So gesehen, betrifft der elterliche Beitrag weniger das Zunehmen (essen muss Ihre Tochter selber) als vielmehr das Einhalten von Verpflichtungen und das Aushalten der extrem schwierigen und kranken Gefühle, die eine Gewichtszunahme begleiten.«
- *Mach klar, dass die Patientin im Kontext des therapeutischen Systems die Verantwortung für die Gewichtszunahme übernimmt:* wechselseitige Verpflichtung, Würdigung der Leistungen, Antizipation des Scheiterns. Beispiel: »Es ist in keiner Weise sicher, dass es Ihrer Tochter gelingen wird, ihre Ziele zu erreichen. Im Gegenteil, etwa drei von zehn Patientinnen gelingt es nicht. Nicht, weil sie sich keine Mühe gäben oder von ihren Eltern zu wenig Unterstützung hätten, sondern weil die Krankheit zu stark ist. Umso bewundernswerter ist es, dass ihre Tochter so

mutig gegen die kranken Teile kämpfen will. Ein Scheitern ist deshalb weder eine Katastrophe noch eine Niederlage, sondern ein Zeichen, dass es doch mehr und verbindlichere Hilfe ›von außen‹ braucht, sei es von Ihnen als Eltern, sei es von der Klinik. Eine Katastrophe wäre es einzig, wenn die fehlende Gewichtszunahme keine verbindlichen Konsequenzen hätte oder wenn wir resignieren und aufgeben würden.«

- *Hilf der Patientin, ihren Eltern konkrete Aufträge zu erteilen:* Essen schöpfen, genau definierte Kommentare machen, Gewichtswägung. Beispiel: »Eine Möglichkeit bestünde darin, dass du deinen Eltern Anweisungen gibst, wie sie dir helfen könnten. Ich kenne Fälle, wo die Betroffenen den Eltern den Auftrag gegeben haben, das Essen zu schöpfen, weil sie selber das Augenmaß verloren haben. Sie schafften das, weil sie sich auf diese Art nicht als bevormundet erlebten. Denn sie selbst haben die Hilfen ja gewünscht, und die Eltern haben sie einfach ausgeführt. Sie haben jederzeit den Schalter im Griff gehabt, und so hat es geklappt. Eine Hilfe kann es auch sein, nach dem Essen zusammenzusitzen und zusammen zu reden, um von den Gefühlen abzulenken. Manchmal hilft es auch, einander zu halten. Aber das alles ist deine Entscheidung. Du kannst alleine nur beurteilen, was dir hilft.«
- *Veranlasse die Gewichtswägungen:* Dass das Gewicht gewogen wird, ist nicht verhandelbar; wenn Eltern das verstanden haben, ist eine Gewichtswägung kaum je ein Problem, ausgenommen bei einer extremen »Waagephobie«, bei der das Prozedere angepasst werden muss.
- *Hilf den Eltern, in Bezug auf die Gewichtszunahme eine »elterliche Führung« zu etablieren:* elterliche Allianz stärken. Beispiel: »Ihre Tochter ist möglicherweise dann bereit, die Konsequenzen einer ausbleibenden Gewichtszunahme zu akzeptieren, wenn sie spürt, dass sich die Eltern in ihrer Grundhaltung einig und sicher sind. Ihre Aufgabe ist es, daran festzuhalten, dass diese Konsequenzen gelten, das heißt, entweder erteilt Ihnen Ihre Tochter hinsichtlich des Essverhaltens weiter gehende Aufträge, oder aber sie entscheidet sich für eine Klinikeinweisung. Nochmals: Sie als Eltern sind zuständig für das Einhalten des Verpflichtungsrahmens (die Notwendigkeit der Gewichtszunahme ist nicht verhandelbar), Ihre Tochter ist zuständig für

den Weg dahin. Die Erfahrung zeigt, dass in diesem Prozess tiefe Bindungserfahrungen gemacht werden, die Ihrer Tochter helfen können.«
- *Organisiere eine »Klinik zu Hause«:* Einbezug des Hausarztes, Kontaktaufnahme mit einer Klinik für die mögliche stationäre Behandlung im Notfall, Einbezug und Information der Geschwister je nach Bedarf.
- Begleite die Prozesse und stehe der Familie bei, die anfallenden praktischen Fragen zu beantworten, Ängste und Konflikte zu bewältigen, die Kommunikation zu klären, Unterstützung zu geben und die Grenzen zu erkennen.

Konfliktvermeidung der Eltern

Die Zusammenarbeit in der dritten Phase, in der es um die Realisierung einer Gewichtszunahme bzw. eine Exposition der Patientin mit der Gewichtsphobie geht (Ermöglichung der Habituierung), ist sehr anspruchsvoll und verlangt nach einer verlässlichen Begleitung. In dieser Phase werden auch die Bedürfnisse der Eltern ersichtlich, die meistens durch die krankheitsbedingten Herausforderungen an eigene Grenzen stoßen. Einerseits bedürfen auch sie jeder erdenklichen professionellen Unterstützung, andererseits muss achtgegeben werden, dass nicht das Ziel aus den Augen verloren geht (Gewichtszunahme). Es ist nicht selten, dass unter dem Druck der Auseinandersetzungen mit der Tochter (bzw. mit ihren krankhaften Ängsten) mit dem Ziel der Gewichtszunahme ein latenter elterlicher Paarkonflikt aufbricht und eskaliert. Zwar stärkt das gemeinsame Projekt der »Klinik zu Hause« in der Regel die elterliche Allianz (und ganz allgemein den Familienzusammenhalt), doch muss man auf der Hut sein, wenn Eltern einen Paarkonflikt anmelden. In diesem Fall bitten wir die Eltern, im Interesse ihrer Tochter beides auseinanderzuhalten. Wir respektieren den Konflikt als Ausdruck des Engagements und der Sorge um die Tochter: »Ich habe verstanden, dass es neben der Magersucht noch ein anderes Problem gibt. Dass Sie das nun anmelden, interpretiere ich als ein Anliegen, nicht die Therapie bei der Tochter zu gefährden. In der Tat zeigt die Erfahrung, dass es besser ist, die beiden Lebensprobleme getrennt zu behandeln. Entweder nacheinander in dem Sinn, dass wir Ihr Paaranliegen auf die Zeit nach Abschluss der Therapie der Magersucht verlegen oder aber, wenn der Druck zu groß ist, parallel bei einer andern Berufsperson therapieren lassen.«

Noch eine Bemerkung zu den »klassischen« familiären Transaktionsmustern der Verstrickung, Überfürsorglichkeit, Veränderungsrigidität und Konfliktvermeidung (Minuchin et al. 1981). In unserem Modell betrachten wir sie als stressbedingte Merkmale eines *Problemsystems* und nicht als »Wesensmerkmal« einer Familie. Sie sind in dieser Sicht nicht als eine irgendwie geartete Spezifität einer Familie zu verstehen, sondern als Ausdruck einer »Überlebensstrategie« unter extremen Belastungsbedingungen. Man kann sie mit Veränderungen auf der Ebene des Organismus vergleichen: Wenn jemand »bleich vor Schreck« wird, dann ist dies auch kein Wesensmerkmal dieser Person, sondern eine stammesgeschichtlich angelegte (Stress-)Reaktion für die Bewältigung anstehender Probleme und Belastungen.

Fallbeispiel 16: Elterliches Konfliktverhalten
Benedikt E. ist 15-jährig, 1,77 groß, ein mädchenhafter Typ in kurzen Hosen, noch kein Stimmwechsel, schlaksig-zarter, feingliedriger Körperbau, Löwenmähne, vom Ballett begeistert, magersüchtig.

Bei einem Höchstgewicht von 78 kg bei 177 cm Körpergröße hat er vor ca. einem Jahr aus eigenem Antrieb begonnen, sein Gewicht zu reduzieren, da er sich als zu dick empfand. Anfänglich haben die Eltern das begrüßt und unterstützt, zumal er in erster Linie auf Süßigkeiten verzichtete. Dann hat er auch bei den regulären Mahlzeiten immer weniger zu sich genommen. Er hat in der Folge rasch abgenommen, 17 Kilo innert eines halben Jahres. Die Eltern haben versucht, ihn dazu zu bewegen, mehr zu essen. Sie haben mit ihm über das Essen diskutiert und außerdem die Unterstützung des Kinderarztes, einer Kinesiologin und eines Ernährungsberaters gesucht. Seit einiger Zeit besucht Benedikt zudem eine Einzelpsychotherapie (bislang drei Termine), bei der Gewicht und Ernährung angeblich keine Rolle spielten. Er konnte trotz all dieser Maßnahmen sein Ernährungsverhalten nicht verändern. Umso mehr investierte er ins Tanzen.

Regulatorische Gegenmaßnahmen wie erbrechen, kalt duschen oder übermäßige Bewegung werden nicht erwähnt.

In seinem Zimmer darf nichts verändert werden. Er hasst Überraschungen und ist auf Routinen angewiesen, andernfalls gerät er rasch aus der Fassung. Änderungen von Plänen sind für ihn extrem mühsam und benötigen rationale Begründungen. Der Tagesablauf muss immer möglichst ähnlich sein. Insbesondere der Morgen ist ritualmäßig organisiert. Schon im Kindergartenalter hat Benedikt wenig mit anderen

Kindern anfangen können und ist lieber seinen eigenen Interessen nachgegangen. Dagegen hat er den Kontakt zu Erwachsenen, besonders zu seinen Eltern, gesucht. Seit Beginn des Schulbesuchs hat er großen Ehrgeiz gezeigt und sich sehr um die Wertschätzung der Lehrer bemüht. Die soziale Integration in der Klasse ist aber schlecht gewesen, Benedikt ist von den anderen Kindern oft geplagt worden. Mit neun Jahren ist er nach der Diagnose einer Hochbegabung von der 3. in die 4. Klasse versetzt worden. Auch nach dieser Maßnahme verbesserte sich die soziale Integration nicht.

Eine kurze stationäre Aufnahme zur Diagnoseklärung bestätigte die sozialen Kontaktschwierigkeiten (nie altersgerechte Freundschaften), die ausgeprägten Spezialinteressen seit früher Kindheit (für alles, was mit Ballett zu tun hat), Wahrnehmungsauffälligkeiten und einen Hang zu Routinen. Benedikt wirkte zwar sozial ungeübt und manchmal ungeschickt, es ergaben sich aber keine schwerwiegenden qualitativen Kommunikations- oder Interaktionsstörungen.

Diagnose: Bei Benedikt, einem hochbegabten Knaben, besteht eine Anorexia nervosa vom restriktiven Typ. Mit den Eltern wurden das eventuelle Vorliegen eines Asperger-Syndroms und Möglichkeiten für weitere Abklärungen diskutiert.

Dritte Sitzung mit Benedikt und seinen Eltern:
THERAPEUT (zur Familie gerichtet): ... und es gibt Leute, die haben Talent, aber kein inneres Feuer – und umgekehrt, es gibt die anderen, die haben nur Feuer, aber kein Talent. Du hast beides und zudem noch die Unterstützung der Eltern, das sind tolle Voraussetzungen. Der Rest ist dann noch Glück, und da wirst du irgendwie deinen Weg finden ... [Pause]. O. k., das ist die eine Seite der Medaille, dann gibt es die andere. Man könnte es als die kranke Seite bezeichnen. Diese unglaublich sture Seite. Und der Kampf gilt dieser Sturheit, ihr, nicht Benedikt! ... Und da hast du ja selbst erkannt, Benedikt, da hast du keine Chance, ganz alleine, das geht nur zusammen mit deinen Eltern. Und diese, ich glaube, das hast du auch verstanden, werden nicht zulassen, dass die talentierte Seite von der sturen aufgefressen wird. Von dieser ganzen magersüchtigen Sturheit [Benedikt nickt]. Und ich habe verstanden, dass es auch dein Wunsch ist, dass sie zunehmend mit dieser Seite auch Klartext reden [Benedikt nickt]. Wenn wir jetzt auch von dieser Seite her reden wollen, was ist der Stand der Dinge?
VATER: Der Stand der Dinge ist der, dass wir jetzt zwei Wochen zurückblenden, und da haben wir gesagt, wir erwarten von dir, dass du an Gewicht zulegst [Benedikt nickt]. Der Freitag hat dann gezeigt [Blick zu Benedikt]

dass du überhaupt nicht willig bist und fast demonstrativ zu wenig isst, und jetzt sind zwei Wochen vergangen, und er hat für mich den Eindruck, ehm ... [Blick zur Mutter, die in die Luft guckt] er hat also daran gearbeitet. Und es hat auch angezeigt, das heißt, es ist doch der Beweis, dass das Gewicht hinauf ist ...
THERAPEUT: Mhm.
VATER: Wie es in seiner Gefühlswelt aussieht, das ist dann eine andere Frage.
THERAPEUT: Das ist eine ganz andere Frage [die Mutter sitzt regungslos da].
VATER: Das ist eine andere Frage, ja.
THERAPEUT (zu Benedikt, mit Blick auf die Waage): Möchtest du es gleich hinter dich bringen, Benedikt?
BENEDIKT: Ja, wir können das so.

Benedikt steht auf der Waage. Der Vater lehnt sich nach vorn, um auf die Waage zu sehen. Die Mutter wirkt abwesend. Seit dem letzten Wiegen vor zwei Wochen hat Benedikt ein knappes Kilogramm abgenommen.

VATER (enttäuscht, entmutigt): Also ... also ... Ich glaub jetzt dann auch nicht mehr an diese Waagen. Zu Hause war's doch [zu Benedikt], gell, Benedikt, zu Hause war's doch deutlich ein Zuwachs. Also, ich weiß es selber nicht, aber etwas stimmt nicht mit diesen Waagen ...
BENEDIKT: Ich hab's ja immer gesagt, die Waage zu Hause macht auch, was sie will, wenn man nicht immer zur gleichen Zeit misst ...
VATER (zum Therapeuten): Wissen Sie, er hat so viel [zeigt mit den Händen] gegessen. Gerade [zur Mutter], gell, noch heute Mittag, bevor wir zu Ihnen gekommen sind, hat er einen Teller voll gegessen, das war so eine Portion für Sportler [zeigt nochmals beeindruckt das Maß mit den Händen].
THERAPEUT: Mhm. [Zur Mutter:] Wie erklären *Sie* sich das? [Zu Benedikt, der noch immer in den Socken im Raum steht:] Du kannst dich gerne wieder setzen, Benedikt.
MUTTER (wirkt zugeknöpft): Ich weiß es auch nicht. Es stimmt, Benedikt hat heute Mittag viel gegessen. Aber das allein reicht halt vielleicht auch nicht.
VATER: Also, immer mit diesen Waagen. [Zum Therapeuten:] Ich habe extra letzthin noch eine neue Waage gekauft, und jetzt das!
BENEDIKT: Ich hab's ja immer gesagt, das bringt nichts, dieses Wiegen!
THERAPEUT (blickt zu allen): Ja, gut, ich stelle einfach fest, Sie haben sich alle große Mühe gegeben, Benedikt hat heute Mittag eine extragroße Portion gegessen. [Zum Vater:] Sie haben extra eine neue Waage gekauft, und du Benedikt, machst dir Gedanken, ob es etwas bringt, auf einer Waage zu stehen, um an Gewicht zuzunehmen. Ich stelle einfach mal fest, dass sich alle große Mühe geben, und trotzdem macht das Gewicht einfach,

was es will. Es muss da irgendeine Unbekannte geben im Raum. Verstehe ich das so richtig?
MUTTER: Benedikt hat sich sicher Mühe gegeben, das streite ich nicht ab.
VATER: Ja, die erste Woche ging schon gerade völlig in eine andere Richtung [zu Benedikt:], auch mit der Aussage von dir, ich will einfach so sein, und ich lasse mich da auch nicht beeinflussen ...
THERAPEUT: Sie meinen, von der sturen Seite?
VATER: Von der sturen Seite, ja.
THERAPEUT: Benedikt selbst will vielleicht ein erfolgreicher Balletttänzer werden, der wird auch seinen Weg finden, wir reden hier von der sturen Seite, nicht von Benedikt als Person, oder?
VATER: Ja, von der sturen Seite.
MUTTER: Und die hat voll zugeschlagen.
VATER: Ja, die hat gleich entgegengeschlagen. Weil wir das gewollt haben – und jetzt die sture Seite zwingen, das zu tun, das herausfordern ...
THERAPEUT: Nun, das ist ja eigentlich noch ganz sympathisch, dass die sture Seite nicht einfach kampflos das Feld räumt.
VATER: Ja, es ist doch eine Regung, ein Widerstand da ...
Therapeut: Ja, richtig, eine Regung, und da weiß man ja auch gleich, wo anzusetzen ist, weil ...
MUTTER: Mhm. Ja ...
THERAPEUT: Weil, wissen Sie, einfach zwingen, das wäre an sich kein Problem, da versetzt man Benedikt in eine Narkose und füttert ihn auf ... Während – hier gibt es nun den Kampf, die Auseinandersetzung, und das verspricht auch mehr, dass es dann sitzt.
VATER: Ja, ja.
THERAPEUT: Das finde ich besser als so ein Gehorchen, wie durch Butter.
VATER (Mutter rutscht unruhig auf dem Sessel herum): Und das ist effektiv, das ist jetzt auch zum Ausdruck gekommen.
THERAPEUT: Zum Ausdruck gekommen? Was meinen Sie?
VATER: Die sture Seite, der Kampf ... also, Paroli bieten ...
MUTTER (dem Vater das Wort abschneidend): Ich weiß nicht, wie viel wir da wirklich Paroli bieten ... Ich habe eher den Eindruck gehabt, es ist ihm ... scheißegal, entschuldigen Sie den Ausdruck.
THERAPEUT: Es ist ihm was ... scheißegal?
MUTTER: Ja, eben [hat Tränen in den Augen, zeigt zu Benedikt] ...
THERAPEUT: Was ist ihm scheißegal?
MUTTER: Ja, er sagt, wir könnten ihm noch lange drohen. Er tue einfach, was er wolle ...
THERAPEUT: Und Sie meinen, das ist die Unbekannte? Ich meine, das ist der Grund, weshalb das Gewicht macht, was es will?
MUTTER: Ja, genau [verlangt mit Tränen in den Augen ein Klinex, das der Therapeut hinüberreicht, sie schnäuzt sich].

VATER (lehnt sich nach vorn): Also, es zeigt sich ja, zuerst ist er in die entgegengesetzte Richtung gegangen, und da haben wir ...
MUTTER (bestimmter): Ehm! [Pause.] Er sagt ja auch, ich will nicht in eine Klinik. Ich kann auch zu Hause essen, wenn es sein muss. Ich drohe ja auch nicht mit der Klinik. Ich will, dass Benedikt bei uns bleibt.
THERAPEUT: Klinik ist ja auch keine Drohung, sondern einfach eine Konsequenz, so wie Menschen sterben, wenn sie verhungern, das ist keine Drohung, sondern eine logische Konsequenz.
MUTTER: Ja, genau. Ich will auch, dass er mit uns in die Ferien kommen kann, dass er wieder in die Schule gehen kann. Ich will nichts anderes. Aber bei ihm kommt das oft als Drohung rüber [zu Benedikt], gell, du empfindest das viel als Drohung [Benedikt nickt vehement]? Wir betonen das aber immer wieder, nein, das ist keine Drohung, ich will, dass du bei uns bleibst, aber wenn du unterversorgt bist, so muss man diesen Weg halt in Betracht ziehen.
THERAPEUT: Das verstehe ich gut, dass Sie Ihrem Sohn nicht zu allem Unglück noch drohen möchten. Nun, er erlebt es als eine Drohung. Und Sie? Wie erleben Sie es denn?
MUTTER (bestimmt): Nein, ich erlebe es nicht als eine Drohung! Im Gegenteil, ich bin froh, hat er Angst vor der Klinik ... also Angst [macht mit beiden Händen Gänsefüßchen in die Luft] ... Da ist etwas da, wo ich motiviert bin ...
THERAPEUT: Ja, eine Motivation. Eine Entscheidung.
MUTTER: Das ist für mich gesund, wenn er sich entscheidet.
THERAPEUT: Ja, das wäre jetzt auch mein Schluss daraus, es ist offenbar Benedikt, dem begabten jungen Modezeichner, überhaupt nicht scheißegal, verzeihen Sie den Ausdruck, was mit ihm geschieht. Das ist doch gesund! Da will er mitreden!
MUTTER: Es ist ihm vielleicht nicht egal, auch wenn er zum Essen eben halt so sagt, das sei ihm schnurzegal, und wir könnten sagen, was wir wollten, er mache das nicht. Das habe ich, als ich jung war, ja auch gemacht, meinen Eltern gegenüber, ich hab doch nie akzeptiert, was sie sagten, sondern ich habe gesagt, sagt doch, was ihr wollt, das gilt nicht für mich! Das ist doch auch ein bisschen einfach so Pubertät?
THERAPEUT: Wäre also positiv? Nicht krank?
MUTTER: Ja, so meine ich das. Diese Ausdrücke, es ist mir [macht Zeichen in die Luft] – egal, das ist doch normal in diesem Alter.
THERAPEUT: Find ich auch, also, einfach nicht in Bezug auf die Gesundheit!
MUTTER: Ja, eben, genau.
THERAPEUT: Pubertät darf nicht zum Verhungern führen!
MUTTER: Ja, das meine ich eben auch.
THERAPEUT: Wenn Benedikt es als eine Drohung erlebt, ich meine, dann ist das ja auch sein Recht, es so zu sehen. Genau so, wie es Ihr Recht als Eltern ist, es anders zu sehen. Dann stehen einfach zwei Positionen

gegenüber, und die müssen dann ausgehandelt werden, die eine Position ist dann die der Pubertät, die andere die Frage, lassen wir unseren Sohn verhungern.
MUTTER: Ja, genau [hat Tränen in den Augen, ist sichtlich bewegt].
THERAPEUT (zur Mutter): Was bewegt Sie? Etwas scheint Sie zu bewegen.
MUTTER (wischt sich die Tränen aus den Augen): Ja, ich kann einfach nicht verstehen, dass das Nicht-essen-Wollen über dem steht [macht mit den Händen eine Hierarchie], über dem, was vernünftig ist ...
THERAPEUT: Ja gut, o. k., Frau E., wenn es nicht so wäre, dann säßen Benedikt und Sie als Eltern jetzt nicht hier, sondern in der Badeanstalt [es ist heißer Sommer]. Das ist das, was man Magersucht nennt, das ist die Krankheit, und da kann Benedikt so wenig etwas dafür wie seine Eltern. Es ist einfach so, und wir suchen hier nach Möglichkeiten, dass es nicht so bleibt. Und wenn ich Sie richtig verstehe, haben Sie Bedenken, dass sich jetzt obendrein noch die Pubertät dazugesellt, nur eben auf der falschen Seite. Wie haben denn Ihre Eltern damals reagiert, als Sie jung waren?
MUTTER: Es hat halt ab und zu ein Donnerwetter gegeben.
THERAPEUT: Hat's genutzt?
MUTTER: Heute, jetzt, also rückblickend, ja, ich denke schon, ich bin meinen Eltern dankbar, dass Sie sich meine Macken ... also, nicht alles haben gefallen lassen.
THERAPEUT: Wie haben sie das gemacht, ich meine, sich nicht alles gefallen lassen?
MUTTER: Mein Vater ... ich muss sagen, dass er mich nie geschlagen hat, so was gab's bei uns nicht, aber er, mein Vater, er konnte zuhören, aber wenn's ihm zu bunt wurde, dann hat er auch einmal ... so wie ein Gewitter war das, so ein Donnerwetter, wo man dann gewusst hat, wo's langgeht, und das hat auch geholfen, es war dann vorüber.
THERAPEUT: Wie nach einem Gewitter? [Mutter nickt.] Und die Mutter?
MUTTER: Sie ist einfach nur lieb gewesen. Ich bin ja auf dem Bauernhof aufgewachsen. Meine Mutter ist zu allen sehr lieb gewesen. Man hätte ihr den Zopf abschneiden können, und sie hätte dafür noch ein liebes Wort übriggehabt.
THERAPEUT: Aha, interessant! Sie haben zwei Modelle gehabt. So wie Leitplanken, links und rechts?
MUTTER: Ja, genau. Und ich denke, Benedikt fehlt diese Leitplanke.
THERAPEUT: Diese? Welche meinen Sie?
MUTTER (verlegen, blickt zum Vater, der auf dem Stuhl herumrutscht): Mein Mann kann auch kein lautes Wort sprechen. Er ist immer ein Lieber.
THERAPEUT: Und Sie sind die Böse?
MUTTER: Ja. Also, ich glaube nicht, dass ich wirklich böse bin, aber so komme ich mir vor. Ich muss immer ... Wenn's dann genug ist, dann kann mein Mann immer noch diskutieren, und ich explodiere dann ...

THERAPEUT: Blitz und Donner [Mutter nickt], können Sie dann auch laut werden?
MUTTER: Oh ja. Sehr laut. Vielleicht manchmal zu laut.
THERAPEUT: Und was würde Ihnen helfen, in der richtigen Lautstärke zu bleiben?
MUTTER: Wenn mein Mann auch einmal ... Wenn er nicht immer nur lieb wäre.
THERAPEUT (zum Vater gewendet, Mutter und Benedikt schauen auch zu ihm): Ihre Frau braucht Ihre Hilfe, was sagen Sie dazu?
VATER: Wenn es eine Auseinandersetzung ist, dann kann ... also, eine Auseinandersetzung, wo man so mit Vernunft miteinander redet, nicht, wenn beide [schlägt die Fäuste aneinander als Zeichen des Kampfes] so aufeinander, dann knallt es schon ...
THERAPEUT: Das findet also statt? Es knallt [Vater bestätigt] ... zwischen wem und wem?
VATER (zeigt zur Mutter): Also, sie ist die Impulsivere ... Wenn mehr Druck kommt, wenn es steigt, dann reagiere ich auch, [mit dem Kopf zur Mutter zeigend] aber sie ist die Impulsivere, und wenn's knallt, dann zwischen ihnen.
THERAPEUT (zur Mutter): Wäre es für Sie denn eine Erleichterung, wenn es auch mal zwischen Vater und Benedikt knallen würde?
MUTTER (wirkt erleichtert): Absoult! Absolut! Das ist gerade der Vorhalt, den ich kürzlich gehabt habe. Ich habe gesagt, ich bin hier immer die ... die ...
VATER: Böse ...
MUTTER: Böse, die Böse, ja. Die Hexe. Aber ich bin so. Ich bin halt so, und ich sage dann gleich geradeaus, was ich finde. Was ich denke von der Situation, was ich davon halte, also es ist ertragbar, ich gehe nicht auf die Menschen los [Benedikt und Vater schmunzeln]. Aber dann ist es draußen und vorbei. Es befreit mich auch, ich mache mir so Luft. So trage ich es nicht mit mir rum. Weil, das will ich nicht. Weil, dann denke ich, dass es zwischen den beiden auch mal so rasch funken könnte, [zum Vater] weil, du bist wirklich ein Lieber, viel zu lieb [Vater lacht verlegen]. Ich meine, für das, was ... ich meine, da gehört einfach ein bisschen eine härtere Hand her.
THERAPEUT: Sie meinen, mehr Klarheit.
Mutter: Ja.
THERAPEUT: Weil, Härte ist bei Benedikt gar nicht nötig, bei keinem Menschen, hingegen vielleicht Klarheit.
VATER: Ja, das stimmt.
THERAPEUT: Weil, es gibt ja hier offenbar ein gemeinsames Ziel: Nämlich dass die Pubertät auf die richtige Seite fällt, nicht auf die kranke. [Zu Benedikt:] Ist das auch für dich ein Ziel, dass wir hier Wege suchen, wo die Pubertät auf die richtige Seite fällt, wo du zunehmend deine Meinung

sagst, dafür auch einstehst und, wenn's sein muss, in einer Weise, wo es mal knallt? Aber auch so, dass die Pubertät dich nicht umbringt, dich nicht aushungert? Ist das auch dein Ziel?
BENEDIKT (überlegt lange): Mhm.
THERAPEUT: Ist es auch dein Ziel, Benedikt?
BENEDIKT: Ja. Doch. Schon ...
THERAPEUT (zu Benedikt geneigt): Gesetzt den Fall, Benedikt, wir einigen uns genau auf ein gemeinsames, klares Ziel in die Richtung, wo die Pubertät dich nicht aushungert, sondern einen Rutsch näher zu deinen Zielen bringt, was hilft dir dabei mehr, ein Vater ... wenn dein Vater ein Lieber ist ... also, er soll ein Lieber bleiben, natürlich, ich meine, nur ein Lieber, der ... oder wenn er auch seine temperamentvolle Seite ... wenn's auch mal knallt?
BENEDIKT (überlegt lange): Es würde mich irritieren [lacht verlegen].
THERAPEUT: Irritieren, ja? Kannst du da ein bisschen mehr davon erzählen?
BENEDIKT: Also, es wäre recht ungewohnt. Er müsste das wahrscheinlich trainieren, bis ich merken würde, dass es ernst ist. Und ich möchte nicht, dass er mich dann einfach so grundlos attackieren würde.
VATER: Nein, das bestimmt nicht.
BENEDIKT: Also, sodass du jetzt extra so tust und sagst ... So, jetzt sollte ich kurz, sodass es geknallt hat. Dann ist es ja nicht echt, dann ...
VATER: Sicher nicht grundlos. Aber ich habe ja auch schon ... Wenn er mir sagt, sag jetzt einfach Ja oder Nein, dann sage ich mir, hoppla, jetzt bin ich zu wenig klar. Und das sagt mir dann, er will eine Entscheidung. Und ich sage mir dann, das ist in Ordnung, und jetzt bin ich gefordert ...
THERAPEUT: Wie ist man bei Ihnen zu Hause mit Konflikten, mit Donnerwetter und solchen Dingen umgegangen?
VATER: Hm! [Denkt nach.] Ich habe schon recht viel in mich hineingeschluckt. Ich habe noch zwei Geschwister, die sind älter als ich. Die haben immer zusammengehalten. Ich bin da etwas im Windschatten gewesen. Mein älterer Bruder hat alles ausgetragen. Das ist in vielen Sachen so gewesen ... Und ich habe, aber das ist mir erst viel, viel später erst klar geworden ... ich bin vom Umfeld sehr stark geschont worden. Weil, ich habe meine Mutter früh verloren. Ich bin neunjährig gewesen, als meine Mutter gestorben ist. Und ich bin dann an vielen Orten auf Wohlwollen gestoßen. Aber das ist mir damals natürlich nicht bewusst gewesen. Erst viel später bin ich mir bewusst geworden, die Leute haben mir gegenüber immer den Schongang dringehabt. So: Der Sepp, den darf man nicht hart anpacken, den muss man schonen. Das war natürlich angenehm für mich. Ich habe das Gefühl, es ist das Gegenteil von dem, was mein Bruder erlebt hat. Er hat alles aufgefangen. Weil, mein Vater ... er ist vor drei Jahren gestorben ... er ist das Gegenteil gewesen. Er hat lange nichts gesagt und ist dann ausgebrochen, so richtig, es war dann Feuer im Dach, und ich bin jeweils ...

THERAPEUT: Ausgebrochen? Wie meinen Sie?
MUTTER: Ja, so richtig Donnerwetter, ein Herumgeschrei!
VATER: So richtig ein Herumgeschrei, laut geworden, so mit lauter Stimme und Ausdrücken.
THERAPEUT (zum Vater): Was hat das bei Ihnen ausgelöst?
VATER: Da habe ich Angst gekriegt [lange Pause]. Drum, wenn es zu Hause laut wird [blickt seine Frau an], wenn laute Worte fallen, dann fühle ich mich überhaupt nicht wohl. Dann bin ich wieder da drin, dann bin ich der kleine Seppli, den man doch schonen muss. Einfach, wenn's laut wird ... also, ich habe gerne Auseinandersetzungen, und in meinem Beruf muss ich mich ja immer wieder mit anderen auseinandersetzen, aber sobald's laut wird, dann krieg ich ... dann erstarre ich wie eine Salzsäule. Da bin ich dann nicht mehr dabei. Aber geschlagen hat der Vater nie, er hat uns nie geschlagen.
THERAPEUT: Er ist laut geworden, es gab Donnerwetters, aber er hat nie geschlagen. Das ist ... [Zur Mutter:] Auch Sie sind ja nie ... wie haben Sie es gesagt ... auf die Menschen los, aber ein Donnerwetter, das liegt halt schon drin für Sie.
MUTTER: Oh ja! Das liegt drin. Und ab und zu, find ich, muss es auch sein. Weil, bei uns zu Hause war es gerade das Gegenteil. Wir haben viel gestritten, weniger mit der Mutter, aber mit dem Vater und unter uns Geschwistern. Da darf es auch mal laut werden, finde ich, weil, da weiß man wenigstens noch, woran man ist, finde ich.
VATER (zum Therapeuten): Um noch Ihre Frage zu beantworten. In seinem Alter [schaut zu Benedikt] habe ich halt geschluckt, und ich habe dann Bauchschmerzen gehabt, manchmal. Dann hab ich halt das Bauchweh ertragen. Und irgendwie ist es dann auch gegangen. Aber so Konflikte, nein, das hat's nicht gegeben.
THERAPEUT: Und jetzt stehen sie mit der Pubertät Ihres Sohnes ins Haus?
VATER: Ja, offenbar. Das muss ich akzeptieren.
THERAPEUT: Dann möchte ich, dass Sie jetzt Ihren Sohn fragen, wie er's denn haben möchte. Möchte er einen Vater, der Bauchweh hat und alles schluckt, oder einen Vater, der auch mal [macht mit der Hand ein Zeichen in die Luft] ... mal so richtig einen Hosenlupf (Ringkampf) ...
VATER (zu Benedikt, lacht verlegen): Also, Benedikt ... [Zum Therapeuten:] Es ist ja klar, ich weiß es ja, Benedikt gibt es mir in etwa zu verstehen ...
THERAPEUT: Fragen Sie ihn! Sie brauchen da einen klaren Auftrag, immerhin geht es ja dann darum, dass Sie auch ein wenig über Ihren Schatten springen!
VATER (zu Benedikt): Ja, du möchtest, dass ich besser entscheide?
BENEDIKT: Manchmal redest du so lange. Du hältst mir irgendwelche Vorträge. Gestern zum Beispiel, in der Laube, da wolltest du mit mir reden, und ich wollte am Computer etwas machen. Ich habe dir gesagt, ich will

jetzt das fertig machen. Am Ende weiß ich dann nicht, was du eigentlich willst. Ich denke dann, ist doch mir egal, dann aber sehe ich, dass du traurig bist. Und das ... [verstummt].

THERAPEUT: ... Und das?

BENEDIKT: Das hinterlässt dann wieder so ein flaues Gefühl. Ich muss dann die Mami fragen, ob mein Vater jetzt beleidigt sei.

THERAPEUT: Müsstest du das auch, wenn er ... oder nein, sagen wir, gesetzt den Fall, dein Vater reagiert in diesem Moment so, dass kein flaues Gefühl entsteht, dass du nicht deine Mutter fragen musst, ob er beleidigt sei, wie würde das genau aussehen, was würde dein Vater anders machen?

BENEDIKT: Einfach direkter sagen.

THERAPEUT (zum Vater): Können Sie damit was anfangen?

VATER: Ich denke, schon. Es ist vielleicht auch einfach neu für mich.

THERAPEUT: Sie meinen eine Herausforderung? Eine Chance?

VATER: Ja, eine Herausforderung.

THERAPEUT (zum Vater): Ist für Sie jetzt klar, was Ihr Sohn diesbezüglich wünscht? Haben Sie von ihm einen Auftrag erhalten? Ist es klar genug?

VATER (zu Benedikt): Ja, ich denke, schon. Du möchtest, dass ich klarer werde.

BENEDIKT: Aber du musst es nicht wegen mir machen, so künstlich. [Zum Therapeuten:] Ich habe Angst, dass mein Vater dann so künstlich wirkt, so wie er gar nicht ist ...

THERAPEUT (überlegt): Nun, du bist klug, aber du bist noch kein berühmter Modeschöpfer, das musst du erst werden, sofern das dein Ziel ist. Auch dein Vater muss offenbar zuerst werden, was er möchte, ich meine jetzt nämlich jemand, der klarer Stellung beziehen kann, weil, bisher ist das offenbar nicht nötig gewesen, weil, die Ressourcen ... eh ... die Stärken waren anders verteilt. Und jetzt, das ist wie ... [Blickt zur Mutter:] Sie sind ja Bauerntochter, nicht? [Mutter nickt.] Das ist wie auf dem Bauernhof, was im Frühling nötig ist, ist vielleicht im Winter noch nicht nötig, ist ja da noch im Winterschlaf ... Da musst du deinem Vater schon eine Chance geben, dass er auch üben kann, sogar wenn's künstlich wirkt ... Hat er diese Chance?

BENEDIKT: Sicher, ja, sicher.

THERAPEUT: Ist es auch in deinem Sinn, wenn er diese Chance nutzt?

BENEDIKT: Mhm. Ja.

THERAPEUT (zu Benedikt): Noch eine ganz andere Frage. Es geht ja jetzt um dein Gewicht. Da hast du deine Position oder Meinung, die Eltern ihre. Ich als Arzt muss sagen, dass ich die elterliche Position unterstützen muss. Auch ich bin außerstande mitzuhelfen ... hmm, oder, besser: zuzulassen, dass die Pubertät dich da so extrem aushungert, zu Tode hungert. Die Aufgabe der Pubertät ist ja alles andere, nur nicht das! Sie ist Leben und Kraft, aber nicht der bleiche Hungertod. Mit anderen Worten, falls dein Vater nun aus dem Busch kommt, dann wird es zu

Hause vielleicht auch schon mal mit ihm einen Hosenlupf geben, er wird sich vermutlich durchsetzen, weil er denkt, Donnerwetter, es geht um die Gesundheit meines Sohnes! Das heißt, vermutlich wirst du früher oder später an Gewicht zunehmen ... Und jetzt meine Frage: Ist das ungerecht? Hast du den Eindruck, es geschieht dir dabei ein Unrecht?
BENEDIKT (überlegt lange): Nein, kein Unrecht.
THERAPEUT: Kein Unrecht? Zum Beispiel wenn's dann ein Donnerwetter gibt, wenn wieder zu lange geredet statt gegessen wird?
BENEDIKT: Nein. Ich weiß ja auch, ich meine [verstummt mit leerem Blick] ...
THERAPEUT: Du weißt ja auch ...?
BENEDIKT (lange Pause): Es ist so. Vom Kopf her weiß ich, dass das irgendwie nicht gut ist, das mit dem Nichtessen. Aber es geht einfach nicht. Es ist so, wie wenn etwas in mir wäre, ich kann das selber nicht erklären ...
THERAPEUT: Vielleicht kann das gar niemand wirklich erklären, auf jeden Fall nicht die Fachleute ... Aber zum Glück ist es jetzt auch nicht das Wichtigste, eine Erklärung dafür zu haben. Vielleicht ist viel wichtiger, dass du selbst, du als Kapitän in diesem Boot, wo wir ja alle drinsitzen, dass du uns sagst, wo die Klippen sind, wo es für dich gefährlich wird, wo wer wie was helfen kann. Wir sind deine Mannschaft. Du bist der Kapitän. Und wir müssen ganz sicher sein, dass wir dir kein Unrecht zufügen. Das wäre dann das Allerschlimmste. Wenn wir dir obendrein noch Unrecht tun. Ich denke, da brauchen wir eine klare Antwort von dir ... Oder, noch anders gesagt: Es gäbe ja auch die Möglichkeit, dass ich deinen Eltern als Fachmann den Rat gebe, dass sie dich einfach in Ruhe lassen. Dass sie dir sagen sollen: Ist uns doch scheißegal, was du machst, dann verhungere halt, wenn das dein Wunsch ist! Ich glaube zwar nicht, dass deine Eltern mir da folgen würden, aber spielen wir's mal durch, was meinst du dazu?
BENEDIKT: Nein, das wäre nicht so gut. Ich weiß, dass ich meine Eltern brauche. Ich weiß es selber nicht. Einerseits fühle ich mich, so wie ich jetzt bin, einfach wohl ... Jetzt, in meinem Körper, so wie er ist, finde ich ihn gut. Und es ist für mich *undenkbar*, dass sich das ändern soll. Andererseits weiß ich ja auch, dass etwas nicht stimmt.
THERAPEUT: Heißt das, Benedikt, deine Eltern können sich sicher sein, ihrem Sohn geschieht auf dieser gemeinsamen Reise kein Unrecht, wenn sie die Segel richtig setzen, in den Wind stellen? Auch wenn's halt mal ein Donnerwetter gibt?
BENEDIKT (schaut zu seinen Eltern): Ja, das ist so.
THERAPEUT: Gut. Danke für deine mutige Stellungnahme. Das ist ja unter uns, in unserem Rahmen, auch von Sitzung zu Sitzung wieder verhandelbar. [Zur Mutter:] Gesetzt den Fall, Ihr Ehemann kommt aus dem Busch heraus, es gibt ein schönes Donnerwetter, wie halten denn *Sie* das aus? Wäre das für Sie etwas Neues?

MUTTER (lacht): Ja, das wäre etwas Neues. Und ich weiß, ehrlich gesagt, auch noch nicht, wie das denn für mich wäre. Da muss ich dann vielleicht auch noch dazulernen. Weil, bei mir geht's jeweils ganz schnell. Ich kann mich schlecht zurückhalten. Das muss ich dann vielleicht noch lernen.
THERAPEUT: Nun gut, wir werden ja sehen. Wie sagt der kleine Prinz in der Geschichte: Die Riesenbäume werden groß, indem sie zuerst einmal klein sind [längere Pause]. Was wäre nun das Ziel bis zur nächsten Sitzung?
VATER: Sie meinen ...
THERAPEUT: ... Es geht ja ums Gewicht ...
VATER: ... Aha, ja, das Gewicht. [Zu Benedikt:] Was meinst du? Du musst jetzt einfach zunehmen, sonst geht's ins Spital!
BENEDIKT (mit säuerlichen Blicken): Ich will ganz sicher nicht ins Spital! Zunehmen kann ich auch zu Hause.
THERAPEUT: Dann wäre es vielleicht hilfreich für die Eltern, wenn du ihnen hilfst. Du bist der Kapitän auf dem Boot. Wir warten auf deine Hilfe. Was sollen wir tun, was können die Eltern beitragen, damit du einen Weg findest, um das Spital zu vermeiden?
BENEDIKT: Sie sollen mich ...
THERAPEUT: Verhandle das gleich direkt mit deinen Eltern, sprich direkt zu ihnen!
BENEDIKT (zur Mutter gerichtet): Es wäre vielleicht gut, wenn du nicht immer diese Bemerkungen machst wie: »Hast du den Apfel schon gegessen?« »Hast du wieder Wasser statt Milch getrunken?«
MUTTER (gleich ziemlich heftig): Aber du kannst unmöglich zunehmen, wenn du ... mit Wasser kann man vielleicht überleben, aber doch nicht zunehmen. Und du hast mir ...
THERAPEUT (zur Mutter, die Hand auf ihren Arm legend, mit dem Kopf zu Benedikt zeigend): Er ist der *Kapitän*. Hören wir seinen Befehlen zu. Wir können dann entscheiden, ob sie für uns zumutbar sind oder ob wir meutern wollen auf diesem Schiff. [Zu Benedikt:] Sag's nochmals, wie du es haben möchtest.
BENEDIKT: Es bringt mich einfach draus [aus dem Takt], wenn du, und auch du, Papi, wenn du so traurig auf meinen Teller blickst und wenn ihr immer sagt, es sei nicht genug und so Ähnliches.
THERAPEUT: Verstehe ich dich richtig, Benedikt, du möchtest, dass deine Eltern dich in Bezug auf das Essen machen lassen, ohne Bemerkungen, keine vielsagenden Blicke und so weiter?
BENEDIKT: Ja.
THERAPEUT (zu den Eltern): Ist das klar genug? Oder benötigen Sie von Benedikt noch nähere Informationen dazu?
VATER: Wenn ich zum Beispiel sage: »Hier wäre jetzt noch ein Apfel«, ist das dann schon zu viel? Nicht: »Iss jetzt den Apfel!« Sondern: »Es gäbe da noch einen« oder so. Ist das schon zu weit gegangen?

BENEDIKT: Nein. Du darfst schon fragen oder sagen: »Hier ist noch ein Apfel.« Aber einfach nicht zu oft, nicht dauernd fragen.

Beide Eltern müssen lachen. Die praktischen Umstände bzw. die von Benedikt erwünschten Reaktionen und Handlungen seitens der Eltern werden konkretisiert. Das nimmt etwa noch 15 Minuten in Anspruch.

THERAPEUT (zu Benedikt): Gut, o. k., Benedikt, du hast jetzt klipp und klar deine Wünsche ausgedrückt, du hast gesagt, wie du es haben möchtest, ich meine, wie deine Eltern sich in Bezug auf das Essen verhalten könnten, damit es klappt, damit du die Verantwortung für deine Gesundheit, für die Gewichtsnormalisierung übernehmen kannst. Sind wir uns einig: Erstens ist nirgendwo geschrieben, dass das dann auch gleich auf Anhieb klappen wird. Zweitens, wenn's tatsächlich nicht klappt, also wenn das Gewicht noch weiter runtergeht, dann ist das nicht dein Versagen oder eine Niederlage, sondern es ist das Resultat gemeinsamer Anstrengungen. Es hieße dann einfach, dass das Kranke stärker ist, als dass diese Maßnahmen hinreichten. Wir müssten dann halt wirksamere Maßnahmen treffen. Sind wir uns einig, dass du da auch eine Verantwortung übernimmst?
BENEDIKT: Ja.
THERAPEUT: Gut. Gibt es noch Fragen? [Schaut auf die Uhr.] Wir müssen langsam zu einem Schluss kommen.

Die Sitzung wird mit der Vereinbarung eines neuen Termins sowie ein paar Minuten Small Talk beendet.

Ende der Phase III: Normalgewicht ist erreicht.

Phase IV (Stabilisierung der Autonomie, Management der eigenen Lebenssituation)

Die Realimentation schafft erst die notwendigen Bedingungen für das Ingangsetzen stagnierender Entwicklungsprozesse. In dieser Phase werden – meist im psychotherapeutischen Einzelsetting – die Probleme »dahinter« erarbeitet. Insbesondere die (Wieder-)Belebung von Beziehungen zu Gleichaltrigen ist ein positives Zeichen. Auch die »Ablösung« vom Elternhaus gehört dazu. Falls sich nach einer gewissen Zeit wieder eine Gewichtsabnahme einstellt, sind alternierende Phasen von ambulanter und stationärer Therapie die beste Lösung (Behandlungsketten).

Wichtige Handlungsmodule der Phase IV:

- Hilf der Familie, die Verantwortung für die Symptomkontrolle zunehmend an die Patientin zu übergeben.
- Adaptiere das Setting (z. B. Therapie im Einzelsetting mit der Patientin, Fokus auf Themen wie Ablösung, Kontakte auf Peerebene, Umgang mit Gefühlen usf.).
- Biete bei Bedarf Hilfen für die Eltern oder Geschwister an (z. B. Paartherapie, Symptomverschiebung zu einem Geschwister).
- Antizipation von Rückfällen (Frühwarnsystem), interne Attribution der Erfolge: »Dank Ihrer Anstrengung ist es Ihnen gelungen, einiges zu verändern. Meine Rolle war die eines Lotsen, der hilft, Chancen zu mehren und vor allem Risiken zu mindern«, Fragen nach »Unverdautem«, um einen versöhnlichen Abschluss zu finden.
- Schließe die Therapie ab (die Patientin weiß es am besten, wann der Zeitpunkt dazu gekommen ist): Politik der »offenen Tür«, d. h., die Patientin und die Familie können sich jederzeit wieder melden.

Ende der Phase IV: Ende der Therapie.

Störungsspezifische Therapien

Neuere Studien zeichnen insofern ein realistisches Bild, als nicht in erster Linie eine »umfassende Heilung«, sondern konkrete Hilfen zu konkreten Problemen angestrebt werden. Hierzu gehören u. a.:

- Aufbau eines Normalgewichts und Abbau der Angst vor Gewichtszunahme (bzw. Angst vor Kontrollverlust)
- Aufbau eines gesunden Essverhaltens (Diätverzicht, ausgewogene Ernährung, strukturiertes Essen, Wahrnehmung von Hunger und Sättigung, Abbau der Angst vor »verbotenen« Nahrungsmitteln)
- Aufbau einer realistischen und angstfreien Wahrnehmung und Bewertung der eigenen Figur und des Gewichts
- Verringerung des Einflusses von Belastungen auf das Essverhalten.

Oft rufen Mütter, Väter oder Ehepartner mit schlechtem Gewissen an und berichten in großer Sorge über die Erkrankung eines Familienmitgliedes. Mitunter leiden sie mehr als das erkrankte Familienmitglied selbst und stehen damit alleine da. Umso wichtiger ist es, sie direkt in die Therapie einzubeziehen (therapeutische Einflussnahme über Angehörige als Mediatoren).

Dabei ist es entscheidend, dass Angehörige als Teil der Lösung aufgefasst werden, nicht als Teil des Problems. So gesehen, können sie viel dazu beitragen, dass möglichst frühzeitig eine Therapie beginnt; denn je eher der Beginn einer Therapie, umso besser das Ergebnis. Bei jungen Patientinnen sind bei einer frühzeitigen Therapie und bei Einbezug der Familien die Prognosen für eine Heilung recht günstig. Dass Familientherapie der Einzeltherapie bei der Behandlung der Magersucht überlegen ist, zeigt eine kürzlich in den USA publizierte Studie mit 121 Patientinnen (Lock et al. 2010): 49 % der Patientinnen aus der Familientherapiegruppe hatten nach einem Jahr das Normalgewicht erreicht, in den Kontrollgruppen mit Einzeltherapie waren es nur 23 %. Und nur 10 % der Familientherapiegruppe hatten einen Rückfall, gegenüber 40 % der Patientinnen mit Einzeltherapie.

Fazit: Wir sehen in der Einbeziehung der wichtigen Bezugspersonen bei der Behandlung von psychischen Störungen zum einen die Chance, in Bezug auf die Linderung von Leid unverzichtbare Systemressourcen zu mobilisieren, und zum andern die Möglichkeit, ein sich durch störungsbedingte Teufelskreisdynamiken aufrechterhaltendes Problemsystem in ein Therapiesystem zu transformieren.

EPILOG: Die Sicht der Betroffenen

Katja Stauffacher und Jürg Liechti

»Man irrt sich nie so gern, wie wenn man meint, man kenne den Weg.«
Loetscher (1999)

Die EAST-A Studie

Im Zentrum der Praxis- oder Effectiveness-Studie EAST-A (Ergebnisqualität ambulanter systemischer Therapie bei Anorexie, Schweizerischer Nationalfonds[9] Nr. 6101–062901) steht die quantitative Überprüfung der Praxistauglichkeit eines kombinierten Therapiemodells zur ambulanten Behandlung von Anorexia nervosa (Grünwald et al. 2010). Es ist die erste Studie dieser Art in der Schweiz und kann als Fortsetzung der EAST-Studie (Ergebnisqualität ambulanter systemischer Therapie, Grünwald u. Massenbach 2003) angesehen werden.

Im Rahmen einer empirischen Bachelorarbeit hat die Mitautorin als *qualitative* Ergänzung zur EAST-A Studie die Wirksamkeit der ambulanten systemischen Therapie bei Anorexie aus der Sicht Betroffener exploriert (Stauffacher 2009).[10] Ist die Hauptfragestellung der EAST-A-Studie auf die quantitative Pre-post-Effectiveness ausgerichtet, so betrifft die qualitative Fragestellung die Sicht der Betroffenen in Bezug auf verschiedene Teilaspekte der Therapie. Hier beschränken wir uns auf die Aspekte der Motivation, der Therapiebeziehung und des Einbezugs der Angehörigen.

Beschreibung der Stichprobe: Die Stichprobe in der vorliegenden Arbeit wurde anhand bereits vorliegender Daten aus der laufenden Praxisstudie gezogen. Es wurden Systeme ausgewählt, die Therapieverläufe mit dem stärksten Symptomrückgang hinsichtlich Schlankheitsstreben und Essensängste – zwei Kernsymptomen der Anorexie – aufweisen. Hierzu wurden folgende Skalen verwendet: *Schlankheitsstreben des Eating Disorder Inventory (EDI)* und *Essensängste der Anorectic Behaviour Observation Scale (ABOS)* anhand der Einschätzung

---

9 Zum Schweizerischen Nationalfonds siehe unter: http://www.snf.ch/D/Seiten/default.aspx [16.11.2010].
10 Wir danken der ZHAW Zürcher Hochschule für Angewandte Wissenschaften, Departement Angewandte Psychologie, für die Bewilligung zur Publikation von Ausschnitten dieser Arbeit.

durch die Mutter. Die Stichprobenauswahl erfolgte mittels folgender Kriterien: maximale Differenzen der Prä- und Postmessung bei beiden oben genannten Skalen und Postwert bei beiden oben genannten Skalen im Normbereich.

Eine weitere Voraussetzung war die Bereitschaft der entsprechenden Personen, sich interviewen zu lassen. Bei den Familien mit den ermittelten »erfolgreichsten Therapieverläufen« wurde angefragt, ob sie sich für ein Interview zur Verfügung stellen würden, und nach erteilter Zusage nahm die Autorin Kontakt mit ihnen auf. Es wurden fünf Familien befragt, jeweils Indexpatientin oder Indexpatient und Eltern oder Elternteil getrennt, damit die verschiedenen Perspektiven berücksichtigt werden konnten.

Die Wahl dieser »Erfolgreichen«-Stichprobe entstand aus dem Gedanken, dass Personen mit »erfolgreichem« Abschluss eher bereit sind, Auskunft über ihre Therapieerlebnisse und -erfahrungen zu geben. Insofern war dies wichtig, als dadurch am ehesten der mögliche Wirkbereich des Modells ausgeleuchtet wird. Selbstredend kann davon ausgegangen werden, dass »Therapieabbrecher« andere Angaben machen würden. Für die Optimierung des Modells wären auch diese Rückmeldungen zu berücksichtigen.

Untersuchungsdesign: Nach Bortz und Döring (2006) liegen keine einheitlichen Klassifikationen qualitativer Techniken der Erhebung und Auswertung von empirischem Material vor, stattdessen werden unterschiedliche Gliederungsschemata von verschiedenen Autoren präsentiert. Diese Arbeit richtet sich nach Flick, von Kardorff und Steinke (2008), die vier Arten von qualitativen Methoden unterscheiden:

- Befragungsverfahren (z. B. qualitative Interviews, Gruppendiskussionsverfahren)
- Beobachtungsverfahren (z. B. Feldforschung, nichtreaktive Verfahren)
- Analyseverfahren bezüglich erhobener Daten (z. B. qualitative Inhaltsanalyse)
- komplexe Methoden (z. B. biografische Methoden, Handlungsforschung).

Als Befragungsverfahren wurden für die Untersuchung qualitative Leitfadeninterviews eingesetzt. Die Datenaufbereitung des erhobenen

Materials erfolgte mittels wörtlicher Transkription. Als Analyseverfahren wurde die qualitative Inhaltsanalyse mit inhaltlicher Strukturierung nach Mayring (2007, 2002) gewählt.

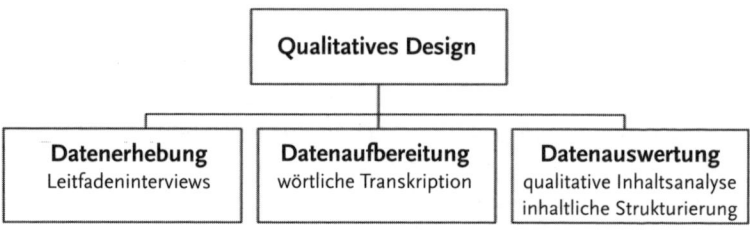

Abb. 3: Darstellung des methodischen Vorgehens

Abbildung 3 stellt das methodische Vorgehen in der Übersicht dar. Wesentliche Kennzeichen qualitativer Forschung sind

> »die Gegenstandsangemessenheit von Methoden und Theorien, die Berücksichtigung und Analyse unterschiedlicher Perspektiven sowie die Reflexion des Forschers über die Forschung als Teil der Erkenntnis« (Flick 2002 S. 16).

In einem ersten Schritt wurde versucht, individuelle Abläufe zu verstehen. Dabei sind subjektive Sichtweisen ein empirischer Ansatzpunkt. Aufgrund der daraus gewonnenen Erkenntnisse wurden in einem zweiten Schritt Hypothesen gebildet. Mayring (2002) stellt sechs allgemeine Gütekriterien qualitativer Forschung dar:

1. *Verfahrensdokumentation* (detaillierte Dokumentation der Methode zwecks Nachvollziehbarkeit): Beschreibung der Untersuchung, Protokollierung mit Tonaufzeichnung, wörtliche Transkription.
2. *Argumentative Interpretationsabsicherung* (theoriegeleitete, schlüssige Deutung und Berücksichtigung von Negativbeispielen): Verarbeitung wissenschaftlicher Literatur, theoriegeleitete Interpretation und Diskussion.
3. *Regelgeleitetheit* (systematische, sequenzielle Bearbeitung des Materials): Entwicklung von Gesprächsleitfäden, schrittweise Analyse der erhobenen Interviewdaten.
4. *Nähe zum Gegenstand* (Nähe zur Alltagswelt der Beforschten, Interessenübereinstimmung; Befragung in natürlicher Lebens-

welt – drei Interviews wurden bei Befragten zu Hause geführt): Wahl des Interviewortes durch Befragte.
5. *Kommunikative Validierung* (Überprüfung der Ergebnisse mit den Beforschten – Vorlegen, Diskussion): Nachfragen während des Gesprächs.
6. *Triangulation* (Berücksichtigung verschiedener Perspektiven und Ergebnisvergleich): Vergleich verschiedener Perspektiven der Befragten (Eltern, IndexpatientInnen).

Durchführung der Interviews
Die Datenerhebung wurde in Form von Leitfadeninterviews durchgeführt. Es handelt sich dabei um halb strukturierte Interviews. Diese Form lässt sowohl der Interviewerin als auch den Befragten viel Spielraum. Die Interviews sind thematisch zwar strukturiert, folgen ansonsten aber einem flexiblen Gesprächsverlauf. Sie sind darauf angelegt, Erzählimpulse zu setzen, und orientieren sich an der Forderung der Gegenstandsangemessenheit qualitativer Forschung,»Methoden so offen zu gestalten, dass sie der Komplexität des untersuchten Gegenstandes gerecht werden« (Flick 2002, S. 17). Es wurde eine Mischung von offenen Fragen, Erzählanstößen und spezifischen Nachfragen angewendet, womit die Offenheit für die subjektive Sicht der Interviewpartner gewährleistet war.

Es wurde jeweils ein Gesprächsleitfaden für die Befragung von Indexpatientinnen und des Indexpatienten sowie für die Befragung der Eltern erstellt. Insgesamt fanden zehn Interviews statt, je fünf Interviews mit Patientinnen und dem Patienten sowie mit Eltern oder Elternteilen, die auf einem MP3-Träger aufgezeichnet wurden. Ein Interview dauerte jeweils zwischen ca. 60 und 90 Minuten. Die Befragten konnten den Ort für die Durchführung der Interviews in einem vorherigen Telefongespräch nach ihren Präferenzen wählen. Vier Gespräche wurden bei den Erzählpersonen zu Hause durchgeführt, ein Interview fand im Büro der befragten Eltern statt, und fünf Personen wurden in Räumlichkeiten des ZSB Bern[11] befragt.

Die Interviews wurden aufgrund allgemeingültiger Transkriptionsregeln vollständig wörtlich transkribiert und ins Schriftdeutsche übersetzt, wobei die Interviews im Sinne der inhaltlich-thematischen

---
11 ZSB = Zentrum für Systemische Therapie und Beratung (Bern), siehe unter: http://www.zsb-bern.ch/ [16.11.2010].

Fokussierung geglättet wurden (Flick 2002). Nonverbale Äußerungen wurden nur notiert, wenn sie im Zusammenhang mit verbalen Aussagen verstanden werden mussten. Die Gespräche wurden anonymisiert dokumentiert, die Transkripte können bei der Verfasserin dieser Arbeit eingesehen werden.

Ergebnisse: Therapeutische Beziehung

Die Hauptkategorie von Aussagen zur »therapeutischen Beziehung« wurde in zwei Unterkategorien aufgeteilt: »Sicherheit und Kompetenz« einerseits sowie »emotionale Wertschätzung« anderseits.

Sicherheit und Kompetenz

Alle befragten Personen gaben an, dass sie die Therapeutin oder den Therapeuten für fachlich kompetent und erfahren halten. Den Eltern war zudem wichtig, dass sie sich auf die Therapierenden verlassen konnten und dass immer jemand erreichbar war. Beides wurde am ZSB Bern als positiv erlebt. Die Befragten hatten die Möglichkeit anzurufen, wenn es nötig war, und hatten die Sicherheit, dass im Notfall jemand helfen würde. Sie fühlten sich unterstützt und empfanden auch konkrete Hilfestellungen als nützlich, was diese Aussage zeigt:

> »Der Therapeut hat uns diesen Rückhalt gegeben, den wir als Eltern brauchten. Und Richtlinien, das hat uns einfach mehr gefestigt. Was wir vorher auch probiert hatten, aber nicht zustande gebracht hatten.«

Ein Vater beschrieb, der Therapeut habe ihm geholfen, zumindest ansatzweise besser verstehen zu können, was in seiner Tochter vorging. Eine Mutter empfand auch die Sprache, die Ausdrucksweise in der Therapie als stimmig und unterstrich als weiteren wichtigen Punkt zudem die professionelle Arbeit der Therapierenden im Zusammenhang mit anderen Involvierten, wie Schule oder Arzt:

> »Ich war einfach froh, bei einem Fachmann zu sein. Was in meinen Augen sehr gut geklappt hat, war das Zusammenspiel Kinderarzt, Schule und Therapeut. Da hat jeder seine Aufgaben gekannt, die Aufgabenverteilung kam, glaube ich, von hier [vom ZSB] aus, und jeder hat sich daran gehalten.«

Eine Patientin erlebte ein Gefühl der Sicherheit durch Führung und Kongruenz der Therapierenden:

»Sie [die Therapierenden] haben sich klar ausgedrückt – was sie meinen, was sie denken und was man konkret machen könnte. Und man hatte auch das Gefühl, sie stehen hinter dem, was sie sagen und machen.«

Patientinnen und der Patient erzählten, Therapierende hätten Fachkompetenz ausgestrahlt und seien für sie verfügbar gewesen, was zunehmend auch das Vertrauen gestärkt habe. Eine Person beschreibt auch, man habe sich daran festhalten können, was in der Therapie gesagt wurde, und das dann machen können, was ebenfalls ein Gefühl von Sicherheit vermittelt habe.

Emotionale Wertschätzung
Für alle befragten Personen war die emotionale Wertschätzung durch den Therapeuten oder die Therapeutin spürbar und wichtig. Sie gaben an, sie hätten in der Therapie viel Verständnis erfahren, wofür folgende Aussage einer Mutter beispielhaft steht:

»Nach der ersten Sitzung hat unsere Tochter gesagt: ›Das ist ein Wundermann. Es gibt wohl keinen anderen Menschen, der diese Krankheit nicht hat und so darüber Bescheid weiß.‹«

Nachträglich darauf angesprochen, was ihr denn so »wundersam« vorgekommen sei, gab diese Patientin zusammengefasst folgende Interventionen an. Der Therapeut:

- habe sie nicht als »magersüchtig« abgestempelt, sondern immer als Person angesprochen mit einer eigenen Meinung,
- habe sie sogar gefragt, ob sie denn selber ihr Problem überhaupt als Magersucht betrachte,
- habe den Eltern gegenüber darauf bestanden, dass es sich um eine schwere Erkrankung mit leidvollem Erleben handle und nicht um einen »Spleen«, irgendwelchen Models nachzueifern,
- habe den Eltern gegenüber darauf bestanden, dass diese Erkrankung mit starken Ängsten, in die sich Außenstehende nicht einfühlen können, einhergehe,
- habe betont, dass es sich für die Patientin selbst um eine leidvolle »Nicht-kann-Situation« handle und nicht, wie andere Fachleute meinten, um eine »Sie-will-einfach-nicht-Situation«,
- habe auch verstanden, dass es ohne einen äußeren Druck nicht geht, wobei aber sehr wichtig, ja entscheidend gewesen sei, dass ihr (der Patientin) die Kontrolle überlassen wurde.

Zwei Indexpatientinnen fanden, der Therapeut habe Ruhe ausgestrahlt, was sie selbst wiederum als beruhigend erlebt hätten. Bis auf eine Patientin gaben alle befragten Personen an, den Therapeuten oder die Therapeutin als sympathisch und nett erlebt zu haben. Nur eine Patientin empfand die Fachperson als »Feind«. Dass sie ihr gegenüber verständnisvoll und freundlich blieb, auch wenn die Patientin selber »frech« war, habe sie »genervt«. Sie räumte aber ein, sie habe sich in der Therapie besser verstanden gefühlt als von den Eltern, und sie selber sei mit zunehmendem Gewicht »vernünftiger« geworden. Eine Person gab an, die Therapeutin weder als Freund noch als Feind empfunden zu haben, sondern einfach als jemanden, »der sagt, wo es langgeht«. Eine Patientin gab an, sie habe schnell Vertrauen zum Therapeuten gefasst, weil dieser nicht die Krankheit in den Mittelpunkt gestellt habe, sondern sie als Person. Zusätzlich sei auch die Aufklärung über das Krankheitsbild wichtig gewesen, zum Beispiel bezüglich der Körperwahrnehmungsstörung von Betroffenen. Patientinnen und der Patient hatten das Gefühl, in der Therapie über alles reden zu können, und empfanden es dort auch als einfacher als sonst, über ihre Gefühle zu sprechen. Dadurch werde man mit der Zeit weniger skeptisch und bekomme man mehr Vertrauen, gaben sie an. Alle befragten Personen waren sich einig, dass »die Chemie stimmen muss«, damit eine vertrauensvolle Therapiebeziehung zustande kommen kann. Eine Mutter drückte sich dazu wie folgt aus:

> »Wenn uns die Therapeutin nicht sympathisch gewesen wäre, hätte es nichts gebracht, die Chemie muss stimmen. Die Gespräche in der Therapie haben mir sehr geholfen. Wie ich mich gefühlt habe und wie ich mit meinem Kind umgehen muss. Wir konnten über unsere Gefühle reden und haben auch viel geweint.«

Die Eltern erlebten die Therapierenden als direkt und konkret, was als positiv eingeschätzt wurde. Ein Vater erzählte, es habe auch konfrontative Interventionen gegeben in der Therapie, was nötig gewesen sei, um weiterzukommen. Der Therapeut sei allen Familienmitgliedern immer mit Wertschätzung begegnet sowie sehr wohlwollend und ressourcenorientiert. Sie seien als Eltern ermutigt worden, und das habe ihnen Kraft gegeben, wie folgende Aussage zeigt:

> »Es hat auch Auseinandersetzungen gegeben, aber in einem konstruktiven Sinn. Der Therapeut hat uns und unsere Situation ernst genom-

men und uns in gewisser Weise auch entlastet. Und er hat die Angst unserer Tochter sehr ernst genommen, gleichzeitig aber auch Grenzen gesetzt. Ich habe ihn als sehr verlässlichen Menschen wahrgenommen, der auch gemacht hat, was er sagte.«

Systemeinbezug

Der Einbezug Angehöriger und damit verbundene Einschätzungen sowie die Selbstbestimmung von Patientinnen und Patienten in der Therapie werden als subjektiv erlebte Wirkfaktoren in der Hauptkategorie »Systemeinbezug« zusammengefasst. Nachfolgend werden Aussagen aus den Interviews zu den Unterkategorien »Vermittlung«, »Zusammenhalt« und »Selbstbestimmung« wiedergegeben.

Vermittlung

Alle Befragten gaben an, sie hätten Therapierende in einer unter den Familienmitgliedern vermittelnden Funktion wahrgenommen, die ihnen zum gegenseitigen Verständnis geholfen habe. Sowohl die Eltern wie auch die Indexpatienten erlebten die Fachperson als »Übersetzer« oder »Vermittler«, wie die Aussage einer Mutter verdeutlicht:

> »Dem Therapeuten ist es gelungen, die richtigen Komponenten beim jeweiligen Familienmitglied anzusprechen. Er ist eine Art Vermittler. Oder vielleicht auch nur Übersetzer. Er formuliert das so, dass es beide Seiten akzeptieren können, ohne dass man einen Gesichtsverlust hat.«

Auch die Indexpatientinnen und der Indexpatient erlebten die Therapierenden in einer Vermittlerrolle, was folgende Aussagen zeigen:

> »Es gab mit dem Therapeuten eine Drittperson, die geschaut hat, dass alle gleich zum Zug kommen – und eben nicht, dass ich meine Meinung durchsetzen wollte oder meine Eltern. Er hat auch versucht zu vermitteln, wenn wir nicht mehr zusammen reden konnten.«

> »Ich fand es gut, dass die Therapeutin mit den Eltern geredet hat, dass ich nicht musste. Ich habe ihr auch gesagt, wenn mich etwas genervt hat von den Eltern, das hat sie ihnen dann gesagt. Und dann wurde es viel besser.«

Ebenfalls als hilfreich erlebten sie die Führung durch den Therapeuten oder die Therapeutin, was eine Patientin so ausdrückte:

»Es war eine sehr gute Erfahrung für uns als Familie. Weil wir dort eben durch jemanden so geführt wurden. Wir hatten zwar auch zu Hause gute Gespräche, aber da ist es dann eben auch ausgeartet. Dort [in der Therapie] hatten wir wirklich das Gefühl, es gehe jetzt vorwärts.«

Für alle Beteiligten war der Einbezug der Angehörigen wichtig, Patientinnen und Patient betonten zugleich aber, dass es auch wichtig war, dass parallel die Einzeltherapie durchgeführt wurde. Es habe schon Sachen gegeben, die sie nicht vor den Eltern gesagt hätten, und es seien im Einzelsetting auch noch andere für sie wichtige Themen besprochen worden.

Zusammenhalt

Durch den Einbezug der Angehörigen konnten die Anorexie-Betroffenen die Ängste und Sorgen der Eltern besser nachvollziehen, und diese konnten sich umgekehrt in das Verhalten ihrer Kinder besser einfühlen. Auf dieser Basis gegenseitigen Verständnisses wurde in den Familien ein stärkender Zusammenhalt spürbar. Für die Eltern war wichtig, dass es durch die Therapie wieder klare Rollenverteilungen gab und sie besser reagieren konnten, wofür folgende Aussagen beispielhaft stehen:

»Wir wurden stark einbezogen, aber das wollten wir auch. Wir mussten ganz klar eine Rolle übernehmen, und es wurden Vereinbarungen eingegangen und eingehalten.«

»Wir konnten lernen, wie ko-therapeutisch zu arbeiten, lernen, was zu tun ist, wie reagieren. Dass sie [die Tochter] auch gemerkt hat, jetzt wissen wir, um was es geht, und wir können Grenzen setzen und auch mal sagen, da helfen wir jetzt nicht mit, das ist deine Verantwortung.«

Indexpatientinnen und Indexpatient *erlebten ein wachsendes Vertrauen der Eltern* und konnten sich ihnen in der Folge auch mehr öffnen, wofür diese Aussagen stehen:

»Die Eltern haben mich dann meinen eigenen Weg gehen lassen und haben mir auch vertraut. Dass die Eltern dabei sind, fand ich am Anfang das wichtigste. Dass man den Weg zusammen gehen kann.«

»Wir haben einfach irgendwie keine richtige Beziehung gehabt. Also, ich zu den Eltern vor allem. Die Therapie hat uns zusammengeschweißt.«

Selbstbestimmung

Alle Befragten gaben an, dass in erster Instanz immer die Indexpatienten entschieden haben, was sie wollen. Viele berichteten von einer Metapher aus der Therapie, einem Schiff, auf dem die Indexpatienten Kapitän seien. Eine Mutter sagte:

»Es gab klare Zielsetzungen, und unsere Tochter war im Zentrum, es ging immer darum, dass sie entschieden hat. Und wenn sie das nicht konnte, haben wir entschieden, dann musste sie unseren Entscheid akzeptieren. Aber zuerst musste sie sagen, will ich [entscheiden] oder will ich nicht.«

Die Eltern erlebten diesen »konsultativen Einbezug« der Jugendlichen als gut. Man müsse aber auch bereit sein, sich etwas sagen zu lassen, und offen sein in der Therapie. Drei Mütter gaben an, durch die Selbstbestimmung der Tochter oder des Sohns habe für sie auch eine Entlastung stattgefunden, wie folgende Aussage zeigt:

»Die Therapeutin hat alles mit unserem Kind abgemacht, wann es wieder zur Schule durfte und wieder Sport machen, wie viele Stunden pro Woche. So eine Leitplanke zum Normalen zurück.«

Eine Patientin erzählte, es sei manchmal schwierig gewesen, alles selber zu entscheiden:

»Ich hatte Angst, dass ich die Kontrolle verlieren würde. Das hat es auch gegeben, dass ich wieder Hilfe gebraucht habe. Aber es hat mir dann wieder Mut gegeben, wenn wir wieder ein Gespräch hatten. Ich habe immer wieder neue Energie bekommen, mich damit auseinanderzusetzen.«

Die Patientinnen und der Patient erlebten sich als entscheidungsfähig und konnten Autonomieerfahrungen machen. Dadurch, dass sie um ihre Meinung gefragt wurden, fühlten sie sich beachtet, wertgeschätzt und respektiert:

»Ich bin wahrgenommen worden und war eben nicht das kranke Kind, dem man einfach Medizin geben musste, sondern ich bin wirklich gefragt worden.«

»Ich fühlte mich vom Therapeuten sehr verstanden. Er hat immer gesagt, ich dürfe selber sagen, wie es vorwärtsgeht und wie schnell. Und ich habe gelernt, auch mal zu sagen, wenn ich nicht gleicher Meinung war. Der Therapeut ermunterte mich, jeweils zu sagen, was nicht gut ist. Das war auch eine gute Chance für mich, wieder mehr Selbstvertrauen zu bekommen.«

Ergänzende Skalierungsfrage »Bedeutung des Systemeinbezugs«
Mit einer Skalierungsfrage wurde sowohl bei den Patientinnen respektive dem Patienten als auch bei den Eltern zusätzlich erhoben, als wie bedeutend der Einbezug der Eltern in die Therapie eingeschätzt wird. Dies wurde auf einer Skala von 1 (nicht wichtig) bis 10 (sehr wichtig) angegeben, und zwar zu Therapiebeginn, in der Mitte und zum Ende der Therapie. Grundsätzlich wird der Systemeinbezug als wichtig erachtet. Während drei Elternpaare den Einbezug während der Therapie durchgehend sehr wichtig fanden, gab ein Elternpaar an, den Einbezug am Anfang als weniger wichtig als in der Mitte und zum Ende erlebt zu haben. Ein Elternpaar empfand den Einbezug zum Schluss der Therapie weniger wichtig als am Anfang und in der Mitte. Für zwei der befragten Jugendlichen war der Einbezug ebenfalls durchgehend sehr wichtig, und drei der Indexpatientinnen empfanden den Einbezug am Anfang der Therapie als sehr wichtig und bis zum Schluss immer weniger wichtig. Eine Person gab zudem an, sie glaube, dass Mütter einer Therapie offener gegenüberstehen als Väter.

Mögliche Gründe für einen Therapieabbruch

Alle Personen wurden auch dazu befragt, ob es bei ihnen Momente gegeben habe, in denen sie die Therapie aufgeben wollten, und was sie davon abgehalten habe. Die Eltern gaben alle an, für sie sei Aufgeben kein Thema gewesen. Dass sie noch mehr Druck aufgesetzt hätten, wenn die Tochter oder der Sohn hätte aussteigen wollen. Zwei Indexpatientinnen hatten sich ebenfalls einen Ausstieg nicht überlegt. Eine Mutter sagte, sie hätte Druck aufgesetzt, um weiterzumachen, wenn ihre Tochter die therapeutische Behandlung verweigert hätte. Eine Indexpatientin und der Indexpatient erzählten, es habe am Anfang kritische Phasen gegeben, in denen sie nicht zur Therapie gehen wollten, aber danach nicht mehr. Eine Patientin sagte, sie habe sehr lange immer wieder überlegt, die Therapie abzubrechen. Davon abgehalten habe sie letztlich, dass sie sich doch nach den Gesprächen jedes Mal besser gefühlt habe und auch die Eltern große Hoffnungen in die Therapie setzten.

Eine Mutter erzählte:

»Unsere Tochter hat oft gesagt: ›Das ist wie eine Stimme in mir drin, die sagt, du bist es nicht wert zu essen. Hungere so lange, bis du verschwindest, bis du stirbst.‹ Wahrscheinlich kommt der Widerstand, alles aufzuhören und doch nicht zu essen, immer wieder. Dem muss man Paroli bieten und sagen, doch, wir schaffen das zusammen.«

Sowohl die Indexpatientinnen und der Indexpatient wie auch die Eltern wurden außerdem gebeten anzugeben, was sie sich als mögliche Gründe dafür vorstellen könnten, die Therapie abzubrechen. Tabelle 2 zeigt die genannten Gründe.

Eltern	Indexpatientinnen/-patient
fehlender Veränderungswille des Kindes	zu stark Angst auslösende Situation
Zwischenmenschliches stimmt nicht	Weigerung, Hilfe anzunehmen
Therapie bringt keine Veränderung	Beziehung nicht über Gespräche herstellen können
kein Eingestehen, Hilfe zu brauchen	Gewichtszunahme nicht akzeptieren
sich für kompetenter als Fachpersonen halten	keine Unterstützung zu Hause
zu intensive »Kämpfe« mit dem Kind	kein Druck, die Therapie zu machen
nicht auch an sich arbeiten wollen	keine/nicht genügend Geduld

Tab. 2: Genannte denkbare Gründe für einen Therapieabbruch aus der Sicht der Befragten

Bezüglich eines Therapiewechsels wurden unterschiedliche Meinungen vertreten. Eine Mutter war der Meinung, es gebe keinen anderen Ort, an dem ihr besser geholfen werde. Ein Vater hingegen meinte, wenn die Therapie nichts nütze oder nicht das Erhoffte bringe, könne es allenfalls sinnvoll sein, eine andere Therapie aufzusuchen. Außerdem waren sich alle Befragten einig, dass die Therapie keine Erfolgsaussichten habe, wenn der zwischenmenschliche Bereich, die Beziehung zwischen Therapeut oder Therapeutin und Klienten, nicht passe.

Alle befragten Eltern und vier von fünf Indexpatienten beurteilten die Therapie als hilfreich und wirksam. Sie würden die Therapie weiterempfehlen, und drei Personen haben das bereits getan. Eine

Indexpatientin fand die Therapie nur bedingt hilfreich, obwohl sie zu den definierten erfolgreichen Verläufen gehört. Sie gab an, dass die Therapie wohl etwas zur Besserung beigetragen habe, sie jedoch sich selber für das Ergebnis verantwortlich sieht.

Auf die Frage, wem die Therapie etwas gebracht hat, gaben vier der Anorexie-Betroffenen an, die Therapie sei in erster Linie für sie selbst hilfreich gewesen. Drei Personen fanden, die ganze Familie habe profitiert, und zwei Indexpatientinnen waren der Meinung, dass die Therapie vor allem für die Eltern wichtig gewesen sei. Eine Betroffene drückte es so aus:

> »Ich denke, es hat allen zusammen etwas gebracht. Mir, dass ich klarer gesehen habe, wie es den Eltern geht, und ihnen, dass sie gesehen haben, was ich mir überhaupt überlege. Und auch, wie man mit Situationen umgehen kann, bei denen beide nicht mehr wissen, wie weiter.«

Interpretation der Ergebnisse

Im Folgenden werden diese Faktoren aufgrund der gefundenen Resultate in den einzelnen Kategorien interpretiert und diskutiert.

Motivationale Aspekte

Die dargestellten Ergebnisse bestätigen aus der Sicht Betroffener das Prinzip der systemischen Frühintervention, das dem Therapieansatz zugrunde liegt. Sind die Eltern zur Therapie motiviert, kann ihr Kind eher zu einer Therapie bewegt werden, auch wenn es zumindest anfangs keine Motivation dazu zeigt. Therapiemotivation wird dabei in einen Zusammenhang mit den Wechselwirkungen im Familienkontext gebracht. Bei der Initialmotivation, die man benötigt, um eine Therapie anzufangen, stehen für die befragten Eltern die Sorge um ihr Kind, Verzweiflung und das Gefühl der Hilflosigkeit im Vordergrund sowie der Wunsch, wieder handlungsfähig zu werden. Bei den Indexpatientinnen und dem Indexpatienten besteht indessen häufig gar keine Motivation zu einer Therapie. Daher ist ein transparentes therapeutisches Vorgehen wichtig, *sodass die Hilfesuchenden nicht nur wissen, welche Art von Therapie sie erwartet, sondern sie auch wollen und sie damit zu ihrer eigenen Sache machen.*

Die systemische Problembeschreibung trägt zu einer Passung zwischen subjektiven und wissenschaftlichen Informationen bei, was von den Befragten als positiv bewertet wird. Aufgrund der vorliegenden

Ergebnisse lässt sich festhalten, dass die Betroffenen Erklärungen und Aussagen in der Therapie als plausibel und konsistent wahrgenommen haben. Insbesondere von den Patientinnen und dem Patienten wurde das Gefühl beschrieben, der Therapeut oder die Therapeutin habe verstanden, worum es geht, was zu einer vertrauensvollen Beziehung und damit zur Therapiemotivation beigetragen habe.

Die Aussagen der befragten Eltern lassen darauf schließen, dass von ihrer Seite auch die Bereitschaft dazugehört, sich von jemand Außenstehendem, also dem Therapeuten oder der Therapeutin, sagen zu lassen, was sie zu tun haben. Neben dem Befolgen von Handlungsanweisungen beinhaltet das für sie auch das Eingestehen eigener Unzulänglichkeiten sowie die Fähigkeit, dies nicht als Versagen und Kapitulation aufzufassen, sondern als Chance dafür, Hilfe für die Familie anzunehmen. Die Voraussetzung dazu sehen Eltern in einem genügend großen Leidensdruck, dann nämlich, wenn alle bisher versuchten Maßnahmen, das Kind zum Essen zu bewegen, gescheitert sind. Darin lässt sich das Muster eines Systems erkennen, in dem sich wechselseitig missglückte Problemlösungen zu einem Teufelskreis verschränken. Je mehr versucht wird, die Situation zu entschärfen, umso größer das Dilemma. Die Eltern und ihr Kind müssen in der Therapie also erkennen, dass sie verschiedene Sichtweisen haben, was sich in den Interviews bestätigt und worin sich auch die kognitive Vorbereitung zur Motivationssteigerung erkennen lässt.

In den untersuchten Verläufen scheint es geglückt zu sein, dass die Hilfesuchenden Fachkompetenz, Führung und Erfahrung der Therapierenden wahrgenommen haben, womit auch ihre – der Hilfsuchenden – Mitverantwortung am Erfolg der Therapie gewachsen ist.

Sowohl die befragten Eltern wie auch die Patientinnen und der Patient glauben, dass die eigene Motivation zur Therapie und zur Durchführung ausschlaggebend ist. Zudem wurde angegeben, dass ein Druck seitens der Eltern sowohl zum Einstieg sowie während der Therapie sehr wichtig für den Therapieverlauf gewesen sei. Vor dem Hintergrund, dass die Prognose umso günstiger ist, je früher in der Pubertät die Störung beginnt, je früher sie erkannt und je früher nach Krankheitsbeginn sie behandelt wird, sprechen diese Ergebnisse aus der Sicht der Betroffenen für das Prinzip der systemischen Frühintervention und betonten die Wichtigkeit der elterlichen Funktion im Zusammenhang mit einem frühzeitigen Therapiebeginn.

Für Umgang mit Krisensituationen beschrieben die Befragten klare Regeln und Vereinbarungen als hilfreich. Außerdem werden praktische Lösungen geschätzt, da sie Anleitungen zum Handeln bieten und so neue, »korrektive« Erfahrungen gemacht werden können. Erklärungsansätze wurden von den Eltern als stimmig empfunden, weil sie im Sinne der systemischen Problembeschreibung auf ihre individuelle Problemsituation abgestimmt vermittelt werden.

In Bezug auf denkbare Gründe für einen Therapieabbruch finden sich unterschiedliche Ausprägungen in den Aussagen der befragten Eltern und ihrer Kinder. Während die Eltern eher personale und motivationale Gründe anführen sowie solche in Bezug auf die therapeutische Beziehung, sehen Patientinnen und Patient mögliche Schwierigkeiten hauptsächlich in personalen Gründen hinsichtlich körperlicher, angstvermeidender und kommunikativer Faktoren sowie familiärer Unterstützung. Diese Angaben decken sich weitgehend mit den Gründen zu mangelnder Therapiemotivation. So könnten sich die in den Interviews angegebenen Gründe bezüglich Angstvermeidung und der Weigerung zur Gewichtszunahme mit Differenzen bei Zielen und bei der Bewertung von Risiken in Zusammenhang bringen lassen. Dass die Befragten Erklärungsansätze als positiv erlebten, weist auf das Erreichen eines Konsenses hin, der wohl nicht möglich gewesen wäre, wenn Betroffene entschieden hätten, ihr Untergewicht als akzeptables Risiko beizubehalten.

Die von Betroffenen angegebene Notwendigkeit bezüglich Geduld und Durchhaltevermögen – was man beides benötigt, um eine Therapie nicht abzubrechen –, könnte darauf hindeuten, dass in den untersuchten Verläufen Hilfen zur Überwindung vorhandener Hürden auf dem Weg zu normalem Essverhalten angeboten und angenommen worden sind. Diese Interpretation wird auch durch im Zusammenhang mit Krisenbewältigung hilfreiche Faktoren gestützt (u. a. klare Regeln, Vereinbarungen, plausible Erklärungsansätze). Betroffene berichten überdies, eigene Fortschritte als sehr motivierend erlebt zu haben. So empfanden die Patientinnen und der Patient mit zunehmendem Gewicht positive Veränderungen hinsichtlich ihrer Lebensqualität, was einen Angstabbau bezüglich Gewichtszunahme zur Folge hatte. Dies entspricht der therapeutisch angestrebten Unterbrechung phobischer Muster der Angstvermeidung im Rahmen der Beziehungsgestaltung.

Aspekte der therapeutischen Beziehung

Die Wichtigkeit der therapeutischen Beziehung als Wirkfaktor wird aus der Sicht der Betroffenen bestätigt. Sie beschreiben, dass ihnen in der Therapie Achtung und Sicherheit entgegengebracht wurden, das sich relevante Faktoren für eine tragende Therapiebeziehung. Emotionale Wertschätzung wird in Form eines wohlwollenden Verständnisses der Fachpersonen auf allen Seiten erlebt. Die Betroffenen haben das Gefühl, vom Therapeuten oder von der Therapeutin persönlich und inhaltlich vertreten zu werden, sowohl im Einzel- wie auch im Familiensetting. Die Fachpersonen wirken kompetent, authentisch, respektvoll und verbindlich, wodurch sie für Betroffene Glaubwürdigkeit vermitteln. Die vorliegenden Resultate lassen den Schluss zu, dass sowohl die Patientinnen und der Patient wie auch die Eltern in der Therapiebeziehung Wohlwollen, Achtung und Sicherheit erlebt haben (als Voraussetzung dafür, sich der Realität zu stellen).

Ob sich bei den Befragten eine unsichere Bindungsorganisation findet, kann aufgrund der vorliegenden Untersuchung nicht beurteilt werden, es lässt sich aber festhalten, dass die therapeutische Beziehung als verlässlich erlebt wurde und dies von Betroffenen als zentraler Faktor für die Wirksamkeit der Therapie bewertet wird. Dies kann sich mit der Theorie zusammenbringen lassen, dass eine sichere Bindung für den therapeutischen Prozess von großer Bedeutung ist. Somit können die Aussagen in Bezug auf die erlebte Sicherheit in der Therapie als Hinweis dafür gesehen werden, dass eine in diesem Sinne als gut erlebte Therapiebeziehung dabei hilft, mit intensiven emotionalen Ereignissen umzugehen, was der Persistenz der Essstörung entgegenwirkt.

Auf der Ebene störungsspezifischer Interventionen wird von Betroffenen insbesondere die Arbeit mit Metaphern beschrieben. So lenkt beispielsweise der Vergleich mit einem Schiffskapitän auf verständliche Art und Weise auf einen positiven Zielbereich, der für die Therapie relevant ist, nämlich das autonome Handeln der Patientin oder des Patienten.

Bezüglich als schwierig erlebter Faktoren in der Therapiebeziehung wurde lediglich vonseiten der Eltern geäußert, nach den Sitzungen zeitweilig verunsichert gewesen zu sein und den Wunsch nach mehr Orientierung gehabt zu haben. Da dieses Gefühl jedoch auch von Zuversicht begleitet gewesen sei, wurde es nicht als negativ erlebt.

Die Aussagen der befragten Personen lassen darauf schließen, dass die therapeutische Situation jeweils nachgewirkt hat. Dies entspricht der therapeutischen Intensität, einem für die therapeutische Beziehungsgestaltung wichtigen Faktor. Alle befragten Personen gaben an, sich nach den Sitzungen jeweils besser gefühlt zu haben. Die Aussagen in diesem Zusammenhang deuten darauf hin, dass der innere Bezugsrahmen therapeutisch verändert werden konnte, sodass davor negative oder ängstigende Gefühle in hoffnungsvolle, positive Empfindungen umgedeutet werden konnten. Dazu wurden nach Aussagen der Befragten auch ihre individuellen Kompetenzen berücksichtigt, was auf der Seite der Therapierenden eine Balance zwischen empathischem Zuhören einerseits und Aufmerksamkeit für die Stärken der Hilfesuchenden andererseits vermuten lässt.

Aspekte des Systemeinbezugs

Die theoretische Annahme, dass der Einbezug Angehöriger von Betroffenen insbesondere zum Einstieg in die Therapie als wichtig erlebt wird, kann aufgrund der vorliegenden Ergebnisse bestätigt werden. Darüber hinaus wird der Systemeinbezug während der ganzen Therapie als relevant beschrieben, von den Eltern noch etwas stärker als von den Indexpatienten. Letztere erleben vor allem auch die Kombination aus Einzel- und Familiensetting als positiv, wobei sie die Wichtigkeit der Einzelgespräche neben den Familiensitzungen betonen.

Die allparteiliche Haltung des Therapeuten oder der Therapeutin wird von den Betroffenen als positiv wahrgenommen, sodass sich im Familiensetting niemand benachteiligt fühlt.

Die Eltern werden stark in die Therapie einbezogen und müssen dazu bereit sein, aktiv an einer Verbesserung mitzuarbeiten. Dies entspricht dem systemischen Verständnis des »funktionalisierten« Symptoms (in der Innenperspektive entspricht es einer »systemstabilisierenden Leistung«). Die Eltern verstanden sich daher als ein Teil dieses Problemsystems. Sollte von ihrer Seite die Auffassung bestehen, die Therapie erfordere lediglich ihre Anwesenheit und keine aktive Mitarbeit und Veränderungsbereitschaft ihrerseits, könnten daraus Motivationsprobleme resultieren. Dem gegenüber stehen jedoch die Aussagen der befragten Eltern, dass sie einen Therapieabbruch auch in Krisensituationen nicht in Erwägung gezogen hätten. Dies kann entsprechend der Bindungsperspektive gedeutet werden, wonach die Eltern mithelfen, Reaktanz bei ihrer Tochter oder ihrem Sohn aufzufangen und abzubauen, wenn sie hinter dem Erklärungs- und Veränderungsmodell der Therapie stehen. Dass dies bei den befragten Eltern gelungen ist, kann in Zusammenhang mit der strukturellen Äquivalenz innerhalb der systemischen Problembeschreibung gebracht werden (für eine ausgewogene Beurteilung müssten auch die Daten von »Abbrechern« vorliegen).

Therapierende werden von den Befragten als »Übersetzer« erlebt, die zwischen den Familienmitgliedern vermitteln. Durch diese Vermittlung können Betroffene einen Perspektivenwechsel vollziehen, was eine Mehrung von Optionen zur Folge hat. Dies wiederum wirkt sich positiv auf die Lösung vorhandener Probleme und den Therapieverlauf aus. Die Anwesenheit einer »neutralen« Drittperson in Gestalt des Therapeuten oder der Therapeutin wird von den Befragten zudem als ausgleichend und beruhigend erlebt. Eine gelingende und funktionierende Kommunikation kann als Voraussetzung für ein gemeinsames Problemlösen im Familienbeziehungssystem aufgefasst werden. Dass der Therapeut oder die Therapeutin von den Befragten als vermittelnd für eine bessere Kommunikation innerhalb des Familiensystems wahrgenommen wird, kann daher als besonders wichtiger Faktor für den Therapieverlauf gewertet werden.

Die klientenorientierte Haltung (PatientIn als ExpertIn ihrer Situation und als AuftraggeberIn) wird von den Beteiligten positiv beurteilt. Indexpatientinnen und -patienten können so die Kontrolle über die Essstörung behalten – ein wichtiger Faktor im Hinblick auf das häufig übersteigerte Kontrollbedürfnis Betroffener –, und für Eltern kann die Selbstbestimmung ihrer Tochter oder ihres Sohnes eine Entlastung bedeuten, was aufgrund der Ergebnisse aus den Interviews von Betroffenen bestätigt wird. Während die Indexpatienten als Experten der eigenen Situation gesehen werden, müssen allerdings die Eltern auch gewillt sein, ihrem Kind diese Rolle zuzusprechen, damit es sich ernst genommen fühlt und Autonomieerfahrungen machen kann.

In den befragten Systemen wurde den Indexpatientinnen und dem Indexpatienten diese Rolle zugestanden, wodurch neue Erfahrungen von Selbstwirksamkeit und Verantwortungsübernahme für sie möglich wurden. Als Folge davon entstand ein gegenseitig wachsendes Vertrauen, wodurch ein stärkerer Zusammenhalt im Familienverbund erlebt wurde. Die meisten Befragten empfanden die Therapie nicht nur für die Indexpatientinnen und den Indexpatienten, sondern für die ganze Familie als hilfreich.

Alle befragten Indexpatienten sehen den »Druck« der Eltern als ausschlaggebenden Faktor zur Durchführung der Therapie, was ebenfalls für die Wichtigkeit des Systemeinbezugs spricht. Wichtig war dabei der »Dreh«, dass die Eltern stets im Auftrag ihrer Kinder handelten.

Hypothesen

Aus den dargestellten Ergebnissen der qualitativen Untersuchung lassen sich folgende Hypothesen für weitere Untersuchungen ableiten:

1. Ein bedeutsamer Wirkfaktor für einen positiven Therapieverlauf ist es, die von Betroffenen mitgebrachten Stärken, Fähigkeiten, Einstellungen und Ziele in der Therapie auszumachen und sie so für den Veränderungsprozess im Sinne einer Ressourcenaktivierung gezielt nutzen zu können.
2. Der Einbezug Angehöriger in die Therapie stellt eine wichtige Ressource dar, die durch entsprechendes therapeutisches Vorgehen aktiviert werden kann.
3. Können die nahen Bezugspersonen nicht für die Therapie gewonnen werden, lässt sich ein schlechter Therapieverlauf oder ein Abbruch prognostizieren.
4. In einer Familie sind es meist die Mütter, die als Erste den Krankheitsbeginn bei Tochter oder Sohn bemerken und die Initiative zu einer Therapie ergreifen.

Abschließende Bemerkungen

Damit möchten wir den Kreis schließen. Psychisches Leid umfasst das Individuum mitsamt seinen (Bedeutungs-)Kontexten, in denen es lebt, vornehmlich den nahen zwischenmenschlichen Beziehungen. Systemische Therapie nutzt diesen Umstand. Ihr Ziel ist es, im Auftrag der hilfesuchenden Person und dialogisch mit den von einem Leid (mit)betroffenen Menschen kommunikative Rahmenbedingungen zu gestalten, um stagnierende Entwicklungsprozesse in Gang zu bringen. Anhand zahlreicher Beispiele haben wir zu zeigen versucht, dass und wie dieses Ziel erreicht werden kann. Es setzt die professionelle Bereitschaft voraus, sich dem psychotherapeutischen Mehrpersonen-Setting und den damit verbundenen Widersprüchen, Hindernissen und Komplikationen zu stellen. Niemand ist dabei vor Irrtümern und Rückschlägen gefeit. Ungeachtet dessen möchten wir angehende Therapeutinnen und Therapeuten ermutigen, diesen Ansatz zu praktizieren. Kein Zweifel: Er fordert einem einiges ab, doch eröffnet er zugleich einen optimistischen Blick auf die Menschen und auf ihr Potenzial. Konflikte sind dabei eine der vielen Ausdrucksformen von Verbundenheit.

Literatur

Ahnert, L. (2007): Von der Mutter-Kind- zur Erzieherinnen-Kind-Bindung? In: F. Becker-Stoll u. M. R. Textor (Hrsg.): Die Erzieherin-Kind-Beziehung. Zentrum von Bildung und Erziehung. Berlin/Mannheim (Cornelsen Scriptor).
Ainsworth, M. D. S. a. B. A. Witting (1969): Attachment and exploratory behavior of one-year-olds in a strange situation. In: B. M. Foss (ed.): Determinants of infant behavior. Vol. IV. Methuen (London), pp. 111–136.
Ambühl, H. u. K. Grawe (1989): Psychotherapeutisches Handeln als Verwirklichung therapeutischer Heuristiken. *Psychotherapie, Psychosomatik, medizinische Psychologie* 39: 1–10.
Andersen, T. (1996): Das Reflektierende Team. Dortmund (modernes lernen).
Anderson, B. J. a. J. C. Coyne (1991): »Miscarried helping« in families of children and adolescents with chronic diseases. In: J. H. Johnson a. S. B. Johnson (eds.): Advances in child health psychology. Gainesville (University of Florida Press).
Anderson, H. (1999): Das therapeutische Gespräch. Stuttgart (Klett-Cotta).
Anderson, H. u. H. A. Goolishian (1990): Menschliche Systeme als sprachliche Systeme. *Familiendynamik* 15 (3): 213–243.
Antonovsky, A. (1997): Salutogenese. Zur Entmystifizierung der Gesundheit. Tübingen (dgtv).
Auerswald, E. H. (1968): Interdisciplinary versus ecological approach. *Family Process* 7: 205–215.
Bandler, R., J. Grinder u. V. Satir (1999): Mit Familien reden. Stuttgart (Pfeiffer bei Klett-Cotta).
Bastiaan, P. (2005): Vom Sündenbock zum Partner. *Psychosoziale Umschau* 4: 13–15.
Bastine, R. (1981): Adaptive Indikationen in der zielorientierten Psychotherapie. In: U. Baumann (Hrsg.): Indikationen zur Therapie psychischer Störungen. München (Urban & Schwarzenberg), S. 158–168.
Bateson, G. (1983): Ökologie des Geistes. Frankfurt a. M. (Suhrkamp).
Bateson, G. et al. (1984): Auf dem Wege zu einer Schizophrenie-Theorie. In: G. Bateson, G. et al. (Hrsg.) (1984a): Schizophrenie und Familie. Frankfurt a. M. (Suhrkamp).
Bateson, G. et al. (1984b): Schizophrenie und Familie. Frankfurt a. M. (Suhrkamp).
Baumann, U. (Hrsg.) (1981): Indikationen zur Therapie psychischer Störungen. München (Urban & Schwarzenberg).
BeauchampT. L. a. J. F. Childress (1994): Principles of Biomedical Ethics. New York/Oxford (Oxford University Press).

Beck, A. T. (1992): Kognitive Therapie der Depression. Weinheim (Beltz).
Berg, I. K. (1992): Familien-Zusammenhalt(en). Ein kurztherapeutisches und lösungsorietiertes Arbeitsbuch. Dortmund (modernes lernen).
Bertalanffy, L. von (1968): General system theorie. New Yotk (George Braziller).
Binnig, G. (1989): Aus dem Nichts. München (Piper).
Blok, A. (1978): Anthropologische Perspektiven. Stuttgart (Klett-Cotta).
Bortz, J. u. N. Döring (2006): Forschungsmethoden und Evaluation. Berlin (Springer).
Boszormenyi-Nagy, I. a. B. R. Krasner (1986): Between give and take. A clinical guide to contextual therapy. New York (Brunner/Mazel).
Boszormenyi-Nagy, I. u. G. Spark (1981): Unsichtbare Bindungen. Stuttgart (Klett-Cotta).
Bowlby, J. (1949): The study and reduction of group tension in the family. *Human Relations* 2: 123–128.
Bowlby, J. (1969): Attachment and loss. Vol. I: Attachment. London (Hogarth and Institute of Psycho-Analysis.
Bowlby, J. (1975): Bindung – Eine Analyse der Mutter-Kind-Beziehung. München (Kindler).
Bowlby, J. (1980): Bindung als sichere Basis. Grundlagen und Anwendung der Bindungstheorie. München/Basel (Ernst Reinhardt).
Bowlby, J. (2008): Bindung als sichere Basis. Grundlagen und Anwendung der Bindungstheorie. München/Basel (Ernst Reinhardt).
Bretherton, I. a. E. Waters (eds.) (1985): Growing points of attachment theory and research. (Monographs of the Society for Research in Child Development, 50, 1–2, Serial No. 209.) Chicago (University of Cicago Press).
Bronfenbrenner, U. (1981): Die Ökologie der menschlichen Entwicklung. Stuttgart (Klett-Cotta).
Bruch, H. (1982): Der goldene Käfig. Frankfurt a. M. (Fischer).
Bryant, C. M., R. D. Conger a. J. M. Meehan (2001): The influence of in-laws on change in marital success. *Journal of Marriage and Family* 63 (3): 614–626.
Byng-Hall, J. (1980): Symptom bearer as marital distance regulator: Clinical implications. *Family Process* 19: 355–365.
Cierpka, M. (Hrsg.) (1999): Kinder mit aggressivem Verhalten. Göttingen (Hogrefe).
Cierpka, M. (Hrsg.) (2003): Handbuch der Familiendiagnostik. Berlin (Springer).
Cierpka, M., B. Zander u. S. Wiegand-Grefe (1999): Therapieziele in der Familientherapie. In:H. Ambühl u. B. Strauß (Hrsg.) (1999): Therapieziele in der Psychotherapie. Hogrefe (Göttingen), S. 165–183.
Covey, S. R. (1989): Die sieben Wege zur Effektivität. München (Heyne).
Coyne, J. C. (1976): Depression and the responses of others. *Journal of Abnormal Psychology* 85: 186–193.

Damen, S. u. K. Betz (2009): Eltern im Fokus. Kronach (Carl Link).
de Shazer, S. (1989): Der Dreh. Überraschende Wendungen und Lösungen in der Kurzzeittherapie. Heidelberg (Carl-Auer), 11. Aufl. 2010.
Doan, R. E. (2004): The king is dead. Long live the king: Narrative therapy and practicing what we preach. *Family Process* 37 (3): 379–385.
Dörner, D. (1990): Die Logik des Misslingens. Reinbek bei Hamburg (Rowohlt),
Drosdowski, G. (Bearb.) (1989): Etymologisches Herkunftswörterbuch der deutschen Sprache. (Duden, Bd. 7.) Mannheim/Leipzig/Wien/Zürich (Dudenverlag).
Dudenredaktion (Hrsg.) (2009): Die deutsche Rechtschreibung. (Duden, Bd. 1.) Mannheim/Wien/Zürich (Dudenverlag), 25., völlig neu bearb. u. erw. Aufl.
Eisler, I., C. Dare, G. Russell, G. Szmukler, D. LeGrange a. E. Dodge (1997): A five-year follow-up of a controlled trial of family therapy in severe eating disorders. *Archives od General Psychiatry* 54: 1025–1030.
Family Process (1962) 1 (1–4) [= Erstausgabe]: Editorial.
Fiedler, P. (2003): Integrative Psychotherapie bei Persönlichkeitsstörungen. Göttingen (Hogrefe).
Fiedler, P., T. Niedermeier u. C. Mundt (1986): Gruppenarbeit mit Angehörigen schizophrener Patienten. Materialien für die therapeutische Gruppenarbeit mit Angehörigen und Familien. Weinheim (Psychologie Verlags Union).
Flick, U. (2002): Qualitative Sozialforschung. Reinbek bei Hamburg (Rowohlt).
Flick, U., E. von Kardorff u. I. Steinke (Hrsg.) (2008): Qualitative Forschung. Ein Handbuch. Reinbek bei Hamburg (Rowohlt).
Foerster, H. von (1985): Sicht und Einsicht. Wissenschaftstheorie, Wissenschaft und Philosophie. Braunschweig/Wiesbaden (Vieweg & Sohn).
Foss, B. M. (ed.) (1969): Determinants of infant behavior. (Vol. IV.) Methuen (London).
Freud, S. (1982a): Schriften zur Behandlungstechnik. (Studienausgabe, Ergänzungsband.) Frankfurt a. M. (Fischer).
Freud, S. (1982b): Über die Psychogenese eines Falles von weiblicher Homosexualität. (Studienausgabe, Bd. VII.) Frankfurt a. M. (Fischer Wissenschaft).
Frisch, M. (1972): Tagebuch 1966–1971. Frankfurt a. M. (Suhrkamp).
Joraschky, P u. K. Petrowsky (2008): Angst und Bindung: Bindungstheoretische Prozesse bei Angststörungen. In: B. Strauß (Hrsg.): Bindung und Psychopathologie. Stuttgart (Klett-Cotta).
Gennep, A. van (1986): Übergangsriten. Frankfurt a. M./New York (Campus).
Gergen, K. J. (2002): Konstruierte Wirklichkeiten: Eine Hinführung zum sozialen Konstruktionismus. Stuttgart (Kohlhammer).

Gloger-Tippelt, G. (2000): Familienbeziehungen und Bindungstheorie. In: K. Schneewind (Hrsg.): Familienpsychologie im Aufwind. Göttingen (Hogrefe), S. 49–60.

Goebel-Fabbri, A. E., J. Fikkan, D. L. Franko, K. Pearson, B. J. Anderson a. K. Weinger (2008): Insulin restriction and associated morbidity and mortality in women with type 1 diabetes. *Diabetes Care*: 415–419. Verfügbar unter: http://care.diabetesjournals.org/content/31/3/415.abstract [27.10.2010].

Grabe, H., J. u. M. Rufer (2009): Alexithymie: Eine Störunge der Affektregulation. Bern (Huber).

Graf, J. u. R. Frank (2001): Parentifizierung: Die Last, als Kind die eigenen Eltern zu bemuttern. In: S. Walper u. R. Pekrun (Hrsg.) (2001): Familie und Entwicklung. Göttingen (Hogrefe).

Grawe, K. (1998): Psychologische Therapie. Göttingen (Hogrefe).

Grawe, K. (2005): Alle Psychotherapien haben auch Grenzen. *NZZ am Sonntag*, 23.10.2005: 78.

Grawe, K. u. S. Fliegel (2005). »Ich glaube nicht, dass eine Richtung einen Wahrheitsanspruch stellen kann!« Klaus Grawe in Gesprächen mit Steffen Fliegel. *Psychotherapie im Dialog* 6: 128–135.

Greenberg, M. T., D. Cicchetti a. E. M. Cummings (eds): Attachment in the preschool years. University of Chicago Press (Chicago).

Greenson, R. R. (1975): Technik und Praxis der Psychoanalyse. Stuttgart (Klett-Cotta).

Grossmann, K. E. u. K. Grossmann (Hrsg.) (2003): Bindung und menschliche Entwicklung: John Bowlby, Mary Ainsworth und die Grundlagen der Bindungstheorie. Stuttgart (Klett Cotta).

Grossmann, K. u. K. E. Grossmann (2004): Bindungen – Das Gefüge psychischer Sicherheit. Stuttgart (Klett-Cotta).

Grünwald, H. u. K. Massenbach (2003): Ergebnisqualität ambulanter systemischer Therapie. Eine Multizenterstudie in der deutschsprachigen Schweiz. *Psychotherapie und psychosomatischen Medizin* 53: 1–8.

Grünwald, H., J. Liechti u. K. Stauffacher (2010). Combined systemic-cognitive behavioural therapy of anorexia in ambulatory primary care: Theory and practice. (Paper presented at the 20th IFP World Congress of Psychiatry, Luzern, 18.06.2010.)

Guntern, G. (Hrsg.) (1983?): Der blinde Tanz zur lautlosen Musik. Brig (ISO).

Haley, J. (1979): Direktive Familientherapie. München (Pfeiffer).

Hardin, G. (1959): Naturgesetz und Menschenschicksal. Stuttgart (Klett-Cotta).

Heckmann, G. (1993): Das sokratische Gespräch. Frankfurt a. M. (dipa).

Heekerens (2002): Die Funktionale Familientherapie. In: S. K. D. Sulz u. H.-P. Heekerens (Hrsg.): Familien in Therapie. Grundlagen und

Anwendung kognitiv-behavioraler Familientherapie. München (CIP), S. 159–179.
Hellhammer, D. (2005): Wie die Zuwendung der Eltern die Stressvulnerabilität beeinflusst: Molekularbiologische Grundlagen sozialer Erfahrung. (Interview mit Michael Meaney.) *Verhaltenstherapie* 15: 110–112.
Herpetz-Dahlmann, B. u. H. Remschmidt (1995): Entwicklungsabweichungen infolge von Störungen der Kind-Umwelt-Interaktion im Säuglingsalter. *Kindheit und Entwicklung* 4: 15–24.
Herzog, W. u. J. Schweitzer (1994): Anorexia nervosa – Ergebnisse und Perspektiven in Forschung und Therapie. *Familiendynamik* 2: 182–187.
Hoffman, L. (1995): Grundlagen der Familientherapie. Hamburg (Isko).
Howard, K. I., R. J. Lueger, M. S. Maling a. Z. Martinovich (1993): A phase model of psychotherapy outcome: Causal mediation of change. *Journal of Consulting and Clinical Psychology* 61: 678–685.
Hubble, M. A., B. L. Duncan u. S. D. Miller (Hrsg.) (2001): So wirkt Psychotherapie. Dortmund (modernes lernen).
Hubschmid, T. (1989): Rehabilitative Familientherapie. *System Familie* 2: 165–173.
Husserl, E. (2009): Logische Untersuchungen. Hamburg (Meiner).
Imber-Black, E., J. Roberts u. R. A. Whiting (1993): Rituale in Familien und Familientherapie. Heidelberg (Carl-Auer), 5. Aufl. 2006.
Joraschky, P. u. K. Petrowsky (2008): Angst und Bindung: Bindungstheoretische Prozesse bei Angststörungen. In: B. Strauß (Hrsg.): Bindung und Psychopathologie. Stuttgart (Klett-Cotta), S. 49–80.
Kelly, G. A. (1991): The psychology of personal constructs. Vol. 2.: Clinical diagnosis and psychotherapy. London (Routledge).
Kennedy, S. H. a. P. E. Garfinkel (1992): Advances in diagnosis and treatment of anorexia and bulimia nervosa. *Canadian Journal of Psychiatry* 37: 309–315.
Kreuzer, F. (1983): Auge macht Bild. Ohr macht Klang. Hirn macht Welt. Wien (Franz Deuticke).
Leptihn, T. (2005): 50 Tipps für die Angehörigenarbeit in der Altenpflege. Hannover (Brigitte Kunz).
Lieb, H. (2009): So hab ich das noch nie gesehen. Systemische Therapie für Verhaltenstherapeuten. Heidelberg (Carl-Auer).
Liechti, J. (2005): Kooperation mit Angehörigen – systemische Aspekte. *Schweizerische Zeitschrift für Ergotherapie* (12): 6–9.
Liechti, J. (2008): Magersucht in Therapie. Gestaltung therapeutischer Beziehungssysteme. Heidelberg (Carl-Auer).
Liechti, J. (2009): Dann komm ich halt, sag aber nichts. Motivierung Jugendlicher in Therapie und Beratung. Heidelberg (Carl-Auer), 2. Aufl. 2010.
Liechti, J. u. T. Eggel (2005): Systemtherapie für die Praxis. (Skript ZSB Bern. Unveröffentl. Manuskript für Ausbildungsteilnehmer.) Bern (Zentrum für Systemische Therapie und Beratung).

Liechti, J. u. M. Liechti-Darbellay (2010): Der systemtherapeutische Einbezug von Angehörigen – (k)ein Problem? *Familiendynamik* 4: 328–337.
Loetscher, H. (1999): Die Augen des Mandarin. Zürich (Diogenes).
Lock, J., D. Le Grange, W. S. Agras, A. Moye, S. W. Bryson a. J. Booil (2010): Randomized clinical trial comparing family-based treatment with adolescent-focused individual therapy for adolescents with anorexia nervosa. *Archives of General Psychiatry* 67 (10): 1025–1032.
Lorenz, K. (1973): Die Rückseite des Spiegels. Versuch einer Naturgeschichte menschlichen Erkennens. München (Piper).
Ludewig, K. (1991): Das Problemsystem. Eine Alternative zu den Konzepten medizinischer Psychopathologie und sozialwissenschaftlicher Devianz. *Standpunkt: sozial* 1: 23–28.
Ludewig, K. (2000): Systemische Therapie mit Familien. *Familiendynamik* 25 (4): 450–484.
Ludewig, K. (2003): Arbeit mit Ressourcen auf der systemischen Ebene. Der Ansatz der systemischen Therapie. In: H. Schemmel u. J. Schaller (Hrsg.): Ressourcen. Tübingen (dgvt), S. 311–323.
Main, M. a. E. Hesse (1990): Parents unresolved traumatic experiences are related to infant disorganized attachment status. Is frightened and/or frightening parental behavior the linking mechanism? In: M. T. Greenberg, T. D. Cicchetti a. E. M. Cummings (eds.): Attachment in the preschool years. Chicago (University of Chicago Press), pp. 161–184.
Main, M., N. Kaplan a. J. Cassidy (1985): Security in infancy, childhood, and adulthood: A move to the level of representation. In: I. Bretherton a. E. Waters (eds.): Growing points of attachment theory and research. (Monographs of the Society for Research in Child Development, 50, 1–2, Serial No. 209.) Chicago (University of Cicago Press).
Mann, L. (1991): Sozialpsychologie. München (Psychologie Verlags Union).
Marvin, R. S. (2001): Beiträge der Bindungsforschung zur Praxis der Familientherapie. In: G. Suess, W. K. Scheuerer-Englisch u. K. P. Pfeifer (Hrsg.): Bindungstheorie und Familiendynamik. Gießen (psychosozial), S. 209–239.
Marvin, R. S. (2003): Entwicklungspsychopathologische Intervention auf der Basis der Bindungs- und der Familiensystemtherorie. In: H. Scheuerer-Englisch, G. J. Suess u. W. K. P. Pfeifer (Hrsg.) (2003): Wege zur Sicherheit. Gießen (psychosozial), S. 109–134.
Marvin, R. S., G. Cooper, K. Hoffmann u. B. Powell (2003): Das Projekt »Kreis der Sicherheit«: Bindungsgeleitete Intervention bei Eltern-Kind-Dyaden im Vorschulalter. In: H. Scheuerer-Englisch, G. J. Suess u. W. K. P. Pfeifer (Hrsg.) (2003): Wege zur Sicherheit. Gießen (psychosozial), S. 109–134.
Mattejat, F. (1997): Indikationsstellung und Therapieplanung. In: H. Remschmidt (Hrsg.): Psychotherapie im Kindes- und Jugendalter. Stuttgart/New York (Thieme), S. 69–77.

Mayring, P. (2002): Einführung in die qualitative Sozialforschung. Weinheim (Beltz).
Mayring, P. (2007): Qualitative Inhaltsanalyse. Grundlagen und Techniken. Weinheim (Beltz).
McDaniel, S. H., J. Hepworth, u. W. J. Doherty (1997): Familientherapie in der Medizin. Heidelberg (Carl-Auer).
Michal, M. u. M. Beutel (2009): Depersonalisation/Derealisation – Krankheitsbild, Diagnostik und Therapie. *Zeitschrift für Psychosomatische Medizin und Psychotherapie* 55: 113–140.
Minuchin, S. u. H. C. Fishman (1983): Praxis der strukturellen Familientherapie. Freiburg (Lambertus).
Minuchin, S., B. L. Rosman u. L. Baker (1981): Psychosomatische Krankheiten in der Familie. Stuttgart (Klett-Cotta).
Murdock, G., P. (1971): Anthropologic mythology. In: A. Blok (1978): Anthropologische Perspektiven. Stuttgart (Klett-Cotta).
Nevermann, C. u. H. Reicher (2001): Depression im Kindes- und Jugendalter. München (C. H. Beck).
Nichols, M. P. a. R. C. Schwartz (1997): Family therapy: Concepts and methods. Needham Heights, MA (Allyn and Bacon).
Patterson, G. R. a. J. B. Reid (1970): Reciprocity and coercion: Two facets of social system. In: C. Neuringer a. J. L. Michael (eds.): Behavior modification in clinical psychology. New York (Appleton-Century-Crofts), pp. 133–177.
Perrez, M. u. U. Baumann (2005): Lehrbuch Klinische Psychologie – Psychotherapie. Bern (Huber).
Pervin, L. A. (1993): Persönlichkeitstheorien: Freud, Adler, Jung, Rogers, Kelly, Cattell, Eysenck, Skinner, Bandura u. a. München (Reinhardt).
Pritz, A. (Hrsg.) (2008a): Einhundert Meisterwerke der Psychotherapie. Ein Literaturführer. Wien (Springer).
Pritz, A. (Hrsg.) (2008b): Psychotherapie – Eine neue Wissenschaft vom Menschen. Wien/New York (Springer).
Prochaska, J. O. (2001): Wie Menschen es schaffen, sich zu ändern, und wie wir noch mehr Menschen dabei unterstützen können. In: M. A. Hubble, B. L. Duncan u. S. D. Miller (Hrsg.): So wirkt Psychotherapie. Dortmund (modernes lernen), S. 253–286.
Psychotherapie-Report (2000): Ausbau der Psychiatrie in Baden-Württemberg kommt voran – Angehörige von psychisch Kranken häufig ausgegrenzt. Verfügbar unter: http://www.psychotherapie.de/report/2000/10/00101301.htm [12.12.2010].
Rapoport, A. (1972): Bedeutungslehre. Darmstadt (Darmstädter Blätter).
Rapoport, A. (1974): Konflikt in der vom Menschen gemachten Umwelt. Darmstadt (Darmstädter Blätter).
Rapoport, A. (1983): Allgemeine Systemtheorie: Grundkonzepte und Ziele. In: G. Guntern (Hrsg.): Die Welt – ein schwingendes Gewebe. Brig (ISO).

Literatur

Reiter, L. u. E. Steiner (1996): Psychotherapie und Wissenschaft. Beobachtungen einer Profession. In: A. Pritz (Hrsg.) (2008b): Psychotherapie – Eine neue Wissenschaft vom Menschen. Wien/New York (Springer), S. 159–203.

Remschmidt, H. (Hrsg.) (1997): Psychotherapie im Kindes- und Jugendalter. Stuttgart/New York (Thieme).

Renan, E. (1882): Qu' est-ce qu' une nation? Paris (Lévy).

Rogers, C. R. (1973): Die klientbezogene Gesprächspsychotherapie. München (Kindler).

Rössler, W. (Hrsg.) (2005): Die therapeutische Beziehung. Berlin (Springer).

Rufer, M. u. J. Grabe (2009): Alexithymie und Psychotherapie – Forschungsstand und Konsequenzen für die Praxis. In: H. J. Grabe u. M. Rufer (Hrsg.): Alexithymie: Eine Störunge der Affektregulation. Bern (Huber).

Sanders, M. u. K. Ratzke (1999): Das Moderatorinnentraining – Kompetenz für systemische Fallberatung.8u In: M. Cierpka (Hrsg.): Kinder mit aggressivem Verhalten. Göttingen (Hogrefe), S. 249–356.

Scheib, P. u. M. Wirsching (2002): Vom Erstkontakt zum Behandlungsabschluss. In: M. Wirsching u. P. Scheib (2002): Paar- und Familientherapie. Berlin (Springer).

Schemmel, H. u. J. Schaller (Hrsg.) (2003): Ressourcen. Tübingen (dgvt).

Scheuerer-Englisch, H. (2002): Die Bindungsdynamik im Familiensystem: Impulse der Bindungstheorie für die familientherapeutische Praxis. In: G. Spangler u. P. Zimmermann (Hrsg.): Die Bindungstheorie. Grundlagen. Forschung und Anwendung. Stuttgart (Klett-Cotta), S. 375–395.

Scheurer-Englisch, H., G. J. Suess u. W. K. P. Pfeifer (Hrsg.) (2003): Wege zur Sicherheit. Gießen (psychosozial).

Schiepek, G. (1999): Die Grundlagen der Systemischen Therapie. Göttingen (Vandenhoeck & Ruprecht).

Schiepek, G. (2003): Neurobiologie der Psychotherapie. Stuttgart (Schattauer).

Schlippe, A. von u. J. Schweitzer (2009): Systemische Interventionen. Göttingen (Vandenhoeck & Ruprecht).

Schmitt, A. u. E. Rehm (2001): Kundenorientierung als zufriedenheits-, erfolgs- und qualitätssichernde Haltung, *Familiendynamik* 26: 68–97.

Schneewind, K., A. (1999): Familienpsychologie. Stuttgart (Kohlhammer).

Schneewind, K. (2000): Familienpsychologie im Aufwind. Göttingen (Hogrefe).

Schweitzer, J. u. A. von Schlippe (2006): Lehrbuch der systemischen Therapie und Beratung II. Göttingen (Vandenhoeck & Ruprecht).

Schwing, R. u. A. Fryszer (2006): Systemisches Handwerk. Göttingen (Vandenhoeck & Ruprecht).

Selvini Palazzoli, M., L. Boscolo, G. Cecchin a. G. Prata (1980): Hypothesizing – circularity – neutrality: Three guidelines for the conductor of the session. *Family Process* 19 (1): 3–12.

Simeon, D. (2004): Depersonalisation disorder: A contemporary overview. *CNS Drugs* 18: 343–354.
Simon, F. B. (Hrsg.) (1988a): Lebende Systeme. Wirklichkeitskonstruktionen in der systemischen Therapie. Berlin (Springer).
Simon, F. B. (1988b): Unterschiede, die Unterschiede machen. Berlin (Springer).
Simon, F. B. (1991): Meine Psychose, mein Fahrrad und ich. Zur Selbstorganisation der Verrücktheit. Heidelberg (Carl-Auer), 12. Aufl. 2009.
Spangler, G. u. P. Zimmermann (Hrsg.) (2002): Die Bindungstheorie. Grundlagen. Forschung und Anwendung. Stuttgart (Klett-Cotta).
Sroufe, L. A. a. J. J. Ward (1980): Seductive behavior of mothers of toddlers: Occurrence, correlates, and family origins. *Child Development* 51: 1222–1229.
Stanton, M. D. u. T. C. Todd (1982): Grundsätze und Techniken für den Einbezug der Familie in die Behandlung von Drogenabhängigen. *Familiendynamik* 7: 228–264.
Stauffacher, K. (2009): Subjektiv wahrgenommene Wirkfaktoren der ambulanten systemischen Therapie bei Anorexie. Eine qualitative Untersuchung mit Betroffenen. Departement Angewandte Psychologie der Zürcher Hochschule für Angewandte Wissenschaften (unveröffentl. Bachelorarbeit).
Stierlin, H. (1988): Prinzipien der systemischen Therapie. In: F. B. Simon (Hrsg.): Lebende Systeme. Berlin (Springer), S. 54–80.
Stierlin, H. (2003): Die Demokratisierung der Psychotherapie. Stuttgart (Klett-Cotta).
Strauß, B (Hrsg.) (2008): Bindung und Psychopathologie. Stuttgart (Klett-Cotta).
Sulz, S. K. D. u. H.-P. Heekerens (Hrsg.) (2002): Familien in Therapie. München (CIP).
Sydow, K. von, S. Beher, R. Retzlaff u. J. Schweitzer (2007): Die Wirksamkeit der Systemischen Therapie/Familientherapie. Göttingen (Hogrefe).
Tajfel, H. a. J. C. Turner (1986): The social identity theory of intergroup behavior. In: S. Worchel a. W. G. Austin (eds.): Psychology of intergroup relations. Chicago (Nelson-Hall), pp. 7–24.
Theiling, S., A. von Schlippe u. A. T. Lob-Corzilius (2000): Systemische Familienmedizin in der Pädiatrie. In: F. Kröger, A. Hendricksche u. S. McDaniel (Hrsg.): Familie, System und Gesundheit. Heidelberg (Carl-Auer), S. 130–164.
Thomas, W. I. a. D. S. Thomas (1928): The Child in America. Behavior problems and programs. New York (Knopf).
Tinbergen, N. u. E. A. Tinbergen (1984): Autismus bei Kindern. Berlin (Paul Parey).
Tomm, K. (1996): Die Fragen des Beobachters. Schritte zu einer Kybernetik zweiter Ordnung in der systemischen Therapie. Heidelberg (Carl-Auer), 5. Aufl. 2009.

Uexküll, J. von u. G. Kriszat (1983): Streifzüge durch die Umwelten von Tieren und Menschen. Bedeutungslehre. Frankfurt a. M. (Fischer Wissenschaft).

Viefhaus, E. (2004): Die Minderheitenfrage und die Entstehung der Minderheitenschutzverträge auf der Pariser Friedenskonferenz 1919. Frankfurt a. M. (Textor).

Vogel, E. F. u. N. W. Bell (1984): Das gefühlsgestörte Kind als Sündenbock der Familie. In: G. Bateson et al. (Hrsg.): Schizophrenie und Familie. Frankfurt a, M. (Suhrkamp).

Waller, E. u. C. E. Scheidt (2008): Somatoforme Störungen und Bindungstherapie. In: B. Strauß (2008) (Hrsg.): Bindung und Psychopathologie. Stuttgart (Klett-Cotta).

Wallerstein, J. S., J. M. Lewis u. S. Blakeslee (2002): Scheidungsfolgen – Die Kinder tragen die Last. Eine Langzeitstudie über 25 Jahre. Münster (Votum).

Walper, S. u. R. Pekrun (Hrsg.) (2001): Familie und Entwicklung. Göttingen (Hogrefe).

Watzlawick, P., J. H. Beavin u. D. D. Jackson (1980): Menschliche Kommunikation. Bern (Huber).

Watzlawick P., J. H. Weakland u. R. Fisch (1979): Lösungen. Bern (Hans Huber).

Weiss, T. u. G. Haertel-Weiss (2001): Familientherapie ohne Familie. Kurztherapie mit Einzelpatienten. München (Piper).

Weizsäcker, C. F. von (1992): »Der Wandel des Bewußtseins ist unterwegs.« (Interview mit M. Gräfin Dönhoff und T. Sommer.) *DIE ZEIT* Nr. 27, 26.6.1992. Verfügbar unter: http://www.zeit.de/1992/27/Der-Wandel-des-Bewusstseins-ist-unterwegs [27.10.2010].

Welter-Enderlin, R. u. B. Hildenbrand (1996): Systemische Therapie als Begegnung. Stuttgart (Klett-Cotta).

Willi, J. (1996): Ökologische Psychotherapie. Göttingen (Hogrefe).

Willi, J. (2005): Die therapeutische Beziehung aus systemischer und beziehungsökologischer Sicht. In: W. Rössler (Hrsg.): Die therapeutische Beziehung. Berlin (Springer), S. 59–80.

Wilson, J. (2003): Kindorientierte Therapie. Ein systemisch-kooperativer Ansatz. Heidelberg (Carl-Auer).

Wirsching, M. u. P. Scheib (2002): Paar- und Familientherapie. Berlin (Springer).

Wittchen, H.-U. a. F. Jacobi 2005): Size and burden of mental disorders in Europe – A critical review and appraisal of 27 Studies. *European Neuropsychopharmacology* 15: 357–376.

Worchel, S. a. W. G. Austin (eds.) (1986): Psychology of intergroup relations. Chicago (Nelson-Hall).

Wygotski, L. S. (1993): Denken und Sprechen. Frankfurt a. M. (Fischer).
Zuk, G. H. (1978): Familientherapie. Freiburg (Lambert).
Zwaan, M. de (2004): Diabetes mellitus Typ 1 und Essstörungen: Eine über- oder eine unterbewertete Komorbidität? *Wiener Klinische Wochenschrift* 116 (7–8): 215–216.

Über die Autoren

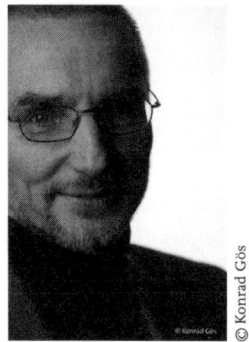

Jürg Liechti, Dr. med.; Studium der Humanmedizin, Experimentellen Medizin, Biologie, Psychiatrie, Psychotherapie und Systemtherapie. Seit 1985 freiberufliche Praxis in Bern. Lehrbeauftragter für systemische Therapie an den Universitäten Bern, Zürich, Basel. Supervisor in verschiedenen Kliniken. Gründungsmitglied der Schweizerischen Gesellschaft für systemische Therapie und Beratung (SGS). Aufbau und Geschäftsleitung des Zentrums für Systemische Therapie und Beratung (ZSB Bern) seit 1995. Veröffentlichungen u. a.: *Magersucht in Therapie* (2008), *Dann komm ich halt, sag aber nichts* (2. Aufl. 2010). Verheiratet, Vater von drei erwachsenen Kindern.

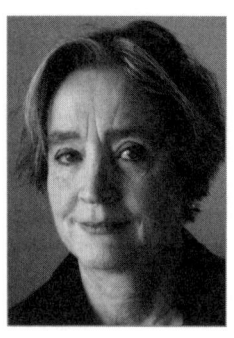

Monique Liechti-Darbellay, Dr. med., Studium der Humanmedizin in Bern und Lausanne. Weiterbildung zur Fachärztin für Psychiatrie und Psychotherapie, klassische und psychodynamisch orientierte Psychiatrie, systemische Therapie. Seit 1985 freiberufliche Praxis in Bern. Dozentin und Supervisorin am ZSB Bern und am IAP Zürich. Supervisorin an verschiedenen psychiatrischen Institutionen (u. a. Universitäre Psychiatrische Dienste Bern UPD). Gründungsmitglied der Schweizerischen Gesellschaft für systemische Therapie und Beratung (SGS). Koautorin in verschiedenen Publikationen. Verheiratet, Mutter von drei erwachsenen Kindern.

Stiftung ZSB Bern

Zentrum für Systemische
Therapie und Beratung

Systemische Therapie und Beratung
Interdisziplinäres Netzwerk systemisch orientierter PsychotherapeutInnen aus Medizin, Psychologie, Sozialarbeit und Sozialpädagogik

Fortbildung und Kurswesen
Im psychomedizinischen, psychosozialen, erwachsenenbildnerischen sowie im Bereich von Organisations- und Teamentwicklung

Weiterbildung
Berufsbegleitende Angebote mit den Weiterbildungszielen: FachärztIn für Psychiatrie und Psychotherapie, FachpsychologIn für Psychotherapie FSP, PsychotherapeutIn SBAP., SystemtherapeutIn ZSB (nähere Angaben unter www.zsb-bern.ch).

Systemisch orientierte Projekte
Projekte im psychomedizinischen und psychosozialen Bereich

Kontakt
Sekretariat ZSB Bern
Villettemattstrasse 15 • CH-3007 Bern
+41 (0) 31 381 92 82
info@zsb-bern.ch • www.zsb-bern.ch

Herausgeber: W. Butollo, T. Bronisch, H. Kächele, H.-J. Möller, S. Sulz

Zeitschrift Psychotherapie

in Psychiatrie, Psychotherapeutischer Medizin und Klinischer Psychologie

Themenhefte bisher

Borderline-Persönlichkeitsstörung*
Somatoforme Störungen
Schizophrenie
Psychosomatik des Brustkrebses*
Zwangsstörungen
Suizidalität
Depression
Sexualstörungen*
Angst
Sucht
Dissoziative Störungen*
Hirnforschung,
Adoleszenz und ihre Krisen
Essstörungen
Körpertherapie
Entwicklungsperspektiven der Psychotherapie
Familien in Beratung und Therapie
Konsiliar- und Liaisonpsychiatrie und -psychotherapie
Identität und Persönlichkeit – Werte, Ethik und Moral in der Psychotherapie
Psychotherapie chronischer Schmerzen
Krisenintervention und Notfall
Psychotherapie in der klinischen Psychiatrie
ADHS bei Erwachsenen und Jugendlichen
Aggression und Psychotherapie
Psychotherapie im Alter
Zur Bedeutung von Bindung und Mentalisierung für die Therapie Erwachsener
Posttraumatische Belastungsstörungen
VDS und OPD (Heft 1-2011)
Depression (Heft 2-2011)   (*vergriffen)

KOSTENLOSES PROBEHEFT (Bei Auslandsbestellungen fällt Porto an)

☐ Ich bestelle das Themenheft _____ (für 20,– Euro)

☐ Ich bestelle ein Abo (30,– Euro/ jährlich = 2 Ausgaben)

☐ Ich bestelle ein kostenloses Probeheft (frühere Ausgabe nach Vorrat)

www.cip-medien.com
CIP-Medien Bücher bestellen Sie direkt über unseren Verlagsvertreter:
Herold Verlagsauslieferung | Raiffeisenallee 10 | 82041 Oberhaching | Tel. 089-613871-24
Fax 089-6138715524 | m.spielhaupter@herold-va.de

Jürg Liechti

Magersucht in Therapie

Gestaltung therapeutischer Beziehungssysteme

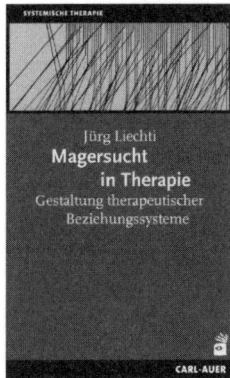

247 Seiten, Kt, 2008
ISBN 978-3-89670-627-0

Seit der Entscheidung großer Modehäuser, keine magersüchtigen Models mehr auf den Laufsteg zu lassen, rückt die Krankheit zunehmend ins öffentliche Bewusstsein. Der angesehene Schweizer Arzt und Psychiater Jürg Liechti beschäftigt sich seit über zwanzig Jahren im Berner Zentrum für systemische Therapie und Beratung mit Magersüchtigen. In diesem Buch gibt er einen aktuellen Überblick über Theorie, klinische und ambulante Therapien bei Anorexia nervosa.

Liechtis Kernthese lautet, dass die Therapie von Magersucht idealerweise systemische, Verhaltens- und Familientherapie kombiniert. Besonderes Augenmerk wird auf die ressourcenorientierte Kontaktaufnahme mit der Patientin und auf die Gestaltung der Beziehungen aller Beteiligten innerhalb der Therapie gelegt.

„Was das Buch besonders wertvoll macht für alle, die sich mit dieser Störung auseinandersetzen (müssen), sind die vielfältigen, gut dokumentierten und kommentierten Fallbeispiele, welche die theoretischen Ausführungen sofort wieder konkretisieren und beleben. Diese Beispiele machen das Buch auch für Laien lesenswert."
Prof. Dr. Hansjörg Znoj

„Ein empfehlenswertes, theoretisch gut fundiertes Buch mit vielen Fallbeispielen. Im Überangebot an Literatur zum Thema Essstörungen ist es eine sehr lesenswerte Erweiterung. Es kommt aus der Praxis, ist aber nicht nur für die Praxis. An Magersucht Erkrankte und deren Angehörige werden es wahrscheinlich ebenso interessiert lesen."
www.socialnet.de

 Carl-Auer Verlag • www.carl-auer.de

Jürg Liechti
Dann komm ich halt, sag aber nichts
Motivierung Jugendlicher in Therapie und Beratung

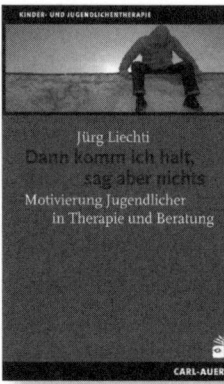

252 Seiten, Kt, 2. Aufl. 2010
ISBN 978-3-89670-674-4

„Jürg Liechti ist ein lesenswertes Buch zu einem in der Praxis wichtigen, in der Theorie aber noch wenig behandelten Thema gelungen. Das Buch ist sehr anschaulich und praxisorientiert geschrieben. Zahlreiche Fallbeispiele zu Auftragsklärung, Gesprächsführung, Fragetechniken, Psychotherapie, Elternarbeit, Motivation und Partizipation illustrieren den theoretischen Teil. Hier findet der Praktiker viele Anregungen, um im therapeutischen Alltag Wege aus Sackgassen zu finden und Blockaden zu vermeiden bzw. abzubauen."
Forum der Kinder- und Jugendpsychiatrie und Psychotherapie

„Jürg Liechti stellt eine Denkweise infrage, die davon ausgeht, dass die Motivation für eine Therapie schon vorher vorhanden sein muss, wenn die Hilfe wirken soll. An vielen Fallbeispielen und anhand von Protokollen aus seiner Praxis zeigt der Psychiater Methoden einer Kommunikationspsychologie, die es möglich macht, verhaltensauffällige und dissoziale Jugendliche für eine Therapie zu gewinnen."
Psychologie Heute

„Wer mit Jugendlichen zusammenlebt, ihre Leiden wahrnimmt, aber immer nur Ablehnung der angebotenen Unterstützung spürt, findet in diesem Buch sehr schnell tröstende Beschreibungen, aber auch einleuchtende Forderungen, sich selbst ‚ins Spiel' bringen zu müssen, damit Jugendliche Hilfen annehmen können."
PFAD. Fachzeitschrift für das Pflege- und Adoptivkinderwesen

 Carl-Auer Verlag • www.carl-auer.de

Eve Lipchik

Von der Notwendigkeit, zwei Hüte zu tragen

Die Balance von Technik und Emotion in der lösungsfokussierten Therapie

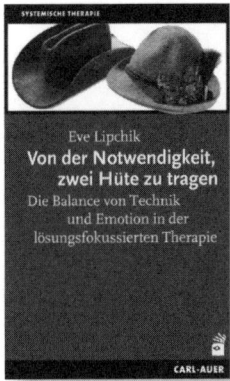

271 Seiten, Kt, 2011
ISBN 978-3-89670-772-7

Wo lösungsfokussierte Kurztherapie als reine Technik missverstanden wird, besteht die Gefahr, dass die emotionalen Bedürfnisse von Klienten nicht ausreichend beachtet werden. Eve Lipchik entwickelt hier einen therapeutischen Ansatz, nach dem Emotionen nicht nur Teil eines jeden Problems, sondern auch jeder Lösung sind. Sie orientiert sich dabei an Fragen aus der täglichen Praxis: Worauf geht man als Therapeut im lösungsfokussierten Gespräch ein, was sollte man ignorieren? Was kann man tun, wenn der Klient auf lösungsfokussierte Fragen nicht reagiert? Wie formuliert man am Ende der Sitzung ein Resumee des Gesprächs und eine Aufgabe für den Klienten?

Lipchik zeigt anhand von Fallbeispielen auf, wie sich ihr Therapiemodell in verschiedenen Settings anwenden lässt: im Rahmen von Einzel-, Paar- und Familientherapien, bei freiwilligen bzw. unfreiwilligen Klienten, in kurzen Kriseninterventionen oder bei Langzeitbehandlungen.

„Eve Lipchik leistet einen bahnbrechenden Beitrag zur klinischen Praxis: die Wiedereinführung der menschlichen Emotion in die Kurztherapie."
  Wendel A. Ray, Mental Research Institute, Palo Alto, CA

 Carl-Auer Verlag • www.carl-auer.de

Fritz B. Simon

Einführung in die Systemtheorie des Konflikts

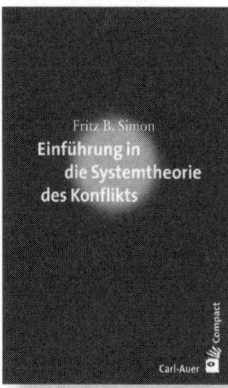

126 Seiten, Kt, 2010
ISBN 978-3-89670-746-8

Was sind Konflikte? Die Definition ist schwieriger, als es auf den ersten Blick scheint. Bereits bei der Lektüre der Tageszeitung begegnet man einer Vielzahl von Konfliktarten. Sie reichen von Kriegen zwischen Nationen oder Völkergruppen über den Streit zwischen Arbeitgebern und Gewerkschaften bei Tarifverhandlungen bis zur persönlichen Auseinandersetzung. Systemtheoretisch betrachtet, ist ein Konflikt nichts anderes als eine bestimmte Art der Kommunikation, die sich als ein eigenes System etabliert hat.

Fritz B. Simon stellt in dieser Einführung Konflikte aller Art aus systemtheoretischer Sicht dar. Er versucht dabei, die Logik anschaulich zu machen, der psychische und soziale Prozesse in Konflikten folgen. Ziel der Einführung ist es, für Konfliktbeteiligte wie für außenstehende Berater oder Schlichter Handlungsanweisungen und Ratschläge zu entwickeln, wie Konflikte bewältigt werden können.

Carl-Auer Verlag • www.carl-auer.de